JAMT技術教本シリーズ

臨床検査技師のための
チーム医療教本

監修 一般社団法人 日本臨床衛生検査技師会

じほう

JAMT 技術教本シリーズについて

　本シリーズは，臨床検査に携わる国家資格者が，医療現場や検査現場における標準的な必要知識をわかりやすく参照でき，実際の業務に活かせるように，との意図をもって発刊されるものです。

　今日，臨床検査技師の職能は，医学・医療の進歩に伴い高度化・専門化するだけでなく，担当すべき業務範囲の拡大により，新たな学習と習得を通じた多能化も求められています。

　"検査技師による検査技師のための実務教本" となるよう，私たちの諸先輩が検査現場で積み上げた「匠の技術・ノウハウ」と最新情報を盛り込みながら，第一線で働く臨床検査技師が中心になって編集と執筆を担当しました。

　卒前・卒後教育は言うに及ばず，職場内ローテーションにより新たな担当業務に携わる際にも，本シリーズが大きな支えとなることを願うとともに，ベテランの検査技師が後進の教育を担当する場合にも活用しやすい内容となるよう配慮しています。さらには，各種の認定制度における基礎テキストとしての役割も有しています。

一般社団法人　日本臨床衛生検査技師会

本書の内容と特徴について

　本書のタイトルは「臨床検査技師のためのチーム医療教本」とし，コンセプトに "開かれた臨床検査科とわたしたちのあり方" を掲げました。

　本書の中ではICT，NSTや糖尿病療養指導などのチーム医療を "いわゆるチーム医療" として紹介しています。一方，臨床検査のモットーは常に正確で精度よくタイムリーに検査情報を提供することであり，それは不変の命題となります。その日の検査情報にもとづいた外来診療が展開され，診療システムの中で臨床検査がなくてはならないものとなってきていることは，その命題を具現化しているといえます。このような臨床検査を最大限に活かした医療を実践すること，臨床検査の本業である客観的検査情報をもって医療に参画することを，"もう1つのチーム医療" と位置づけることを本書の編集方針としました。

　医療スタッフへの支援，患者への直接支援，病院（施設）運営組織への参画，チーム医療に必要となるスキルなどの章を設け，とくに医療スタッフへの支援においては検査相談室，絶対に見落としさせない報告術，365日(24時間)検査体制などを内容に盛り込みました。臨床検査技師は表に現れず見えにくい，わかりづらいと言われ，それに甘んじていた部分もありますが，本書ではその点を見つめ直し "臨床検査技師は医療スタッフである" という思いを，"開かれた臨床検査科とわたしたちのあり方" のコンセプトのもとに体現することを目指しています。なお，本文中では各執筆者の施設における組織名に合わせ，「臨床検査科」，「臨床検査部」，「臨床検査室」などの呼称が混在していますが，目指すコンセプトの説明では，「臨床検査科」としました。

　臨床検査の教育現場の学生，教職員の皆さんにはチーム医療の実際や患者との会話の具体的理解の教材として，スタッフの臨床検査技師の方々にはチーム医療の立上げから維持までのスキル，臨床検査技師の能力を最大限に活用するためのヒントとなる材料にしていただけると幸いです。

「チーム医療教本」編集部会

編集委員および執筆者一覧

●編集委員

池田　勝義	熊本大学医学部附属病院　医療技術部	
中根　生弥	豊田厚生病院　診療協同部　臨床検査技術科	
畑中　徳子	天理よろづ相談所病院　臨床検査部	
右田　　忍	新小倉病院　臨床検査部	
山本　慶和*	天理医療大学　臨床検査学科	
小澤　　優	日本臨床衛生検査技師会	
工藤　岳秀	日本臨床衛生検査技師会	
坂西　　清	日本臨床衛生検査技師会	

[*は委員長]

●執筆者

池田　勝義	熊本大学医学部附属病院　医療技術部
井谷　功典	藤田保健衛生大学七栗サナトリウム　医療技術部　臨床検査・輸血課
出野　憲由	大阪労災病院　中央検査部
猪俣　啓子	やましたクリニック　臨床検査科
工藤　岳秀	日本臨床衛生検査技師会
小森　敏明	京都府立医科大学附属病院　臨床検査部
佐藤　かおり	近畿大学医学部附属病院　中央臨床検査部
嶋田　昌司	天理よろづ相談所病院　臨床検査部
杉山　昌晃	市立岸和田市民病院　医療技術局　中央検査部
中根　生弥	豊田厚生病院　診療協同部　臨床検査技術科
南島　友和	聖マリア病院　中央臨床検査センター
西谷　真里	香川大学医学部附属病院　検査部
畑中　徳子	天理よろづ相談所病院　臨床検査部
福田　篤久	和泉市立病院　中央検査科
福山　光和	亀田総合病院　臨床検査部
藤本　一満	株式会社ファルコバイオシステムズ総合研究所　検査グループ
牧田　典子	倉敷中央病院　臨床研究推進部　臨床研究支援室
丸田　秀夫	佐世保中央病院　臨床検査技術部
右田　　忍	新小倉病院　臨床検査部
村越　大輝	静岡県立総合病院　検査部　検査技術室
森谷　裕司	愛知医科大学病院　中央臨床検査部
山﨑　勝利	和歌山労災病院　中央検査部
山城　明子	神戸市立医療センター中央市民病院　臨床検査技術部
山本　慶和	天理医療大学　臨床検査学科
横地　常広	日本臨床衛生検査技師会
横山　有子	ふくだ内科クリニック

[五十音順，所属は2015年4月現在]

目 次

1章 ● チーム医療とは —— 1
- 1.1 チーム医療のとらえ方・・・・・・2
- 1.2 臨床検査を最大限に活かした医療が実践されるために・・・・・・5

2章 ● チーム医療のいろいろ —— 9
- 2.1 患者を中心としたチームアプローチ・・・・・・10
- 2.2 診療現場の一スタッフとなってのアプローチ・・・・・・15
- 2.3 医療スタッフへの支援・・・・・・18
- 2.4 患者への直接支援・・・・・・26
- 2.5 病院(施設)運営組織への参画・・・・・・29

3章 ● チーム医療に必要となるスキルとは —— 41
- 3.1 コミュニケーションスキル・・・・・・42
- 3.2 問題解決能力とスキル・・・・・・48

4章 ● 患者を中心としたチームアプローチの実際 —— 59
- 4.1 感染制御チームの実際・・・・・・60
- 4.2 栄養サポートチームの実際・・・・・・68
- 4.3 糖尿病療養指導チームの実際・・・・・・77
- 4.4 内視鏡チームの実際・・・・・・85

5章 ● 診療現場の一スタッフとなってのアプローチの実際 —— 93
- 5.1 病棟臨床検査技師の実際・・・・・・94
- 5.2 救急検査技師の実際・・・・・・101
- 5.3 DMATの実際・・・・・・108

6章 ● 医療スタッフへの支援の実際 —— 113
- 6.1 検査相談室の実際・・・・・・114
- 6.2 医師からの問合わせ対応事例(検査センター編)・・・・・・124
- 6.3 個々の検査部門の実際・・・・・・130
- 6.4 24時間(365日)検査体制の実際・・・・・・141

目次

7章 ● 患者への直接支援の実際 ——————————————— 145
7.1 検査説明の実際・・・・・・146
7.2 住民への健康管理啓発（検査カフェ）の実際・・・・・・158

8章 ● 病院（施設）運営組織への参画の実際 ——————————— 161
8.1 POCコーディネータの活動・・・・・・162
8.2 臨床研究コーディネーターの活動・・・・・・166

9章 ● チーム医療に必要となるスキルの実際 ——————————— 171
9.1 コミュニケーションを向上させるための手がかり・・・・・・172
9.2 問題解決の手がかり・・・・・・181
9.3 臨地実習にどのように取り入れるか・・・・・・184
9.4 医師臨床研修における臨床検査科の役割・・・・・・188

査読者一覧
索　引

1章 チーム医療とは

章目次

1.1：チーム医療のとらえ方 ……………… 2
   1.1.1　チーム医療の一員となるために
   1.1.2　本書で解説するチーム医療

1.2：臨床検査を最大限に活かした医療が実践されるために ……………… 5
   1.2.1　あるべき臨床検査科の姿とは
   1.2.2　あるべき臨床検査技師の姿とは

SUMMARY

　"チーム医療"の推進において，患者を中心に据えて多職種が専門性を発揮しながら協働してケアにあたるためには，まず足元を見つめることが重要である。客観的臨床検査情報を精度よくタイムリーに提供し，有効に活用してもらうことが臨床検査の原点であり，この部分を改めて見つめ直すことが，チーム医療への貢献につながるととらえられる。臨床検査技師の能力，臨床検査科の機動力を外から見えるものとし，医療スタッフの要望に応える機能を追求することが重要になってくるが，そのためにはまず何を考えるべきであろうか？

　本章では，"チーム医療"をどのようにとらえることができるか，また臨床検査技師および臨床検査科がその中でどのような役割を担い，貢献していくべきかを概説し，"開かれた臨床検査科とわたしたち臨床検査技師のあり方"について記述する。

1.1 チーム医療のとらえ方

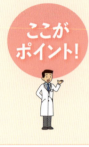

ここがポイント！

- チーム医療の中における臨床検査科のあり方を広い視野からとらえる。
- 検査情報の提供を空気や水のように"あたりまえの存在"とすることが，臨床検査科のチーム医療の原点となる。
- 日々の検査業務は診療現場に直接参画しているととらえる姿勢が重要になる。
- "開かれた臨床検査科"を目指すために，まず何を考えるべきかを知る。
- チーム医療の推進においては客観的臨床検査情報の提供が大前提となる。

1.1.1 チーム医療の一員となるために

● 1. チーム医療を2つの概念でとらえる

　チーム医療を考えるとき，感染制御チーム（infection control team；ICT），栄養サポートチーム（nutrition support team；NST），緩和ケアチームなど多職種のスタッフが患者を中心に据え，それぞれのスタッフが専門性を発揮しながら協働して患者ケアに当たることが思い浮かぶ。しかし本書では，臨床検査におけるチーム医療をもう少し広くとらえてみたいと思う。ICTなら，臨床検査技師が微生物検査，感染症発生の把握などの専門性をもって加わる"いわゆるチーム医療"という概念以外に，もう1つ，臨床検査の役割をしっかり果たすことによって，間接的にチーム医療となることに目を向けてみたい。そのために臨床検査科の役割を整理しながら見ていきたい。ただし，本節でいう臨床検査科とは病院にある臨床検査部門のみを指すものでなく，広く臨床検査に関連する組織といった意味合いとして使う。

● 2. 臨床検査科もチームの一員

　病院，クリニック，健診センターなどの医療現場では，それぞれの施設の理念・方針のもとに医療・診療が展開されている。そこには直接診療に関わる医師，看護師，それを支援する薬剤師，臨床検査技師などの医療スタッフ，さらにこれらを支える事務，管理，セキュリティなど多くの職種が関わっている。このように病院の総合的な機能・能力をチームと見立てると，臨床検査科もチームの一員と考えることができる。さらに，臨床検査科の各部門および臨床検査技師も，各段階やもち場においてそれぞれのチーム構成の重要な一員であることが理解できる。

　杓子定規な話になるが，質の高いよい医療の実現には，すばらしい医師，看護師が欠かせないことはたしかである。表面上は見えにくいが，実はそれと同様に薬剤師や放射線技師や事務職など，多職種のタイムリーで適切な対応，しっかりとした体制がこれを支えることによって質の高い医療は実現している。

　ここであえて臨床検査科を出さなかったのは，検査情報は診断治療の判断に直結するものであり，精確（精密かつ正確）でタイムリーに対応し，かつ信頼あるいは頼りにされてこそ，質の高い医療を支えるチームの一員であるといえるからである。

　そこで，もう少し具体的に考えるために，身近な例であるサッカーにたとえて考えてみよう。

　サッカーチームでは，勝利することあるいはチームが目指す戦い方を実践することが目的となる。勝利するには，対戦相手によって戦術を変える必要がある。選手の役割もチームの戦術に沿って変えることが要求されるため，選手にはいかなる相手にも対応できる柔軟性が要求される。また，チームの目指す戦い方を実践するには，ゴールキーパー，バック，ミッドフィルダー，フォワードの各ポジション，および控え選手など選手一人ひとりがその戦術を理解し，連携の練習を何度もくりかえして戦術を修得することが求められる。しかも，試合では相手があるため，練習とは異なりいかなる状況でも相手に応じたチームの連携を取ることが要求される。いずれの場合にも，個々の選手が常に自らの個性ある技術を磨きレベルアップを図り，フォア・ザ・チームというようにいかなる状況でもゴールに結びつく，あるいは相手の攻撃の芽を摘み取る技を発揮でき

るように準備しておく必要がある。

このように，サッカーチームにおけるバック，ミッドフィルダーなどのポジションや選手個人を，臨床検査科，科内各検査室，臨床検査技師に置き換えてみると，チーム医療に参画し直接関わる臨床検査技師，組織運営の中で各種委員会に属する臨床検査技師，科内各検査室にあって医師や看護師からの相談や質問に応える臨床検査技師，臨床検査科の本業である検査情報の提供を実践する臨床検査技師などになる。これらのいずれかが欠ける，あるいは不十分な働きでは，病院・施設としての機能を十分に発揮できない。それぞれの役割を認識してレベルアップを図り，かつ科内および科外とも連携できる組織を作り上げ，病院（チーム）あるいは臨床検査科の理念・方針を達成することが求められる。

● 3. 客観的臨床検査情報の提供が原点

臨床検査科の役割は，各専門領域の書籍で論じられているので詳細はそれぞれに譲りたい。総論的に言い表せば，臨床検査の原点は「客観的な検査情報をもって医療（診療）に直接参加し，貢献すること」[1]に要約できるのではないか。診療に役立つ臨床検査情報の提供を目指すには，迅速に，精度の高い検査結果を出す必要性が生まれ，診療に使いやすいように解釈を加えた情報を提供すること，さらには，積極的に診療に求められていることを診療側とともに工夫・研究する態度も，臨床検査科の役割・使命を果たすためには大切である。つまり，常に時代の要求に応える態度が必要となる。

● 4. もう1つのチーム医療

それぞれの臨床検査科は，その施設ならではの特徴（創意工夫の賜物）と機能をもって診療に貢献しているものと思われる。特徴ある臨床検査科を支えているものを詳細に見ていくと，診療科への直接出向や，病棟，専門外来，内視鏡などへの出向，"いわゆるチーム医療"への参画，組織運営の委員会の委員および検査説明・検査相談室などが目に見える活動である。しかしもう少し広い視野でそれらの臨床検査科を見ると，検査室の本業である検査情報の提供がしっかり行われていることが大きな前提になっていると気づかされる。

正確で精度の高い検査情報の迅速な提供に始まり，医療スタッフの検査情報の疑問・要望にわかりやすく応えることによって，より検査情報の有効活用が可能になると考えられる（これが検査説明・相談）。さらに，診療の現場に出向き専門性を発揮し，新たな役割を作り出すこと，施設内にある検査機器（POCTを含む）の管理によって常にその装置の性能を維持することで診療を支えることができる。さらに加えれば，医療スタッフの教育に加わることも，ひいては組織のチーム力アップに貢献することになる。

● 5. 新たなチーム医療のイメージ

これまでのチーム医療を"いわゆるチーム医療"とあえ

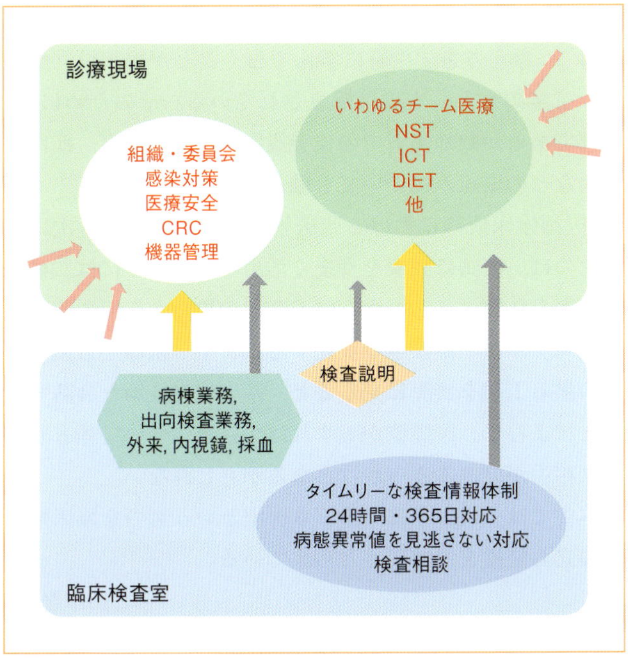

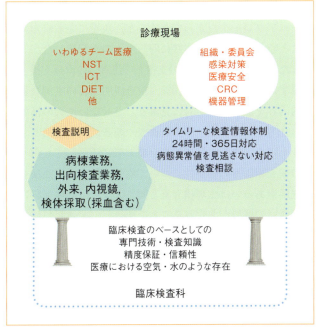

図1.1.1　これまでのチーム医療のとらえ方
診療の現場に出向して"いわゆるチーム医療"に参画する。検査説明，病棟業務，出向検査業務などは臨床検査室の枠の中，あるいは足場を臨床検査室においていた。検査情報，検査相談室，24時間（365日）検査体制などは臨床検査室の基本業務課題としてとらえていた。

図1.1.2　本書で強調したいチーム医療のイメージ
"チーム医療・開かれた臨床検査科"とは，すなわち，青枠で囲む5つの活動（病棟業務，出向検査業務，外来，内視鏡，検体採取（採血含む））は，診療現場に直接参画しているととらえる姿勢。

て強調してきたが，図1.1.1，図1.1.2にチーム医療の概念図を示す。図1.1.1に示すように，これまでのチーム医療のとらえ方は診療の現場に出向し，"いわゆるチーム医療"に参画することや，検査説明，病棟業務，出向検査業務などは臨床検査室の枠の中にあるか，あるいは足場を臨床検査室においていた。検査情報，検査相談室，24時間（365日）検査体制などは，臨床検査室の基本業務課題としてとらえていた。

本書でとらえるチーム医療をイメージすると図1.1.2のようになる。内科の医師が，外来・病棟とわず，さまざまな場で役割を果たすように，われわれも「臨床検査室員」ではなく「臨床検査科員」として，求められる診療現場で働くこと，これこそが"開かれた臨床検査科"としてのチーム医療イメージとなる。もちろん，臨床検査のベースはしっかり維持（当然日進月歩に合わせ）し，この部分はあたかも医療における空気・水のような存在として支えている。これがあるから診療現場にしっかり参画できる。

1.1.2　本書で解説するチーム医療

本書のタイトルは「臨床検査技師のためのチーム医療教本」であるが，コンセプトとして"開かれた臨床検査科とわたしたちのあり方"を掲げた。本書におけるチーム医療の定義は，目次から類推していただけると考えている。

すなわち，"いわゆるチーム医療"を取り上げるだけでなく，1.2.1の「あるべき臨床検査科の姿とは」で"開かれた臨床検査科"の構築が述べられているように，臨床検査科のあり方を問うことにも重きをおいている。

総論的に記述される2章「チーム医療のいろいろ」および3章「チーム医療に必要となるスキルとは」の内容を，それぞれ4～8章，9章で各論に発展させて記述するようにした。

2章「チーム医療のいろいろ」で総論的に解説した「患者を中心としたチームアプローチ」，「診療現場の一スタッフとなってのアプローチ」などについては，それぞれ4章，5章で各論に踏み込んでおり，検査の専門性の活かし方，チームアプローチだからできること，現場にいるからできることなどを中心に，実践に即したものを記述した。

また，「医療スタッフへの支援」，「患者への直接支援」を解説する部分では，検査相談，検査説明内容の実例など具体的内容を記述し，絶対に見落としさせないための情報提供の仕方，検体検査，微生物検査，超音波検査を例として取り上げた。また，臨床検査を最大限に活かしてもらうための検査相談室の必要性について論じ，従来の血液検査室，生化学室あるいは生理検査室と同じように，各検査科に検査相談室の機能がおかれることを期待して記述している。

3章「チーム医療に必要となるスキルとは」で総論を解説した「コミュニケーションスキル」については，9章にて医師や看護師の協力，および臨床検査科スタッフの信頼を得た実例を述べている。

"開かれた臨床検査科"を目指すには，医療スタッフに臨床検査科のことを知ってもらい，臨床検査科，臨床検査技師の機能・能力を活用してもらうことが重要となるため，そういった意味でもコミュニケーションスキルを磨く意義は大きいということを念頭においている。

「問題解決能力とスキル」では，このようなチーム医療への参画，立ち上げの手がかり，活動の認知のための交渉術，さらに問題・課題の発生や，うまくいかないときのためのPDCAサイクルとその活用方法に触れた。チーム医療へ参画するためには，臨床検査科内の認知と施設における認知が必要である。また，立ち上げた組織を発展的に持続するためにはさらにエネルギーが必要となる。こうしたことに焦点をあてて解説した。

臨床検査技師育成学校において，チーム医療を科目としている施設は極めて少ないと想像する。本書のように，広くチーム医療をとらえる考え方，さらに"開かれた臨床検査科"の考え方を学生時に学んでおくことが将来役立つという意識のもと，本書は構成されている。そのためにも，一部であるが臨地実習での検査説明，検査相談室，症例検討会などの取組みについても触れている。

「医師臨床研修における臨床検査科の役割」を目次に入れたのは，医師に検査をうまく活用してもらうには，検査の実際を体験することから始まるとの思いからである。検査データには不確かさが存在することや，依頼から検査結果の出る工程を実際に見ること，臨床検査技師と会話することによって，医師側からすれば，検査について頼もしい相談相手ができるきっかけとなるかもしれない。

本書ではこのように，チーム医療というものを臨床検査科の立ち位置まで幅広くとらえている。

［山本慶和］

📖 参考文献

1) 矢冨 裕, 横田 浩充（シリーズ監修）：検査機器総論・検査管理総論, 医学書院, 東京, 2008.

1.2 臨床検査を最大限に活かした医療が実践されるために

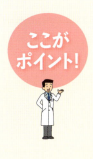

ここがポイント！

- 臨床検査は，診療を行ううえで欠かすことのできない医療技術で，医療の根幹をなすものである。
- 臨床検査科の役割は精度管理の行き届いた検査を精確に施行し，結果を迅速に提供することである。
- 「医療の質と安全」が問われる中で，臨床検査科は「質と安全」を具体的に示さなければならない。
- 単純な検査結果だけでなく，臨床的有用性の高い付加価値をつけた検査結果の提供が求められる。
- 臨床検査技師には必要な知識と技術を絶えず学ぶ姿勢が必要であり，自身の専門領域に全責任をもたなければならない。
- 臨床検査技師には，臨床検査という情報を介して，チーム医療の実践において重要な役割が期待されている。

1.2.1 あるべき臨床検査科の姿とは

1. はじめに

臨床検査に携わる者にとって，医師から依頼された検査を精確に実施し結果を迅速に報告することは，基本であり最も重要な業務である。また，医療技術の進歩により高度化，専門化する医療の中で，医師の要望に合わせた臨床検査情報の提供も要求されている。

医師の診療を支える一方で，患者に対しても"開かれた臨床検査科"は診療支援につながると考えられている[1]。患者への臨床検査情報提供の一環として，専門知識を活かし多忙な医師に代わり検査説明を行うことで，患者の満足度向上と，質の高い医療の提供に貢献することができる。

2. 信頼される臨床検査科とは

臨床検査科にとって，提供する検査結果の精度を保証することは，臨床検査の根幹となる最も重要なことである。精確で安定した臨床検査データを提供するためには，その測定法の精密さ，正確さを維持管理することが重要となる。そのためには，精度管理責任者を中心とした組織的な取組みが不可欠となり[2]，臨床検査科内で同一サンプルをくりかえし測定し，精密性を評価する内部精度管理や，複数の施設の臨床検査科で同一試料を測定し正確性を評価する外部精度管理などを実施し，信頼できる検査結果を提供しなければならない。

さらに臨床検査業務を展開していくうえで，その基盤となる日常の臨床検査の質の担保が重要であり，臨床検査科は臨床検査が担う機能である「医療の質と安全」を，医師と患者に具体的に示すことが必要となってくる[3]。そのためには，臨床検査室に特化した国際規格であるISO 15189の認定取得や，国際的な医療機能評価機関（joint commission international；JCI）の認証取得[4]など，国際的に通用する第三者機関による客観的な評価が必要となる。国内には，施設認証制度があり，多くの施設が認証を取得している。第三者機関による評価・認定により，臨床検査科の役割が明確化され，PDCAサイクルを活用した効果的な運用で継続的な改善が可能となり，臨床検査科の報告する検査結果は，国際的に品質保証された検査結果として医師や患者から十分な信頼を得ることができる。

検体検査においては，検体採取から臨床検査科への検体搬送までの過程を適正に管理する必要がある[5,6]。なぜなら，検体採取から検体搬送までの過程には，検査結果に影響するさまざまな要因（preanalyticalな要因）が存在するからである。具体的には，生理的変動や食事の影響をはじめ，駆血帯による長時間の駆血，動脈ラインからの脱血量不足によるヘパリン混入，シリンジ採血時の採血管への分注までの放置時間など採血手技に関連するものや，検体採取後，検体搬送までの保存条件などが要因としてあげられる。このように，preanalyticalな要因は診療現場に起因することが多く，不適切な検体採取により提出された検体を検査しても臨床的意義は乏しく，検体としての適性を医師に確認し，必要時は再提出の依頼を行うことで，臨床検査の質を高めることになる。

MEMO

ISO 15189とは
臨床検査室の品質と能力に関する要求事項に関する国際規格のことであり,「ISO 9001：2000 品質マネジメントシステムの要求事項」と,「ISO/IEC 17025：2005 試験所および校正機関の能力に対する一般的要求事項」をもとに,検査室向けに制定されたもの。

内容は大きく2つに分けられ,前半は品質マネジメントシステム,文書管理,内部監査などについてのマネジメントのための要件であり,後半は検査要員の教育や検査室の作業環境を含む,検体採取から検査結果報告までの一連の技術に関する要件となっている。平成26年度では82施設が認定を取得している。

JCIとは
米国の医療施設を対象とした第三者評価機関,the joint commission（元JCAHO：1951年設立）の国際部門として1994年に設立された国際非営利団体,joint commission internationalの略称である。世界中どこでも通用する基準や指標をもとにした,「患者安全」,「感染管理」,「医療の質」などに対する審査の妥当性や有効性が評価される。これまでに世界53カ国,580超の医療施設がJCIの認証を取得している。わが国で認証を取得している医療施設は,平成26年3月現在10施設となっている。評価基準は3年ごとに改定され,更新審査も3年ごとである。

施設認証制度とは
日本臨床衛生検査技師会および日本臨床検査標準協議会の2団体が認証する精度保証施設認証制度のことである。認証の基準は「標準化され,かつ精度が十分保証されていることを評価できる施設」とされ,検査データに注目し,生理的変動にもとづく測定許容誤差限界（偏り）を継続的にクリアし,正確なデータを提供できる施設であることを認証するものである。平成26年度では583施設が認証を取得している。

analyticalとpreanalytical
検査室での分析・測定における技術的問題に起因して検査結果に影響を及ぼす諸要因が「analyticalな要因（分析・測定に関わる要因）」とよばれるのに対して,検体採取から検査室への搬入までの過程で検査結果に影響を及ぼす可能性のある諸要因を「preanalyticalな要因（分析前要因）」とよぶ。

● 3. 臨床検査の付加価値情報の提供

臨床検査科は,医師から依頼された臨床検査を精確に,迅速に報告することが本来の業務であるが,昨今の臨床検査科には,それ以上のことが望まれている。つまり,医療技術の進歩により医療が高度化,専門化する中で,医師の求める要望に合わせて貢献していく必要がある。単純な検査結果だけでなく,それに加えて,有用性の高い付加価値をつけた検査結果を提供することが求められている[7]。具体的な内容としては,24時間体制での検査結果報告,パニック値の報告,臨床症状と合わない結果の解釈,基準値や前回値と乖離した事例の要因,検査の専門家として臨床的に有用なコメントの付与,画像・形態情報の提供などである。

また,臨床検査科の各部門の専門性を高めることはもちろんのこと,検査室間の連携を強固にし,組織力を高める体制の構築も必要となる。これにより,検査室で得られた断片的な検査結果を検査室間で共有し,ほかの検査情報と併せて診療に有用な情報として提供することは,臨床検査の付加価値を高めるうえで極めて重要である。

臨床的有用性の高い付加価値をつけた検査結果を提供するには,臨床検査の解釈能力が必要となってくる。臨床検査の解釈能力は,すべての臨床検査技師が身につけなければならない能力であり,reversed-clinicopathological conference；R-CPCは,臨床検査の解釈を学ぶことができる教育法である[8~10]。R-CPCにより解釈能力を習得し,測定した検査結果をもとに,効果的に役立つデータとして臨床医に提供することができれば,臨床検査科の存在価値を高めることができ,臨床医との信頼関係を構築することができる。

MEMO

パニック値とは
至急適切な処置をとらなければ患者の生命が危ぶまれるほどの危険な状態にあることを示唆する異常値のこと。パニック値は迅速・確実に臨床医に伝達されるべきであり,電話やFAXなどにより報告する必要がある。また,報告の際には確実に臨床医に伝達されたことを確認する必要がある。

R-CPCとは
臨床検査を正しく理解し,効率的に診断に役立てるための技術を取得するように考え出された教育法がR-CPCである。R-CPCでは,まず日常臨床検査成績のみが提示され,参加者は検査データのみをもとに,できるだけ患者の病態を深く掘り下げて考え,鑑別診断を考慮しながら自分の考えを述べ討論する。最後に臨床経過が提示され,臨床検査データのみを用いた推論過程を反省し,検査データを読む力を養おうとするものである。

● 4. 患者に開かれた臨床検査科

残念なことに,臨床検査技師という職能は世間一般にはあまり知られていない。医師,看護師,薬剤師など認知されている職能に比べ,臨床検査技師の認知度が低いことは

事実である。

　健診・検診や診察の際，検査結果を渡されたり説明されたりしても，患者が理解できるよう十分に説明されない状況も多い。平成19年12月28日付で厚生労働省医政局長から発出された「医師及び医療関係職と事務職員等との間等での役割分担の推進について」(医政発第1228001号)の，「採血，検査についての説明」の中で，「医師等の指示の下に臨床検査技師が行うことができる」と記載されている。これを受けて，患者サービス向上の一環として臨床検査技師による患者向けの検査情報・相談室の開設が広がり，多忙な医師に代わり臨床検査技師が患者向けの検査説明・相談を行うことは，臨床検査室の専門的知識を発揮できる意義のあることであり，臨床検査技師の認知度アップにつながる[11]。

　医療において不可欠である臨床検査科の機能は，検査を依頼した医師のニーズを満たすためのものだけでなく，その診療を受ける患者のためのものである。患者から臨床検査に対する安心と信頼を得るためには，不安なく検査を受けられる環境，わかりやすい検査情報の提供が重要となる。知り得た検査情報を最大限に有効利用することが臨床検査科の責務であり，患者サービスに活用することが求められている。それができなければ，いつまでも患者の顔が見えないこれまでの"閉ざされた臨床検査室"のままであり，今後の発展は望めない。

　また，医療スタッフの臨床検査に関する問合わせや質問の窓口として，臨床検査科内に検査情報・相談室を開設し，臨床検査に関する総合的な情報提供を行い医療に貢献することも，臨床検査科に必要とされる機能である。

1.2.2　あるべき臨床検査技師の姿とは

● 1. 今後必要とされる臨床検査技師とは

　臨床検査技師は，国から法律にもとづき定められた国家資格である。医療現場における臨床検査の担い手として，臨床検査のプロフェッショナルとして責任と自覚をもち業務に取り組む姿勢が必要となる。

　現在，臨床検査技師が活躍する職場は病院をはじめとし，検査センター，研究施設などさまざまである。それら職場の規模や方針によって異なるが，入職後数年間はジェネラリストとして基本の専門知識・技術習得に努め，臨床検査技師としての基本を習得したうえで，1つの分野を深めるスペシャリストが求められている。

　医学の進歩はめざましく，医療環境は絶えず変化しており，臨床検査技師に求められるものもより高度になっている。時代に即した臨床検査技師として，最新の医療を支える新しい技術革新や情報を取り入れる姿勢，専門性の確保と維持に必要な専門知識と技術の習得が生涯にわたり不可欠となる。したがって，日本医学検査学会や各種専門学会，研修会や講習会に積極的に参加し，各種認定技師の取得や一級・二級臨床検査士の取得に努めることが重要となる。自分自身のスキルアップのためにも，備えるべき臨床検査技師能力である[12]。さらに修士・博士号を取得し専門分野を極めれば，幅広い学識や高度な技術をもった指導的立場の臨床検査技師として，医師と議論できる高度な専門性を身につけることができる。

　このような各種認定検査技師の取得や修士・博士号の取得は，臨床検査のスペシャリストとしての自覚と自信につながる。そして医師と議論できる臨床検査技師の存在は，周りからの臨床検査科に対する評価を高めることになり，臨床検査科のアピールにもつながる。

MEMO

認定技師制度とは

　近年の進歩する医療や感染対策，医療安全に対応するため，臨床検査技師は臨床検査全般に対する一般的な知識に加え，各分野での高度な専門的知識・技術が求められるようになってきた。特定分野で専門的知識・技術を習得した有能な臨床検査技師を認定する制度が認定技師制度である。臨床検査技師に関わる主な認定技師には細胞検査士，認定輸血検査技師，超音波検査士，認定一般検査技師，認定心電検査技師，認定臨床微生物検査技師，一級・二級臨床検査士，緊急臨床検査士などがあり，ほとんどの認定技師は更新制である。認定期間中に学会発表や学会，研修会参加などの規定の単位を取得する必要があり，認定資格を維持するためには生涯学習が必要となっている。

● 2. チーム医療への参画

　平成22年4月30日付で厚生労働省医政局長から発出された「医療スタッフの協働・連携によるチーム医療の推進について」(医政発0430第1号)の中で，各医療スタッフの専門性を活用し「チーム医療」を推進するよう記載されている。臨床検査技師が関わるチーム医療は，感染制御チーム (infection control team；ICT)，栄養サポートチーム (nutrition support team；NST)，糖尿病療養指導チーム，緩和ケアチームおよび検査説明・相談など，多岐にわたっている。このようなチーム医療活動の中で，臨床検査技師

に求められる役割は臨床検査に関わることすべてであり，臨床検査のプロフェッショナルとして積極的な参画が必須となってきている[13]。

臨床検査は医療全体をカバーすることができるため，さまざまなチーム医療に関与することが可能であり，臨床検査技師にはチーム医療の実践において重要な役割が期待されている。一例として，糖尿病療養指導チームでは，糖尿病教室で検査について説明し，患者自身が検査の知識をもち自己管理能力を高め，治療意欲を引き出すように指導することが臨床検査技師の重要な役割である。

臨床検査技師がチーム医療で専門性を発揮するには，臨床検査値と病態，検査結果の解釈，検査の意義などの専門知識が求められている[14]。チーム医療に携わる臨床検査技師には，これらの知識・技術の習得が必要となる。また，チーム医療の中で質の高い医療を提供するためには，ほかの医療スタッフと連携・補完し合い効果的な協働関係を構築することが重要となる。そのためには，コミュニケーション能力が必要となる。

臨床検査技師が「検査室内で検査を行えばよい」という時代は過ぎ去りつつあり，これからの臨床検査技師には，積極的に外に目を向け活動の場を広げる姿勢が必要となってくる。

［福山光和］

参考文献

1) 金子 誠：最適な医療を提供するために―臨床検査の立場から―，臨床病理　2010；58：925-934．
2) 池田勝義：臨床検査における精度管理の考え方，臨床検査　2014；58：586-592．
3) 大久保滋夫，他：ISO15189の概要とその認定取得について，臨床病理　2010；58：676-684．
4) 斎藤健一，他：JCI（国際病院評価機構）認定とは，検査と技術　2012；40：1463-1466．
5) 渡邊 卓：適切な検体採取の重要性―採血を中心に，日本内科学会雑誌　2011；100：3168-3174．
6) 森谷裕司：適切な検体採取方法と不適切な検体採取により発生する異常データ事例，Medical Technology　2013；41：373-380．
7) 矢冨 裕：ルーチン検査の中での診療支援，臨床検査　2009；53：261-266．
8) 本田孝行：検査部長が考える理想の検査室間連携，臨床検査　2014；58：406-410．
9) 本田孝行，他：臨床で利用しやすい検査結果を提供しよう，臨床病理，2013；61：271-282．
10) 菅野光俊，他：身体所見をとるように検査値を解釈してみよう，臨床病理，2012；60：458-468．
11) 稲葉 亨，藤田直久：検査相談の実際　京都府立医科大学，臨床検査　2009；53：318-320．
12) 横田浩充，矢冨 裕：今後の大学病院における臨床検査部門と臨床検査技師のあり方，臨床病理　2013；61：686-691．
13) 諏訪部章：検査部が関わるチーム医療とその将来展望，臨床病理　2011；59：879-882．
14) 宮地勇人：病院検査室における機能構築と臨床検査技師の育成，臨床病理　2010；58：183-188．

2章 チーム医療のいろいろ

章目次

2.1：患者を中心とした
　　　チームアプローチ……………… 10
　2.1.1　トータルケアシステムとは
　2.1.2　感染制御チームにおける臨床検査技師の役割
　2.1.3　栄養サポートチームにおける臨床検査技師の役割
　2.1.4　糖尿病療養指導チームにおける臨床検査技師の役割
　2.1.5　緩和ケアチームにおける臨床検査技師の役割

2.2：診療現場の一スタッフとなっての
　　　アプローチ……………………… 15
　2.2.1　病棟臨床検査技師（担当技師制）
　2.2.2　救急検査技師（初療診療）
　2.2.3　DMAT

2.3：医療スタッフへの支援…………… 18
　2.3.1　検査相談室が担う役割
　2.3.2　個々の検査部門が担う役割

2.4：患者への直接支援………………… 26
　2.4.1　検査説明

2.5：病院（施設）運営組織への参画…… 29
　2.5.1　POCT運営委員会における役割
　2.5.2　治験審査委員会における役割
　2.5.3　感染管理対策委員会への参画とその意義
　2.5.4　医療安全対策委員会への参画とその意義
　2.5.5　病診連携・地域連携

SUMMARY

　本章では，1章で述べられたチーム医療の概念にもとづき，「患者を中心としたチームアプローチ」，「診療現場の一スタッフとなってのアプローチ」，「医療スタッフへの支援」，「患者への直接支援」，「病院（施設）運営組織への参画」の5方向からチーム医療を解説する。患者あるいは診療・治療に直結したチーム医療から，臨床検査を介した間接的なチーム医療までさまざまな形のチーム医療があるが，どの分野もそれを第一線で実践している臨床検査技師からのメッセージである。実践してきたからこそわかるチーム医療の実際と臨床検査が担うべき役割，意識すべきポイント，さらにチームの一員である臨床検査技師としての誇りをまとめている。

2.1 患者を中心としたチームアプローチ

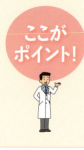

ここがポイント！
- 臨床検査の高い専門性を活かす。
- 検査結果やその解釈をわかりやすく示す。
- 他部門のスタッフとの連携を密にする。
- 各チーム内の情報を集計・整理する。
- 診療の現場で検査に関する知識や検査情報を活用する。

2.1.1 トータルケアシステムとは

1. トータルケアシステム

　トータルケアシステム（total care system；TCS）には，広義的または狭義的な解釈がある。生活習慣病の増加や高齢者の増加により疾病構造が変化している中で，病気になったときの医療の提供体制，病院への入院，退院後の在宅医療，介護や福祉の提供など地域住民や患者にとって安全・安心の医療を提供・保証するシステムが求められている。これらは単独の医療施設のみでは実現できず，地域内のほかの医療施設，福祉施設，介護施設，行政などとの連携が必須となる。このように健康維持，生活支援，病気の治療など医療，保健，福祉，介護などが連携して一体化したシステムが広義的なTCSである。狭義的なTCSとは，医療施設内で患者中心の医療を実現するために，施設内の各部門が連携して良質な医療を提供することである。そのための1つの手段として，チーム医療があげられる。

2. チーム医療とは

　チーム医療とは「医療に従事する多種多様な医療スタッフが，各々の高い専門性を前提に，目的と情報を共有し，業務を分担しつつも互いに連携・補完し合い，患者の状況に的確に対応した医療を提供すること」と定義されている（平成22年3月19日 厚生労働省「チーム医療の推進に関する検討会報告書」）。医療現場で活躍しているチームとしては，感染制御チーム（infection control team；ICT），栄養サポートチーム（nutrition support team；NST），糖尿病療養指導チーム，緩和ケアチーム，褥瘡管理チーム，摂食・嚥下チーム，呼吸ケアチーム，内視鏡チーム，クリニカルパスチーム，救急医療チーム，医療機器安全管理チーム，医療安全管理チームなどさまざまなチームがある。臨床検査技師はその高い専門性を活かし，それぞれのチームの構成員として活躍している（図2.1.1）。

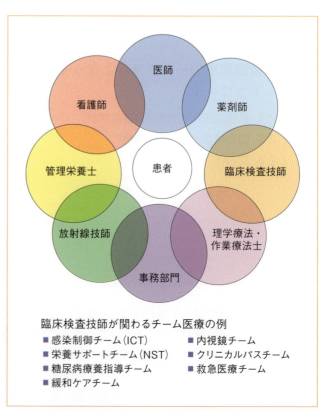

臨床検査技師が関わるチーム医療の例
- 感染制御チーム（ICT）
- 栄養サポートチーム（NST）
- 糖尿病療養指導チーム
- 緩和ケアチーム
- 内視鏡チーム
- クリニカルパスチーム
- 救急医療チーム

図2.1.1　患者を中心としたチーム医療の実現

3. 臨床検査の能力を磨く

特定のチームに属することだけがチーム医療ではない。臨床検査技師は，正確で精度の高い検査結果および結果に付随する検査情報を，迅速かつ確実に報告することが専門職として担う大きな使命である。自らの職の専門性を高めることもチーム医療に貢献する1つの方法である。検査結果やその解釈をわかりやすく示すことで検査が有効活用され，結果的にTCSの質的向上につながる(表2.1.1)。臨床検査技師個人の能力向上に加えて，検査部門の組織としての体制を整備し，教育や研修を充実させ，組織内での連携や質的向上が継続できるシステム作りが重要となる。

表2.1.1 チーム医療を推進するために臨床検査技師に求められる能力と分野

分類	求められる能力と分野
臨床検査に関する基本的技術や知識，専門性の向上	緊急検査，生化学検査，血液検査，免疫検査，遺伝子検査，一般検査，微生物検査，輸血検査，生理検査，病理検査
臨床検査に関する総合能力	病気の知識，診断や鑑別のための検査の組み立て，検査情報の提供，結果コメント，統計，情報処理，国際性，研究能力，安全管理，医療経済
職員や患者に対して	協調性，対話力，傾聴力，接遇能力，採血，検体採取，検査説明・相談

2.1.2 感染制御チームにおける臨床検査技師の役割

1. ICTの目的

ICTは感染管理を担当し，院内感染の防止や感染対策を効果的に実行する部隊である。感染症，感染対策，病原体や抗菌薬など各部門からの専門的な知識をもつスタッフで構成される。院内感染の発生状況の把握，早期発見と介入，感染対策の実践，感染対策に関する情報収集，感染予防対策に関するスタッフ教育など組織横断的な活動を展開する[1]。

2. ICTの主なメンバー

医師，看護師，薬剤師，臨床検査技師，事務職員が中心的なメンバーである(表2.1.2)。滅菌技士，医療環境管理士，感染管理介護福祉士，感染管理歯科衛生士，管理栄養士などもICTをサポートするサブメンバーとなる。

3. ICTの業務

検査データにもとづく病棟ラウンド，対象を限定したサーベイランス，病院感染の防止と発生時の特定および制圧，感染対策マニュアルの作成，業務感染防止と事故時の対応などがある。さらに関連病院や地域の医療施設との関係を密接にし，広域的な感染防止対策にも取り組む必要がある。院内感染対策は医療安全対策の一環として重要な位置を占める。

4. 臨床検査技師の役割

検査部門は，院内の分離菌情報や薬剤感受性情報をいち早く知ることができ，かつ検査結果を俯瞰的に見ることができる部門である。院内感染の発見において，データを見た臨床検査技師の「いつもと違う」という気づきが大切になる。院内感染の制御に加えて，検査データの集計・解析，患者や職員に対する感染予防，保菌者調査など活動する範囲は広い。

表2.1.2 ICTの主なメンバーと役割

職種	役割
医師	・感染症専門医またはICDであることが望ましい ・院内感染対策全般についての指導的な役割を担い，実質的な責任者 ・院内感染だけでなく，感染症全般に関するコンサルテーション ・院内感染予防対策の立案と指導 ・職員の教育と啓蒙
看護師	・感染管理認定看護師(CNIC)であることが望ましい ・院内感染の監視(サーベイランス業務) ・院内感染の予防と教育 ・院内感染や感染予防に関わる各部門の調整と指導
薬剤師	・感染制御専門薬剤師(BCICPS)であることが望ましい ・抗菌薬や消毒薬の使用状況把握および適正指導 ・血中薬物濃度モニタリングと薬剤投与指導
臨床検査技師	・感染制御専門認定臨床微生物検査技師(ICMT)であることが望ましい ・細菌検出状況や薬剤感受性成績の把握 ・院内感染の察知 ・検査結果の解析と集計
事務職員	・院内の各部門への情報伝達 ・保健所や関連病院への事務連絡 ・感染対策や感染対策関連物品の予算確保と経費算定

ICD : infection control doctor, CNIC : certified nurse infection control,
BCICPS : board certified infection control pharmacy specialist,
ICMT : infection control microbiological technologist

MEMO

感染制御専門認定臨床微生物検査技師(infection control microbiological technologist ; ICMT)とは

感染症専門医またはICD (infection control doctor)，感染管理認定看護師(certified nurse infection control ; CNIC)などと協働して質の高い効果的な感染制御を国民に提供することを目的とする，ICMT制度協議会(7団体)が認定した臨床検査技師である。認定臨床微生物検査技師の有資格者で，実際に医療施設内で医療関連の感染制御に関する活動実績があり，所属施設長の推薦がある者が対象となる[2]。

MEMO

感染対策防止加算とは
平成24年度の診療報酬改定で微生物検査の点数は増加し，感染防止対策加算も増点された。感染防止対策加算の算定要件として，医師，看護師，薬剤師に加えて，「3年以上の病院経験をもつ専任の臨床検査技師」が明記されている。

2.1.3　栄養サポートチームにおける臨床検査技師の役割

● 1. NSTの目的

NSTは，さまざまな専門職種がそれぞれの知識をもち寄り，患者の栄養管理を行う専門のチームである。栄養管理は基本的医療の1つで，すべての治療に欠かせない。NSTは入院患者の栄養面におけるさまざまな問題に対して，専門的知識をもとに栄養管理の提案やアドバイスを行う専門のチームである。

● 2. NSTの主なメンバー

医師，看護師，薬剤師，管理栄養士，臨床検査技師が中心的なメンバーである(表2.1.3)。理学療法士，作業療法士，歯科衛生士もNSTをサポートするサブメンバーとなる。

● 3. NSTの業務

低栄養状態にある患者の抽出および栄養評価，栄養療法の立案と計画，栄養療法の実施，栄養療法施行後のモニタリングと効果判定，医師や看護師からの栄養管理に関する相談などがある。また，褥瘡対策チームやICTと連携することで，より適切なサポートができる。

● 4. 臨床検査技師の役割

NSTの医療スタッフが適切に検査データを解釈できるように，臨床検査に関する情報提供を行うことが主な業務となる。NST介入患者のデータをモニターし，データを集積，整理して，解析結果や問題点などを説明する。低栄養が検査データに及ぼす影響や，項目間の関係も重要な情報となる。栄養管理に関する摂取水分量と尿量のバランス，下痢の有無，発熱の有無，投薬状況，アルブミン製剤の使用や輸血の有無などを確認し，測定値が前回値と比較して適切かどうか，あるいは治療との整合性があるかの判断を行う[3]。

MEMO

栄養サポートチーム専門療法士とは
日本静脈経腸栄養学会が認定する資格制度で，認定された者は主として静脈栄養・経腸栄養を用いた臨床栄養学に関する優れた知識と技能を有していると判断される[4]。臨床検査技師，歯科医師，管理栄養士，看護師，薬剤師，言語聴覚士，理学療法士，作業療法士，および歯科衛生士を有する国家資格者が認定の対象となる。認定申請のためにはNSTに従事した経験を有し，学術集会やセミナー参加，認定教育施設での実地修練，認定試験などの要件を満たす必要がある。

栄養サポートチーム加算とは
平成22年度の診療報酬改定で「栄養サポートチーム加算」が新設された。栄養管理に関わるチームの設置が施設基準に含まれている。チームのメンバーとして，常勤医師，常勤看護師，常勤薬剤師，常勤管理栄養士が指定されており，歯科医師，歯科衛生士，臨床検査技師，理学療法士，作業療法士，社会福祉士，言語聴覚士は，配置されていることが望ましいとされる。

表2.1.3　NSTの主なメンバーと役割

職種	役割
医師	・介入の必要性の判断，栄養療法の決定と処方 ・カテーテル挿入と管理
看護師	・身体測定，カテーテルの管理と維持，褥瘡管理 ・日常の食事や栄養の把握と管理 ・経口栄養への移行推進
薬剤師	・治療薬の管理，治療薬の情報提供，静脈栄養の管理 ・輸液製剤の調製と管理，服薬指導
管理栄養士	・食事相談と指導，栄養摂取量の算出，経腸栄養剤の管理と指導 ・栄養管理計画書の作成
臨床検査技師	・検査値からみた低栄養状態の入院患者の抽出とリストの作成 ・検査値からみた栄養評価や効果判定 ・検査データの情報処理および解析 ・追加すべき検査，検査の選択，検査の必要性などの提案 ・ICTなどとの連携による感染性合併症の早期発見 ・新しい知識の習得と啓発
理学療法士	・機能障害の判断，運動機能訓練，食事訓練
作業療法士	・口腔ケア，嚥下状態の評価，嚥下訓練
歯科衛生士	・口腔ケア

2.1.4　糖尿病療養指導チームにおける臨床検査技師の役割

1. 糖尿病療養指導チームの目的

糖尿病はインスリンの作用不足による慢性の高血糖を主訴とする疾患で，遺伝的な因子や環境因子が作用して発症する。糖尿病治療は食事療法，運動療法，薬物療法（経口薬服用，インスリン自己注射）が中心である。糖尿病治療においては合併症の発症や進展を防ぎ，生活の質（quality of life；QOL）を向上させ，健常者と同じように日常生活が営めるように指導する必要がある。そのためにはチームで糖尿病療養指導に取り組む必要がある。

2. 糖尿病療養指導チームの主なメンバー

医師，看護師，薬剤師，管理栄養士，臨床検査技師が中心的なメンバーである（表2.1.4）。理学療法士，歯科衛生士，臨床心理士も糖尿病療養指導チームをサポートするサブメンバーとなる。

3. 糖尿病療養指導チームの業務

糖尿病の治療は生涯にわたる。長年身についた生活習慣を改める必要がある。専門職がそれぞれの専門性を活かしながら連携を取り，教育入院・糖尿病教室や外来指導にチームで携わり，糖尿病療養に必要な情報提供や支援に取り組む。

4. 臨床検査技師の役割

糖尿病をコントロールするうえで，検査の重要性は非常に高い。治療を進めていくには，患者自身による血糖自己測定（self monitoring blood glucose；SMBG）機器を使用した血糖値の変動把握とコントロールが有効である。糖尿病患者は療養生活で自身が検査についての知識をもち，その結果について正しく理解することがポイントとなる。そのためには糖尿病検査の目的や意義，血糖の日内変動の説明などを行い，患者自身に自己の検査データに興味をもってもらい，継続した治療につなげることが重要となる。糖尿病教室などで患者やその家族に対して検査や病態に関する説明を行うことも，臨床検査技師の役割である[5]。

MEMO

日本糖尿病療養指導士（certified diabetes educator of japan；CDEJ）とは

糖尿病とその療養指導全般に関する正しい知識をもち，医師の指示のもとで患者に療養指導を行うことのできる熟練した経験を有し，試験に合格した看護師，薬剤師，管理栄養士，臨床検査技師，理学療法士に与えられる資格。CDEJは糖尿病の臨床における生活指導のエキスパートである。受験には2年以上継続して糖尿病患者の療養指導業務に従事し，かつこの間に通算1,000時間以上糖尿病患者の療養指導を行い，糖尿病療養指導の自験例が10例以上あることなどの要件を満たすことが必要となる[6]。

糖尿病透析予防指導管理料とは

透析患者数は年々増加しており，透析導入患者の原疾患は糖尿病性腎症が最も多くなっている。外来の糖尿病患者に対し，透析移行の予防を図る目的で平成24年度に新設された。糖尿病療養指導経験を有する医師と看護師または保健師，管理栄養士からなる透析予防診療チームの設置が必要となる。糖尿病教室の定期的な実施により，糖尿病について患者およびその家族に対して説明が行われていることも要件に入っている。

表2.1.4　糖尿病療養指導チームの主なメンバーと役割

職種	役割
医師	・糖尿病，合併症，治療に関する説明
看護師	・日常の生活指導 ・自己管理の説明 ・インスリン自己注射手技確認 ・SMBG手技確認
薬剤師	・治療薬の管理 ・治療薬の情報提供 ・服薬指導 ・インスリン自己注射手技説明
管理栄養士	・食事療法の管理と指導 ・栄養管理と評価，栄養指導，献立や調理の教育と作成指導
臨床検査技師	・検査説明 ・データ管理 ・SMBG機器管理と操作説明 ・SMBG手技確認指導
理学療法士	・運動療法の管理と指導，運動の目的や方法の講義
歯科衛生士	・口腔ケア
臨床心理士	・患者への心理的ケア，スタッフへのアドバイス

2.1.5 緩和ケアチームにおける臨床検査技師の役割

1. 緩和ケアチームの目的

がんによる痛みを緩和し，QOLを向上させるための医療チーム。がんになると，痛みやだるさ，食欲低下，吐き気，息苦しさ，気分の落ち込みなど，さまざまな症状が現れる。緩和ケアチームは，緩和ケアに関する専門的な知識や技術を提供することにより，がんと診断された早期からこうした症状やつらさを和らげ，がん患者やその家族のQOLの維持・向上を図ることを目的とする。

2. 緩和ケアチームの主なメンバー

医師，看護師，薬剤師，管理栄養士，医療ソーシャルワーカー，臨床心理士などが中心的なメンバーである（表2.1.5）。臨床検査技師は理学療法士，作業療法士，歯科衛生士とともに，緩和ケアチームをサポートするサブメンバーとなる。

表2.1.5 緩和ケアチームの主なメンバーと役割

職種	役割
医師	・患者の病状の把握 ・身体症状のケアと緩和療法 ・緩和療法の効果判定と合併症の確認 ・精神症状の治療
看護師	・患者や家族のケア全般の把握とアドバイス ・転院や退院後の療養についての調整
薬剤師	・薬物療法の管理 ・服薬指導 ・副作用などの情報提供
管理栄養士	・食事の内容や献立 ・調理などの説明と指導
医療ソーシャルワーカー	・療養に関わる助成制度や経済的問題，仕事や家族などの社会生活，今後の療養先に関するアドバイス
臨床心理士	・患者や家族の心理的ケア，カウンセリング，アドバイス
臨床検査技師	・検査に関する説明と相談
理学療法士，作業療法士	・日常生活の維持のための療法やアドバイス ・家族の介護方法の相談
歯科衛生士	・口腔ケア

3. 緩和ケアチームの業務

がんと診断されたときの患者や家族に対して，治療や今後の生活に関する不安，がん治療（化学療法や放射線療法など）の副作用や不安について説明，相談，助言などを行う。早い時期から体と心の支援を行うことは，治療を継続するうえで重要な業務である。緩和ケアチームは治療の全経過をとおして認められる身体や心のさまざまな不安や苦痛を和らげ，患者や家族のQOL維持・向上のために，生活に合わせた治療やケアを多くの職種と連携を取りながら進めていく。

4. 臨床検査技師の役割

患者や家族に対して，がん治療および緩和療法に伴う検査の変動やその影響について検査結果をもとに説明し，病状把握や治療法に関する理解を助ける。抗がん剤投与前の24時間クレアチニンクリアランス蓄尿検査の説明や管理，採血を含む検査予定の伝達なども役割の1つである[7]。

MEMO

外来緩和ケア管理料とは

がん患者がより高い質の療養生活を送ることができるよう，平成24年度に新設された。緩和ケアチームが外来で緩和ケアに関して必要な診療を行った場合に算定できる。チームのメンバーとして，身体症状の緩和を担当する常勤医師，精神症状の緩和を担当する常勤医師，緩和ケアの経験を有する常勤看護師，緩和ケアの経験を有する薬剤師が指定されている。

［小森敏明］

参考文献

1) 小森敏明，他：施設の特性を考えた感染対策．日本臨床検査自動化学会誌　2008；33：322-327．
2) 感染制御専門認定臨床微生物検査技師（ICMT）制度ホームページ　http://www.jscm.org/icmt_new/index.html
3) 坂本芳美：NSTにおける臨床検査技師の教育について．経腸栄養　2008；23：37-42．
4) 日本静脈経腸栄養学会栄養サポートチーム専門療法士認定規定ホームページ　https://www.jspen.jp/栄養サポートチーム専門療法士認定規則
5) 東口佳苗：糖尿病教室 糖尿病に必要な検査　チーム医療と臨床検査 諏訪部章 編，臨床病理レビュー　2009；144：131-138．
6) 日本糖尿病療養指導士認定機構ホームページ　http://www.cdej.gr.jp/
7) 古垣内美智子：がん関連医療　チーム医療と臨床検査 諏訪部章 編，臨床病理レビュー　2009；144：198-200．

2.2 診療現場の一スタッフとなってのアプローチ

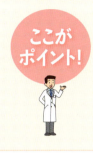

ここがポイント！
- POCCとしての活動など病棟での業務においては，幅広い臨床検査の知識をもつとともに，各部門間での調整能力を磨くことが重要である。
- 救急医療の現場においては"患者情報の共有"が必要不可欠である。
- DMATなど，今後臨床検査技師の活躍の場を広げるための基礎事項を習得する。
- チーム医療は，多職種によるコラボレーションであり普段からのコミュニケーションの上に築かれる。

1. はじめに

チーム医療とは，患者を中心とした多職種の医療スタッフが連携・協働，さらにはそれぞれの専門性を最大限に活かすことで，入院中や外来通院中の患者のQOLの維持・向上，患者の人生観を尊重した医療の実現を支援することである。最近では，さまざまな切り口からよいチーム医療を生み出すための手法が検討されているが，これには具体的に表2.2.1に示す6つが必要であると考えられている。

本節では，臨床検査技師におけるチーム医療への参画について実例も踏まえ述べることにする。

表2.2.1　チーム医療に必要な要素

1. 情報の共有
2. 目標の共有
3. 診療内容の理解
4. コミュニケーション
5. 不安とストレスの理解
6. 信任

2.2.1 病棟臨床検査技師（担当技師制）

1. POCCとは

近年，臨床検査技師が内科病棟，外科病棟，新生児病棟，救命救急センターなどで直接的な検査業務を実践している施設も増えており，医師・看護師をはじめとするメディカルスタッフからのニーズはこれまで以上に高まっている。また，ICT，NST，糖尿病療養指導チームなどのメンバーに加わり，臨床検査を通じてその責務を果たしている姿は，各病院において現在ではごくあたりまえとなっており，本書の2.1および4章でも詳しく述べられているので本項では割愛し，近年認定資格取得者が急増しているPOCコーディネータ（point of care coordinator；POCC）について紹介する。

日本臨床検査自動化学会POC技術委員会では，POCT（point of care testing）の啓発とともに，その中心的役割を果たすPOCC育成のためにセミナーや研修会を開催し，所定の単位を取得した者に対してPOCC資格認定証を授与する方法を実施している。

POCCの業務については，日本臨床検査自動化学会が発刊している「POCTガイドライン」に詳しく記載されている（表2.2.2）。POCCに求められる業務の大きな特徴は，教育（指導）と管理であるといえる。教育は，医師・看護師・臨床工学技士などをはじめ，新人教育などを含めた職員教育であり，検査の意義や結果の解釈，検査キットや装置類の操作などが対象となり，正しく使用することでPOCTの質の向上につながる。一方，管理は試薬をはじめとして測定装置や測定結果，精度管理など普段の検査室業務とし

表2.2.2　POCCの業務一覧

- 操作マニュアルやトレーニング事項の作成と記録
- 機器の添付書等の書類の管理
- 各部門における責任者の把握
- 測定（臨床）現場での操作手順を確立
- 測定（臨床）現場と検査室の連絡
- 使用者への教育

（日本臨床検査自動化学会会誌　POCTガイドライン第3版　P44　表7より）

2章 チーム医療のいろいろ

てもなじみが多い業務を主体に，実施者管理といったなじみの少ない業務まで含み，検査の質のみならず医療の安全に関わる業務ともいえる。

● 2. 業務遂行に向けて

こうした業務の遂行にあたってPOCT委員会の設置が推奨されるが，実際に委員会を実現している施設は少ない。しかし，実務に際しては臨床検査室の協力は不可欠なものであり，POCCのみでは限界がある。そのため，必然的に検査行為に精通する臨床検査技師を中心とした臨床検査室の力が必要となる。こうした状況では，POCCの業務として前述の教育・管理業務に加え，チームリーダーとしての資質も要求されるといっても過言ではない。次に病院内でのPOCTが実践される場所では，病棟や外来などさまざまな部署が関与し，携わるスタッフも医師や看護師などさまざまであるため，臨床検査技師にとって常識なことも，他職種には想定外であることも多い。また，臨床検査技師側が検査室外の検査行為に関心をもたない場合があり，診療現場の援助を求める声を聞き逃す懸念がある。POCCは，こうした現実に直面したときも慌てることなく対応することが求められ，病院全体として問題解決を図れるようサポートする能力も求められる(図2.2.1)。

このように示すとPOCCは特別に秀でた能力をもったスタッフのように感じるが，決してそうではなく，幅広い臨床検査の知識を武器に，臨床検査部も含め院内各部署と会話ができ，問題解決に向けて取り組むことができるスタッフといえる。

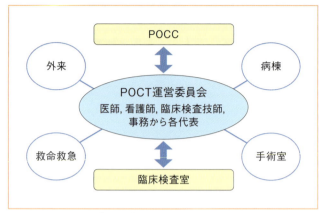

図2.2.1　POCT運営委員会とPOCC

> **MEMO**
>
> **POCTとは**
> 小型の分析装置や移動が容易に行える機器を用いて，患者の近く，すなわち病室や診察室・ICU・手術室など治療やモニタリングが実施される場所で行われる検査であり，検査室への検体搬送を省略し，検査の待ち時間を大幅に短縮することによって検査データをより速く患者に反映させることを目的としている。
>
> **POCT委員会とは**
> 使用者側として医師・看護師ほか，臨床検査専門者として臨床検査技師，経済的観点から事務または管理者による構成とすることが望ましい。委員会を通じてPOCT機器の選定，その後の管理および精度保証を行うことが可能になる。POCCはPOCT運営委員会の代表として，組織の一員としての活動が可能となる。

2.2.2　救急検査技師(初療診療)

● 1. 救急医療とは

「ガス(血液ガス)言います…」。患者搬入直後の慌ただしい初療室に臨床検査技師の大きな声が響くと，スタッフ全員が作業を続けながらも，一瞬その声に注目するかのような緊張感が走る。「O_2 59，CO_2 83，pH 6.89，BE $-$15.7」。これを聞いた看護師は胸腔穿刺の準備を始め，臨床工学技士が今まで行っていた人工呼吸器のセッティングを中断しモニタの確保を始める。また診療放射線技師は，患者の胸の動きをじっと観察している。文字にすればほんの数行にすぎない現場のありふれた情景であるが，実はこの中には救急医療特有の要素が凝縮されている。

そもそも救急医療は，すべての医療行為において迅速性が求められ，瞬時の判断により治療が決定・開始される分野である。この迅速性が，患者の救命率や予後に影響することはいうまでもない。もちろん臨床検査とて同様であり，優先順位の高い検査項目は緊急対応のうえ，結果の提供も迅速かつ的確でなければならない。

本項では救急医療，とくに初療時における臨床検査技師の役割について"患者情報の共有"と"チーム医療"を交え述べることにする。

● 2. 情報共有と理解の重要性

救急医療において，重症患者を救命するには医師の技量や看護体制はもちろんであるが，各種医療行為が優先順位や緊急度を軸として迅速に行われなければならず，患者の病態を把握したうえでの諸検査，疾病の種類に応じた可変的な検査体制など，職域を越えた特殊な対応が必要となる。とくに患者の急性期において最も重要なことは，職種に関

係なく現場で作業を行うすべてのスタッフが患者情報を共有し，それぞれの職種がその患者情報をもとに，専門性を活かした救命救急チーム医療を迅速に展開することである．

冒頭記載した場面の中に救急医療特有の要素が凝縮されていると述べたが，まさしくこの要素こそが"患者情報の共有"と"チーム医療"である．冒頭では，臨床検査技師が搬入患者の最新血液ガス分析（arterial blood gas analysis；ABG）結果を口答で臨床現場に報告した．もちろん臨床検査技師は，医師に対してABG結果を報告したのであるが，それを聞いた看護師は搬入患者が現在緊張性気胸の状態であると判断し胸腔穿刺の準備を始め，臨床工学技士は緊張性気胸なら人工呼吸器は使用できないと判断しモニタ類の確保を開始した．また診療放射線技師は，受傷機転や搬入前患者情報より緊張性気胸を予測していたと思われるが，ABG結果よりそれを確信し胸郭の動きを観ることで緊張性気胸を確認した．このように，臨床検査技師の報告したABG結果をそれぞれの職種がそのデータのもつ意味を理解し，専門性に則した行動を迅速に行うことが救命救急チーム医療では重要となる．さらにこの救命救急チームは，チームであってチームでない特徴を有する．ICTやNST，POCT（この場合のTは，testingではなくteamを表す）ではメンバーが固定されているが，救命救急チームではその日その時間で各職種のメンバーが異なり，即席のチーム医療を展開しなければならないことがある．したがって，固定されたメンバー以上に各職種の業務内容を把握し，自身の役割を十分に理解しなければならないのである．

2.2.3　DMAT

1. DMATとは

DMATとは，「災害急性期に活動できる機動性を持ったトレーニングを受けた医療チーム」と定義されており（平成13年度厚生科学特別研究「日本における災害時派遣医療チーム（DMAT）の標準化に関する研究」報告書），災害派遣医療チーム"Disaster Medical Assistance Team"の頭文字をとってDMATとよばれている．医師，看護師，業務調整員（医師・看護師以外の医療職および事務職員）で構成され，大規模災害や多傷病者が発生した事故などの現場に，急性期（おおむね48時間以内）に活動できる機動性をもち，なおかつ専門的な訓練を受けた医療チームである．現在では現場の医療だけでなく，災害時に多くの患者が運ばれる被災地の病院機能を維持・拡充するために，病院の指揮下に入り医療行為を支援する病院支援や，首都直下型，東海，東南海・南海地震など想定される大地震で多数の重症患者が発生した際に，平時の救急医療レベルを提供するため被災地の外に搬送する広域医療搬送など，機動性・専門性を活かした多岐にわたる医療的支援を行うチームである．

DMATにはこれまで専門職としての臨床検査技師は含まれておらず，業務調整員として派遣されることが多かったが，近年DMATトレーニングを受講したうえで業務調整を行うかたわら，POCT機器などを活用し被災地での臨床検査に取り組んでいる臨床検査技師の話をよく耳にするようになった．今後，業務調整員としてではなく臨床検査技師としてDMATの一構成メンバーに加えられるためには何をすればよいのか，何をアピールしなければならないのか，何を習得すべきなのかなどをDMAT構成員である医師や看護師などと真剣に検討する時期にきていると考える．

2. おわりに

今後チーム医療というものは，医療においてよりいっそうなくてはならないものになるはずである．そこでわれわれは，チームに選ばれたことを喜びにするのではなく，そのチームの中で必要な人間になる，すなわち「あなたがいなければこのチームは成立しない」と評価されるよう努力するべきである．そのためには，自分自身の技術や知識は当然のこと，医師や看護師などとも対等に議論できるだけの力を有しなくてはならない．このことはチームに選ばれた者の責務ではないかと考える．

［福田篤久］

参考文献

1) 福田篤久，他：特集 臨床検査の新展開　災害医療現場における臨床検査の基本的取り組み　医療機器学，2010；803(4)：307-316．
2) 福田篤久，他：救急認定検査技師制度の設立に向けて　日本臨床救急医学会雑誌，2011；14(1)：81-83．
3) 福田篤久，他：第51回東海・北陸支部総会　シンポジウム：POCTのエビデンスを検証する(3) 救急医療とPOCT　臨床病理，2012；60(12)：1175-1180．
4) 福田篤久，他：救急医療現場における臨床検査技師の貢献〜特に簡易迅速検査を中心に〜　医療と検査機器・試薬，2013；36(6)：765-771．
5) 日本救急検査技師認定機構／一般社団法人 日本臨床救急医学会(監修)：救急検査指針〜救急検査認定技師テキスト〜　日本救急検査技師認定機構テキスト編集委員会編，へるす出版，東京，2013．
6) 一般社団法人日本臨床検査自動化学会：POCTガイドライン第3版　日本臨床検査自動化学会会誌，2013；38　Suppl.1(通巻第206号)．

2.3　医療スタッフへの支援

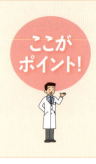

ここがポイント！

- 「検査データを保証する」とは検査の実施だけでなく入口から出口までに責任を負うことである。さまざまな医療スタッフが行う検体の採取や検査データの活用を支援することがその1つ。
- 医療スタッフへの支援には，検査相談室を介したものと各検査部門が行うものの2種類がある。
- 検査相談室の役割は，あらゆる部署・職種と関わりをもち，検査に関わるすべてのことが円滑に流れるようマネジメントすることである。
- 各検査部門の役割は，各医療スタッフとの連携を密にし，臨床への貢献を実践するとともに，さらなる貢献の戦略を探ることである。

2.3.1　検査相談室が担う役割

1. はじめに

　医療の専門化，複雑化は日々進行し，患者の健康への意識は高まる一方である。しかし現在，医療費抑制やスタッフ不足により医師・看護師の業務量が大幅に増え，その負担軽減は喫緊の課題となっている。このような背景の中，医師・看護師およびその他医療スタッフに，日々進歩する臨床検査の新しい知見や情報を伝え，臨床検査を有効に活用できる体制を整えることは臨床検査科の責務となる。この責務の大きな部分を担うのが検査相談室（laboratory information；LI）であり，これはチーム医療の1つの形である。つまりLIとは，臨床検査科内の各部署のみならず，臨床検査科外のあらゆる部署，あらゆる職種の潤滑油として働き，検査に関わるすべてのことが円滑に流れるようマネジメントする役割を担う（図2.3.1）。

　具体的なLIの役割には，①検査依頼，検査方法，結果解釈など検査に関するよろず相談窓口，②検査情報の収集とその解析および情報発信，③臨床検査科への苦情窓口と再発防止の3つがあり，以下に詳しく述べる。

2. 相談窓口としての役割

(1) 問合わせの意図を読み取る

　検査相談室の役割は，医師・看護師に限らずあらゆる施設内職員からの検査に関するすべての問合わせに対応し，コンサルティングすることである。

　LIに寄せられる問合わせで最も多いのは，「検査結果がいつ出るか？」や，日常あまり使用しない検査の依頼方法と採血方法である。各診療科および各病棟には検査手引書が配布されており，調べればそこに答えはあるのだが，医師・看護師からの電話による問合わせは多い。LI担当者はその問合わせに迅速に対応し，的確なアドバイスをする必要がある。「検査結果がいつ出るか？」との問いは，外来診療が検査結果の出るタイミングで組み立てられていること，入院では検査結果をもとにその後の診療計画が立てられていることの証であり，そこには一辺倒な答えは求められていないはずである。患者の重症度，緊急度，診断の困難さ，ほかの検査との兼ね合いなどを加味した的確な対応が，円滑な診療と治療を提供することにつながることを念頭におきたい。問合わせの会話の中で，医師や看護師，あるいは医療事務員の質問内容の意図をどう読み取るか，

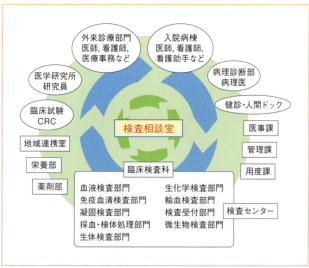

図2.3.1　検査相談室（LI）の概念
LIは，あらゆる部署，あらゆる職種と関わりをもち，検査に関わるすべてのことが円滑に流れるようマネジメントする。
また日々進歩する臨床検査の新しい知見や情報を的確にとらえ，臨床検査を有効に活用できる体制を整える。

あるいは患者情報をどれだけ聞き取れるかがLIの質の決め手となる。

(2) 医療スタッフが活用しやすい体制を作る

次いで多い問合わせ内容は，検査の選択や結果の解釈についてである。その内容はさまざまであるが，小児における結果解釈や免疫血清学的検査に関する問合わせが多い傾向にある。小児の場合，基準範囲が報告書に記載されていないことや，年齢により基準範囲が変化するためと思われる。ウイルス検査など免疫血清学的検査では，1つのウイルスに対し，抗原，抗体（immunoglobulin G；IgG, immunoglobulin M；IgM, immunoglobulin A；IgA），polymerase chain reaction（PCR）法，complement fixation（CF）法，enzyme-linked immuno-sorbent assay（ELISA）法などたくさんの検査項目がラインアップされ，どの検査を実施すればよいのか，使い慣れない医師には混乱の多い分野である。結果解釈においては，その検査の感度，特異度や，ペア血清で判断することなどを知っていなければ診断できないこともあり，臨床検査技師でも専門でなければなかなかすぐには答えられない分野である。

また，最近では遺伝子検査が多用されるようになり，検査依頼の方法や結果の解釈に関する相談が増加してきている。このほかには，検査値に影響を及ぼす因子について，検査方法の変遷や基準範囲の変更（臨床研究報告に検査データを活用される場合などに必要），臨床所見との不一致例や，検査全般に関わる要望や苦情などがある。

以上のように，LIにはさまざまな問合わせが寄せられる。一度受けた問合わせ内容と回答を記録に残し，同じ質問にはすぐに答えられるよう備えておく仕組みを作ることが有効な手段となる。そのためには，前述したような内容をデータベース化し，キーワード検索により活用できるシステムを構築し，利用するとよい。データベースの充実度がLI業務の充実につながるといえる。表2.3.1に示したようなデータベースの内容は，常に最新の情報に修正し，新規保険適用項目や最新の検査項目の関連資料についても揃えておきたい。医療スタッフが活用しやすい体制と準備の整え方が，LIの質・レベルを左右する。

表2.3.1　データベース化しておきたい検査情報

大項目	小項目
検査基本情報	・検査材料，必要最少量，検体採取容器，検体採取方法，検体提出場所，報告方法，報告までの所要日数，委託先 ・検査方法とその変遷，基準範囲，臨床判断値 ・保険適用の有無，臨床的意義
最新情報	・新規保険適用項目情報 ・委託先の新規採用項目情報 ・中止項目情報
問合わせQ&A	・臨床研究の検体採取から報告までの流れと稼働状況 ・検査結果の解釈 ・検査選択の仕方

3. 検査情報の収集と情報発信

LIの2つ目の役割としてあげられるのが情報発信であり，質のよい情報発信には，正確な情報収集が必要となる。その具体的な中身として，①臨床検査部のその日の稼働状況の把握（たとえるならば空港の管制室のような役割），②検査結果の集約と共有化（情報を一患者ごとに整理）および，③最新の知見・検査情報の3つを取り上げてみたい。

(1) 臨床検査部の稼働状況の把握と情報発信

前述したように，現在の外来診療は診察前検査を基本とし，検査結果を待って診療が組み立てられている。そのため，検査の遅れは診療の遅れを招くことになる。検査受付から始まり，採血，検体分離，分析，報告まで，順調に検査が流れているかを把握し，トラブル発生時にはいち早く行動する必要がある。トラブル発生時の情報収集ポイントは，何の検査が遅れるのか，あるいはまったく検査できないのか，何分遅れるのか，復旧の見込みはいつか，復旧までの変更点は何かなどである。これらの情報を手際よく集めた後，次に情報を整理し，復旧までの検査体制を整え，臨床検査科全体に周知し，診療側にもその情報を迅速に伝える。LIが診療側との窓口として存在することで，検査担当者はトラブルの復旧に専念することができる。

(2) 検査結果の集約と共有化

急ぎの処置が必要な異常値を示す患者に遭遇した場合，検査担当者は直ちに主治医に連絡を取り対応することが求められる。しかし，急激な検査データの変化は患者の病態を反映している以外に，検体の採取方法や前処置の不適，あるいは患者間違いなどによっても起こり得るため，その可能性は常に念頭におき対処する必要がある。不適切な検体採取や患者間違いの場合，多項目が同時に異常値を示すことが多く，各検査担当者別に対応するよりも，情報を集約して判断するのが効果的である。

LIはこのような場合もイニシアティブを取り，臨床検査科と臨床側の双方に混乱がないよう問題を解決していく。また，臨床側からの相談により得られた患者情報や最新の知見については，必ず検査担当者にフィードバックし情報を共有しておく。そして検査担当者もLIに任せるだけでなく，積極的に臨床側とコンタクトを取ることが望ましく，その中で得られた情報はLIへ提供することにするなど，常に両者は情報を共有しておきたい。LIと検査担当者は縦の関係ではなく並列な関係であり，ともに協力しあい臨床へのよりよいサービスを作り上げる関係にあるといえる。つまり臨床検査科として最高のパフォーマンスを発揮できることが肝要である。

(3) 最新の知見，最新の検査情報の収集

新しい検査に関する情報は，論文や学会発表により収集しておく。またLIに寄せられる問合わせ内容にも，新しい検査に関するものが含まれる。これらを整理し，必要な場合は従来の検査に代わる新しい検査の導入の準備を進め，"今"臨床で必要とされる最良の検査を提供できるよう努める。

このことは，臨床検査科あるいは部門で検討すべきことであるが，LI担当者もこのような立場でものを考えることでモチベーションを高めることができる。たとえば検査方法変更の際にはLIと検査担当者が連携を図り，検査手引きの修正，お知らせ通信，臨床検査科発行の季刊誌などさまざまな手段を利用して，臨床側の理解が得られる努力を十分に行う。また検査方法変更時には，臨床検査科全体はもちろん，医師，看護師，システム管理者，医事課，用度課など多くのスタッフと連携する必要があり，LIが中心となって情報整理することで円滑に進めることができる。

● 4. 苦情窓口と再発防止

LIには検査に関する問合わせのほかに，臨床検査科に対する苦情も寄せられる。その内容は案内表示の不備，患者への接遇に対する不満，予約検査への不満，LIの対応への不満などさまざまある。

臨床検査科に対する不満は直接電話で寄せられる内容だけでなく，検査問合わせの中からも見つけることができる。くりかえし寄せられる問合わせには，案内の不備やシステムの不備が隠れている可能性がある。このような苦情，不満，くりかえし寄せられる問合わせ内容についてはしっかりとしたふりかえりを行い，改善と再発防止に努めなければならない。LIは寄せられた情報を収集および解析し，改善への道筋を作るうえで大きな役割を担う。

● 5. まとめ

以上，LIの役割を大きく3つに分けて解説した。LIの仕組みと構成の一例を図2.3.2に示すが，LIの具体的な業務の進め方については施設の形態や規模，あるいは臨床検査科の取組み方によりさまざまである。たとえば，

- 相談受入れ範囲は院内のみか，院外の関連病院も含むか
- 相談受付時間に制限があるか，24時間体制か
- 相談受付方法は，電話，Fax，直接LIに来室のいずれか
- 相談内容への返答はどのように行うのか
- 相談に答えるための資料はどのように準備するのか
- 検査担当者はLIをどうサポートするのか

など，それぞれの臨床検査科でその病院の体制に合った方法を構築していく必要がある。

LIの開設にあたっては，まずはその施設のニーズをよく調査し，それに臨床検査科がどう応えられるかを吟味してLIの形態を決定していく。大枠が決定したら予想される問合わせに答えるための資料や手引き書，文献などを取り揃え準備を進めていく。しかし問合わせに答えるための完璧な準備を求めて開設を遅らせるより，その施設のニーズを知ったなら，そのニーズに応える姿勢を早く示すことの方が重要だと考える。LIは開設することでそれまでには得られなかった情報（ちょっとした要望や苦情，解釈しにくい奇異な検査データ，ときにはお褒めの言葉なども）を呼び込むことになり，その情報がLIを成長させ，相談内容に真摯に向き合い続ければ，おのずと完成形に導いてくれるものである。さらにLIの成熟は，臨床検査科の成熟および連携の取れた診療体制の構築につながるものであり，LIの積極的な開設が望まれる。

MEMO

苦情対応のポイント

苦情への対応は，電話だけでなくFace to Faceで行うことが望ましい。すぐさま現場に出向き，何が起きているのかを自分の目で確かめることは，行き違いや思い込みをなくすために重要である。

苦情を受けたときだけでなく，定期的に話し合える場をもっておくことは，互いの理解を深め，問題解決の助けになる。このような話し合える場の提供をマネジメントすることも，LIの仕事の1つである。

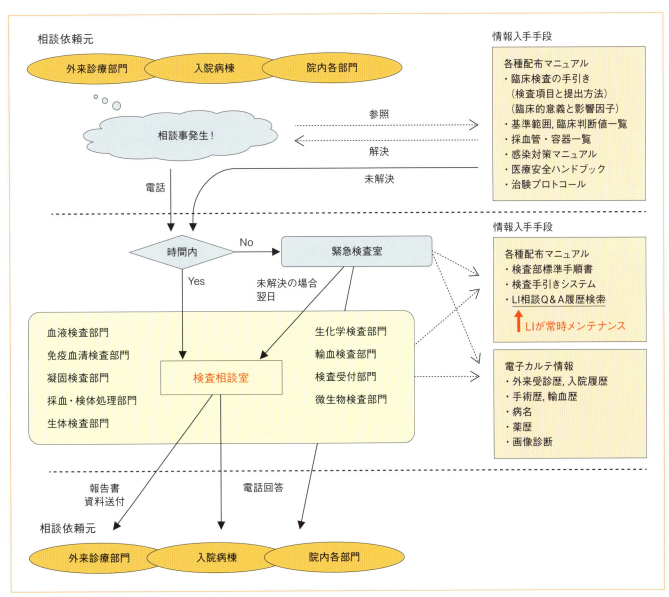

図2.3.2 検査相談室(LI)の構成の一例

2.3.2 個々の検査部門が担う役割

● 1. はじめに

　個々の検査部門はそれぞれに検査に対する責任を示し，「検査データを保証する」必要がある。その意味は，いわゆる測定時に行われている精度管理方法だけでなく，検体採取の状態，採取された検体の適・不適，患者の病態との一致・不一致など，あらゆる方法や手段をうまく使い，データを保証するということである。とりわけ患者の病態の急変や救命処置を必要とする極端な異常値に遭遇した場合，そのデータ保証方法を瞬時に判断し，医師と確実な連携を取ることは，医療チームの一員としての責務である。表2.3.2に，即時対応が必要となる検査データの一例を示す。このような検査データに遭遇した際は，検査装置や用いたサンプルの不備も疑う必要はあるが，長い時間をかけて再検査する前に，患者の病態を確認すべきである。

　医師との連携を密にし，患者の病態を把握しながら検査データの保証を行わなければならないのは，検査値が急激な変化を示した場合や極端な異常値に遭遇した場合だけではない。検査値から判断し患者の病態を知ろうとアプローチするのとは逆に，患者の病態や治療段階を知ったうえで検査データを保証していくことも積極的に行いたい。

　たとえば手術，化学療法，免疫抑制療法など，それぞれの治療法とその時期に見合った検査値の動きを理解したうえでアプローチする方法もある。それには各検査部門の特徴を活かし，関連する診療科とターゲットとする患者を絞り込み，診療のシステム（たとえば診察前検査やクリニカ

ルパスなど）に組み込まれるよう働きかける必要がある。
　以上のように，各検査部門は他職種，他部門と連携を取って検査データ保証を実行し，有効な検査データの活用につなげていく必要があるが，次にこれを実践するための下地作りや臨床検査科の体制作りについて，医師，看護師，薬剤師の3職種との連携を例に紹介する。

● 2. 医師との連携

(1) 検体検査からのアプローチ
①検査の異常値対応についての約束事
　臨床検査科が考える異常値対応とは何かを医師に伝え，コンセンサスを得ておく必要がある。

- 「早く対処してもらいたい検査値（パニック値）」とはどの項目でどのような値なのか（表2.3.2）
- 「早く知っておいてもらいたい検査値（速報値）」とはどの項目でどのような値なのか
- パニック値の報告は，誰に，いつ，どのような手段で行うのか
- 速報値の報告は，誰に，いつ，どのような手段で行うのか

など，確実に伝えなければならない範囲と方法は，よく話し合い決定しておく。また，定期的な見直しも重要で，とくに電子カルテ導入やシステム変更の際は，医師が目にする検査報告書のイメージが大きく変わるので注意が必要である。イメージの変化は，検査結果の見落としや勘違いに陥りやすい状況を作り出すため，確実な検査結果の伝達方法を吟味する。

②検査測定法の変更と新規導入
　臨床検査科は定期的に検査方法を見直し，精度，安定性，診断有用性，経済性などを考え合わせ，よりよいものへと変更する。この際重要となるのは，変更前と後のデータの互換性である。臨床データは経時的変化を追いフォローされている場合が多く，診断の基準や臨床と検査データとの相関性（いわゆる医師の感覚）が変化することは，医師にとって非常に大きなことである。たとえば自己抗体関連検査や腫瘍マーカーは，同じ項目でも検査方法が変わると値は大きく変化することがあり，また，心筋マーカーであるトロポニンTとトロポニンIや，心機能マーカーであるbrain natriuretic peptide（BNP）とN-terminal pro-BNP（NT-proBNP）はほぼ同じ臨床的意義をもつ検査であるが，その値はまったく異なっている。このような場合，医師への説明は十分に行い，変更までの移行過程を医師と連携を取りつつ進めることが大切である。

③関連カンファレンスへの参加
　関連カンファレンスへの参加は，臨床検査技師それぞれのレベルアップにつながることはもちろんであるが，それだけでなく，医師との連携をうまく取れる環境を日頃から作っておくという意味で重要である。前述した検査方法の変更や新規導入の例からもわかるように，診療を知り，医師のニーズを知っておくことは重要で，気軽に相談できる環境や下地作りは欠かせない。各検査部門が，関係の深い

表2.3.2　パニック値への対処と臨床側へのアプローチの一例

項目	パニック値	臨床側への問合わせ方の一例	関連する検査値などのチェック
グルコース	50mg/dL以下	・低血糖症状（発汗，ふるえ，昏睡など）はあるか ・検体は保存せずすぐに提出したか ・インスリン投与はあるか	・白血球増多による採血管内消費は考えられるか ・新生児か ・敗血症の可能性はあるか：CRP，WBCは高値か
	500mg/dL以上	・高血糖症状（多尿，脱水，昏睡など）はあるか ・輸液ラインからの採血はないか	・尿糖（＋），浸透圧高値か ・糖尿病性ケトアシドーシスか：ケトン体高値か
カリウム	2.5mmol/L以下	・低K症状（筋力低下，疲労，便秘，筋麻痺など）はあるか ・下痢，嘔吐はあるか	・飢餓状態なら栄養指標項目と尿ケトンはどうか ・代謝性アルカローシスならHCO_3やBEはどうか
	6.5mmol/L以上	・高K症状（不整脈，頻脈，筋力低下，吐気など）はあるか ・採血時，長時間の駆血や過度のクレンチングはなかったか	・溶血はないか ・白血球or血小板の著高はないか（漏出の影響） ・腎不全なら尿素窒素やクレアチニンは上昇しているか ・腫瘍崩壊症候群なら尿酸，リンの上昇，Caの低下はあるか
カルシウム	15mg/dL以上	・高Ca症状（嘔吐，便秘，多飲多尿，筋力低下）はあるか ・輸液にCaは含まれるか，混入はないか	・担がん患者か（とくに肺がん，乳がん，多発性骨髄腫で頻度高）
ヘモグロビン	5.0g/dL以下	・吐血，下血はあるか ・輸液ラインからの採血か ・採血はスムーズに行えたか	・輸液混入あるか：血糖，電解質，蛋白の値 ・注射器内での血球沈降による分布不均一はなかったか 　同時採血管でみたHtを確認
好中球数	500/μL以下	・発熱はあるか ・感染症や骨髄抑制の起きる病態や薬剤の使用はあるか	・重症感染症か：血小板減少やCRP上昇はどうか
血小板数	5万/μL以下	・点状出血や紫斑などの出血傾向はみられるか ・血圧低下や発熱はあるか	・採血管内凝固ならクロットや血小板凝集はないか ・血液疾患なら赤血球，白血球ともに減少はあるか ・DICを疑うならFDP，Dダイマー，PT，感染はどうか ・TTPを疑うなら破砕赤血球はあるか，腎機能はどうか ・肝硬変ならアルブミン，コリンエステラーゼ低下，PT延長はあるか

診療科のカンファレンスや委員会に顔を出すことは，臨床の情報を入手するとともに，臨床に貢献するための戦略を練るためのものととらえたい．

④研修の受入れ

医師に限らず，他職種が臨床検査科での研修を希望することがあるが，積極的に受入れたい．たとえば，微生物のグラム染色，骨髄標本の見方，尿一般検査，輸血検査など検査に触れる機会があることで，検査の流れや検査材料の取扱い，検査結果が出るまでに要する時間など，結果そのものだけでなく，検査実施前からの検査を理解してもらうことができる．そのような研修の中から，臨床検査科の常識，非常識を知ることができ，臨床検査科も次に活かすものを得ることができる．

(2) 生体検査からのアプローチ
①検査所見，コメントについての手引き書

検体検査と同様に，生体検査も各検査項目の手引き書は必要である．報告書の形式，そこで使用される略語，基準範囲，臨床判断値，予測値の算出に用いている計算式，それぞれの所見とその意味などをまとめ，医師に提示しておく．

②速報すべき検査所見とその対応

生体検査においても速報すべき基準を明らかにし，検査部門内で対応の一律化を図るとともに，医師と臨床検査科が連携して処置にあたる準備をしておくことが重要である．

たとえば，決して帰してはならない外来患者の一例として，MobitzⅡ型房室ブロックあるいは第3度房室ブロックなどの心電図検査所見がある．心電図検査にてこれらを認めた場合は直ちに医師に連絡を取り，ペースメーカーの適応について判断してもらう必要がある．このような患者に遭遇した際の連絡方法，患者への対応方法などをあらかじめ医師や看護師とつめておくことで，事故防止につなげることができる．表2.3.3にその一例を示した．

このほかの速報すべき心電図所見としては，急性心筋梗塞，心筋虚血，4秒以上の洞停止または心停止，R on T（心室頻拍や心室細動へ移行する可能性の高い不整脈），心室頻拍，Torsades de pointes（心室頻拍症のうちの1つの型），Short Run（心室性期外収縮が数発連発した状態，心室頻拍に移行する可能性が高い）などがある．また表2.3.4には，腹部超音波検査における速報基準の一例を示した．

表2.3.3 直ちに医師への連絡を必要とする心電図波形とその対応手順の一例

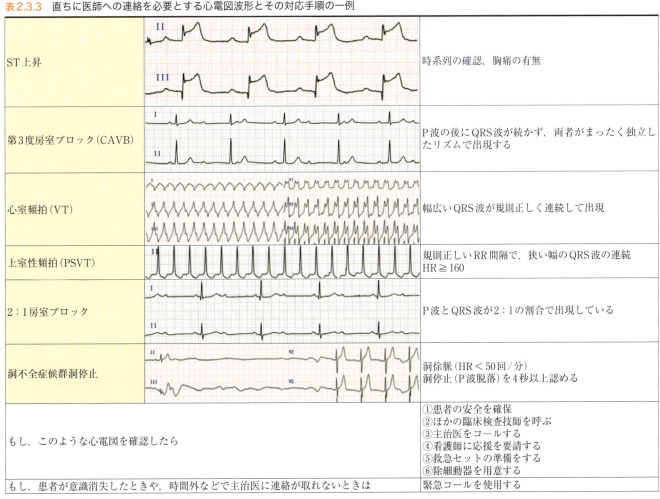

ST上昇		時系列の確認，胸痛の有無
第3度房室ブロック(CAVB)		P波の後にQRS波が続かず，両者がまったく独立したリズムで出現する
心室頻拍(VT)		幅広いQRS波が規則正しく連続して出現
上室性頻拍(PSVT)		規則正しいRR間隔で，狭い幅のQRS波の連続 HR≧160
2：1房室ブロック		P波とQRS波が2：1の割合で出現している
洞不全症候群洞停止		洞徐脈(HR＜50回/分) 洞停止(P波脱落)を4秒以上認める
もし，このような心電図を確認したら		①患者の安全を確保 ②ほかの臨床検査技師を呼ぶ ③主治医をコールする ④看護師に応援を要請する ⑤救急セットの準備をする ⑥除細動器を用意する
もし，患者が意識消失したときや，時間外などで主治医に連絡が取れないときは		緊急コールを使用する

表2.3.4 腹部超音波検査における速報基準の一例

大分類	検査所見より考えられる病態
急性消化管大量出血	出血性消化性潰瘍，食道静脈瘤破裂
急性腹腔内または後腹膜大量出血	肝・膵・脾・腎・血管の損傷または破裂，外妊破裂，腹部大動脈破裂，腫瘍からの出血
急性汎発性腹膜炎	消化管潰瘍穿孔，虫垂穿孔，腸管穿孔，胆道穿孔など
臓器の血行障害	絞扼性イレウス，急性腸管膜血管閉塞症，大動脈分岐部の梗塞症，卵巣のう腫，大網，脾，憩室などの捻転症，小児回腸重積症，S状結腸軸捻転，非観血的に整復されない外ヘルニア嵌屯症
腹腔内または後腹膜臓器の炎症	急性虫垂炎，急性胆のう炎，急性憩室炎，重症膵炎など

③カンファレンスへの参加

心臓あるいは腹部超音波検査においては，検査所見から超音波学的診断がつけられる。医師とともに個々の症例を検討し，超音波学的診断をつけるカンファレンスへの参加はもちろん，術前検討会や病理医も含めた術後診断会などに参加し，個々の技術や知識を向上させることは大切である。

④研修の受入れ

とくに超音波検査は，緊急時には医師自身が実施したい検査の1つであるので，研修を希望する医師は多い。業務の合間，または業務時間外を利用しての研修受入れになるが，やはり積極的に受入れたい。緊急時，的確に超音波を利用できる医師がいることは，患者の安全性向上にもつながり，これも1つの臨床への貢献と考える。また電子カルテ化が進む中，結果の問合わせに臨床検査科を訪れる医師も少なくなってきている現状にある。医師との接点を少しでも多く保つことは，医師の検査に対する意識や要望を聞き取るチャンスが増えることにつながる。

● 3. 看護師との連携（異常値，採血方法や手技）

(1)新人教育からの関与と研修受入れ

検査は，検査の入り口（採血，検体採取，絶食，尿溜めなど）から正しく行われることが重要である。実施した検査そのものは正しく行われていても，前処置や採取方法に不備があると何の意味ももたなくなる。そのため，検査の入り口の多くを担っている看護師の協力を得ることは必要不可欠なことであり，その教育を臨床検査科と看護部門が連携して行っていくことは当然のことである。

新人教育の取組みとして，安全な採血の手技，検査値に影響を及ぼす検体の取扱い，消毒方法，無菌的な操作の意味と実技，生体検査に必要な前処置などについて，各検査部門からレクチャーする。また採血などの実技研修を臨床検査科採血室にて実施したり，心電図の取り方の研修会を開いたりするのも1つの方法である。逆に，臨床検査科の新人は，車いすやストレッチャーの扱い方，患者の移動の仕方，転倒防止方法などについて，看護部からレクチャーを受けることで連携を図れる。

(2)検査値の意味と異常値への対応の仕方

臨床検査科からの緊急を要する異常値報告については，医師と同様に看護師とも約束事を交わしておく必要がある。緊急を要する異常値報告をする際に，主治医が患者のすぐ側にいない場合は，看護師に対応を委ねることもあり，臨床検査科，医師，看護師が同じ認識で動けることは重要であり，あらかじめの取決めは必要である。

● 4. 薬剤師との連携（TDMの実践）

(1)TDMとは

薬剤師との連携が最も必要になるのは，血中薬物濃度を測定している検査部門である。血中薬物濃度の測定は，個々の患者に適した投与設計を行い，適正な薬物療法を行うためのモニタリングに使われる。治療薬物モニタリング（therapeutic drug monitoring；TDM）とは，測定された患者の血中薬物濃度をもとに薬物動態学的な解析を行い，最適な投与量，投与方法を提案することをいう。①薬物体内動態の把握，②医薬品の適正量の投与，③多剤併用の可否，④中毒・副作用の早期発見，⑤ノンコンプライアンス（指示どおりの服薬をしないこと）の確認などを通じて，適正な薬物療法が行えるよう投与計画が立てられる。治療有効域の狭い薬物や，中毒域と有効域が接近し，投与方法・投与量の管理の難しい薬物（ジゴキシン，テオフィリン，シクロスポリンなど）がその対象となっている。

TDMにおいて臨床検査科が押さえておきたいポイントは，薬物の最終投与時間と採血時間を必ず明らかにしておくことである。治療効果を維持するために長期にわたり連用されている抗てんかん薬や循環器用薬などでは，朝の服用前に採血する（トラフ値）。トラフ値は治療効果の指標として用いられることが多いが，トラフ値の採血が困難な場合でも，投与時間と採血時間が明らかであれば，薬物の平均的な代謝のされ方から，おおよそのトラフ値を推定でき，解析することができるためである。検査用の検体を受け取る臨床検査科で，投与時間と採血時間はしっかりと管理し，薬剤部門と連携を図りたい。また採血のタイミングや採血方法については，臨床検査科への問合わせも多いため把握しておくべきである。前述したように，服用前のトラフ値採血が多く採用されているが，薬物の種類によっては2時間値や4時間値が使われることもある。薬剤部門と連携を取り，薬物ごとの最適な採血のタイミングを定めておきたい。

(2) 薬物の測定方法でのポイント

次に薬物の測定方法で押さえておきたいポイントは，目的とする薬物の代謝産物との交差反応（測り込み）がどの程度あるかである。薬物の代謝物は薬理活性をもつ場合ももたない場合もあり，測定法による測り込みの違いは，臨床検査科が情報として把握しておきたい部分である。

最後に，血中薬物濃度測定の結果を最初に目にするのは臨床検査技師である。得られた結果から薬物動態解析するのは薬剤師の役割であるが，その前に正しく得られた検査データであるか，投与計画の見直しは必要かなどは，臨床検査技師が判断したい。薬物動態から考えて奇異なデータの場合は，採血のタイミングの確認や，点滴ラインから採血がないかなどを確認する。また検査結果が中毒域に達していた場合は，次の投与は解析結果が出るまで待つよう即時医師に連絡するなど，薬剤部門とも連携を取り早い対処が望まれる。

Q 検査相談室に寄せられた問合わせについて，担当者が答えられない場合はどうすればよいですか？

A 周りと協力することが重要。

検査相談担当者が，既存のマニュアルや情報データベースを使ってすぐに答えられるものもあるが，特殊な症例などに遭遇するとすぐに答えられないこともある。

そんな場合，一人で抱え込まずにまずは各検査部門の臨床検査技師に集まってもらい，症例を見ながら意見を出し合って問題を解決していく（図2.3.3）。さらに，医師や薬剤師など他職種の協力を得ることもある。文献を収集することに加え，ともに考え，情報を共有することで解決の糸口を探し出していく。

▶**コミュニケーションの重要性**

本書の各章でも取り上げているとおり，チーム医療推進のためには，他職種との連携やコミュニケーションが重要となる。検査相談室内においても，広く意見を集約していくことが問題解決の鍵になることが多い。

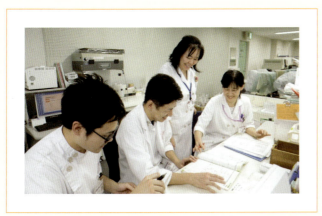

図2.3.3 検査相談室の症例検討風景

［畑中徳子］

📖 **参考文献**

1) 畑中徳子，松尾収二：臨床検査コンサルテーション／診療支援 検査相談室の実際，臨床検査 2009；53(3)：342-344.
2) 染谷洋子，狩野有作：臨床検査コンサルテーション／診療支援 検査相談室の実際，臨床検査 2009；53(3)：315-317.
3) 山城明子，他：検査相談室開設後6年間の報告，医学検査 2014；63(3)：366-372.
4) 松尾収二：診療支援としてのコンサルテーションサービス，検査と技術 1998；26(10)：910-913.

2.4 患者への直接支援

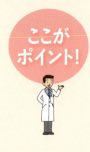

ここがポイント！

- 厚生労働省医政局通知により，採血，検査説明に対し臨床検査技師の関与が十分ではないことが指摘された。
- 高度・専門化および多忙化する診療の現場において，患者に対し臨床検査について十分な説明を行う余裕はなく，臨床検査のことは専門職種に任せたいとする潜在的な要求があるはずである。
- 患者へ検査結果報告書の基本的な見方や基準値，基準範囲の考え方，各検査項目の意味などをわかりやすく説明することにより，医療提供に対する患者満足度が向上すると考えられる。
- 平成26年度から，日本臨床衛生検査技師会により「検査説明・相談」業務に対し組織的な取組みが開始された。
- 検査説明を行うにあたっては，施設，臨床側との事前の調整が必要である。

2.4.1 検査説明

● 1. なぜ検査説明が必要なのか？

平成19年12月28日付の厚生労働省医政局長通知「医師及び医療関係職と事務職員等との間等での役割分担の推進について」（医政発第1228001号）の中で，「良質な医療を継続的に提供していくためには，各医療機関に勤務する医師，看護師等の医療関係職，事務職員等が互いに過重な負担がかからないよう，医師法（昭和23年法律第201号）等の医療関係法令により各職種に認められている業務範囲の中で，各医療機関の実情に応じて，関係職種間で適切に役割分担を図り，業務を行っていくことが重要である」とされた。

臨床検査技師については，個々の医療機関の状況に応じて医療関係職の能力を踏まえた適切な業務分担を行い，医療機関内外での能力の研鑽に励むことが望まれるとのくだりの中で，「採血，検査説明については，保健師助産師看護師法及び臨床検査技師等に関する法律（昭和33年法律第76号）に基づき，医師等の指示の下に看護職員及び臨床検査技師が行うことができることとされているが，医師や看護職員のみで行っている実態があると指摘されている」と，適切に業務分担がなされていないことが指摘されている。

日本臨床衛生検査技師会が会員を対象に実施した「平成25年度組織実態調査」においては，チーム医療の実践に関する質問項目に対し，「検査相談あるいは検査結果説明を実践している」と回答した割合は22%であり，臨床検査技師の関わりが十分でないことがうかがわれた。前述の通知発出以降，指摘事項を是正するため組織的で広域的な活動がなされなかったことは，反省すべき点である。

● 2. チーム医療推進の必要性と効果

近年の医療技術の進歩により，遺伝子検査をはじめとする特殊な検査項目がますます増加している中，医師・看護師は専門性の細分化，拡大などにより多忙となり，日々進歩する臨床検査の専門的知識や情報を入手する余裕はなくなっている。また，多忙な診療の現場では患者に対し十分な検査説明は難しく，臨床検査のことは専門職種に任せたいとする潜在的な要求があると考える。一方，患者の視点では外来迅速検体検査加算算定の関係上，外来診療において検査結果報告書を受け取る機会が増えている。医師から「血液検査や尿検査ではとくに問題ないですよ」と説明があっても，検査結果報告書の"LやH"，"赤や青の文字"に不安を覚える場合もあると推察される。検査結果報告書の基本的な見方や基準値，基準範囲の考え方，各検査項目の意味するところなどの情報を医療側がわかりやすく提供することにより，それらの不安を解消できるはずである。

患者教育において，エンパワーメント（empowerment）という言葉が医療の中で用いられている。エンパワーメントは「力をつけさせること」と訳されるが，医療においては，患者に対し環境の整備や知識・技術などを提供することにより行動変容が起こり，自己治癒力が高まることを意味している。臨床検査情報は病状を客観的に示す情報であり，臨床検査技師が多岐にわたる検査項目についてわかりやすい説明を行うことにより，患者自身が検査データの意味を知り，病気を理解して，病気に立ち向かうための自己目的の設定へとつながっていくことが期待される。

また、平成26年6月、「地域における医療及び介護の総合的な確保を推進するための関係法律の整備等に関する法律」により「臨床検査技師等に関する法律」の一部改正が成立し、平成27年4月から、臨床検査技師が診療の補助として採血に加え、鼻腔・咽頭、体表、肛門周囲からの検体採取の一部を行うことが認められた。検体採取時には検査の目的や採取方法などについて、患者への十分な説明と同意取得が大切であり、検査説明は臨床検査技師に不可欠なスキルであることは間違いないと考える。

3. 検査説明・相談に対する日本臨床衛生検査技師会の取組み

日本臨床衛生検査技師会においては、平成24年度に発足したチーム医療推進検討委員会からの「チーム医療推進に関する答申書」を受け、チーム医療に関する最優先課題として、検査説明・相談ができる臨床検査技師の育成をあげ取組みを開始した。平成26年度から3カ年計画で、会員の1割の受講を目指し、全国47都道府県において「検査説明・相談ができる臨床検査技師育成講習会」が計画・実践された。

一般的に検査説明は、医師やメディカルスタッフを対象とするものと、患者を対象にするものに大別されるが、この講習会は後者を対象として標準カリキュラムが組まれた（図2.4.1）。カリキュラムは患者心理、接遇の基本、検査説明・相談の実例紹介、R-CPC（reversed-clinicopathological conference）、検査説明・相談の模擬演習など、検査説明・相談に必要となる基本的な手法を習得する内容となっている。臨床の現場では、採血や生理機能検査などで日常的に検査説明が行われているが、これまでは自己流あるいは職場独自の手法による対応となっている場合が多く、それらをレベルアップし標準化の契機とすることが講習会の目的の1つとされている。

4. 患者への検査説明の範囲と制限

医療現場における、患者に対する臨床検査に関連する情報提供としては、表2.4.1に示す項目が考えられる。①～⑤においては臨床検査について専門的な教育を受け、検査実務に携わっている臨床検査技師が得意とする領域であり、患者からの質問に対しては十分に対応できる範囲と考える。実際の現場においても採血や生理機能検査を実施する際に日常的に行われているはずであり、臨床検査技師が積極的に参画すべき領域である。

一方で⑦の総合的な疾病の診断については、臨床検査所見に加え画像診断所見、理学所見などを総合し疾病を診断する絶対的医行為であり、臨床検査技師が関わることのできない範囲となる。

⑥の個々の検査結果に対する所見についての説明においては、慎重な対応が必要となる。施設あるいは主治医の検査説明に対する理解の度合い、初診患者なのか慢性疾患患者なのか、患者自身の病気に対する認識などさまざまな状況を考慮する必要がある。その中でも、患者診療に最終的な責任をもつ医師の理解は不可欠であり、事前に十分に調整しコンセンサスを得たうえで実施しなければ、思わぬトラブルに発展する場合がある。医師からの説明と臨床検査技師からの説明に乖離があった場合には診療に支障をきたすことや、患者が病院に対し不信感を抱く可能性がある。しかし法的には検査結果に対する所見の説明が禁じられて

表2.4.1 臨床検査に関連する情報提供

①検査の目的について
②検体の採取・検査の手順について
③基準値、基準範囲の考え方について
④結果の見方について
⑤検査項目の意味・解釈について
⑥個々の検査結果に対する所見について
⑦総合的な疾病の診断について

研修日程		(15分)	(30分)	(30分)	(30分)	(60分)	(90分)	(165分)
1日目	開講式	挨拶 開催地技師会長	臨床検査技師が検査説明・相談に取り組む意義 講師：日臨技会長	臨床検査技師の検査説明・相談に期待するもの〜病院管理者の立場から〜 講師：日本病院会または地区の医師	看護師の患者接遇 講師：看護協会	実践から学ぶ実例紹介 講師：臨床検査技師	患者心理 <初級レベル> 講師：○○	接遇の基本 ロールプレイ 講師：企業

研修日程	(150分)	(105分)	(90分)	
2日目	検査説明の実際 <初級レベル> 講師：地区の臨床検査専門医または内科医師	R-CPC <初級レベル> 講師：地区の臨床検査専門医または内科医師	検査説明・相談の模擬演習 講師：経験を有する地区の臨床検査技師	閉講式

図2.4.1 平成26年度日臨技、都道府県技師会主催「検査説明・相談ができる臨床検査技師育成講習会」標準カリキュラムから

いるわけではなく，糖尿病患者の指導を例にあげれば，血糖値やHbA1cの結果をもとに血糖値コントロールの状況を臨床検査技師が直接患者に説明している施設も見られる。そのような施設では，医師の了解のもとに検査説明について医師と臨床検査技師の役割分担が明確にされている。

いずれにしても，検査説明を業務として行う場合には施設，医師との事前の調整を十分に行うことが肝要である。合意のうえ，医師などの指示を受けた範囲から実践して実績を積み，臨床側からの信頼を高めることにより，臨床検査技師による，より踏み込んだ検査説明の機会を獲得することができるものと考える。そのためにも臨床検査技師は検査説明能力を高めるために，解剖学や生理学などの基礎知識の再確認をはじめとして，検査結果の読み方や患者心理，接遇などについて理解を深めなければならない。また画像診断学，薬理学，栄養学などについての基本的な知識を習得しておくことにより，多角的な視点からの検査説明の実施が可能となる。

5. まとめ

検査説明において臨床検査技師が積極的に関与することにより，医師の負担軽減，患者の満足度の向上に寄与しチーム医療に貢献することができると考える。患者との接点が少ない臨床検査技師にとって，検査説明を行うことにより患者の不安や心情などを直に感じ，日々提供する検査結果の重要性を再認識することができる場合もある。

チーム医療において患者に対する検査説明は，われわれ臨床検査技師の専門性が活かされる場であり，積極的に参画すべきである。それぞれの臨床検査技師が，所属する施設の状況に応じた検査説明の実施体制を構築・実践し，診療支援につなげ臨床検査技師の存在価値をさらに高めていくことが求められる。

Q 臨床検査技師が患者に対し検査の説明を行ってもよいのですか？

A 厚生労働省医政局長通知に明記されている。

平成19年12月28日付医政発第1228001号 厚生労働省医政局長通知「医師及び医療関係職と事務職員等との間等での役割分担の推進について」の中で，「採血，検査説明については，保健師助産師看護師法及び臨床検査技師等に関する法律（昭和33年法律第76号）に基づき，医師等の指示の下に看護職員及び臨床検査技師が行うことができることとされている」と記載されている。

Q 臨床検査技師ができる検査説明の範囲は？

A 検査目的や実施の注意点，検査結果の見方など。

臨床検査結果にもとづく個々の患者の診断は絶対的医行為であり，医師・歯科医師以外行ってはならない。医師，歯科医師の指示のもとに依頼された検査については，検査目的や実施の際の注意点および検査結果の見方などについて，説明を行うことができる。

▶**積極的な取組みを**

本文でも記述したとおり，平成26年度から日本臨床衛生検査技師会（日臨技）と都道府県技師会にて「検査説明・相談ができる臨床検査技師育成講習会」が行われている。チーム医療推進のために，臨床検査技師が積極的に取組みを進めなければならない課題である。

▶**参考情報**

患者への検査説明に際しては，患者背景に配慮したコミュニケーションや，短い時間で検査の意義や重要性を伝えることが必要になる。詳細は本書の7.1「検査説明の実際」参照。

[丸田秀夫]

参考文献

丸田秀夫：検査説明・相談ができる臨床検査技師育成について，検査と技術 2014：42(12)：1334-1335.
丸田秀夫：検査説明・相談ができる臨床検査技師の育成―現状と課題を中心に，MEDICAL TECHNOLOGY 2014：42(12)：1245-1249.

2.5 病院(施設)運営組織への参画

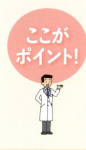

ここがポイント!

- 各種委員会に参画する臨床検査技師には,以下のことが要求,または期待される。
  ① 臨床検査技師としての専門知識
  ② 臨床検査の視点で考える能力
  ③ 医療職として委員会または組織全体を俯瞰的な視野でとらえる能力
  ④ 安全で安心な医療を実現するために何が必要なのかを考える能力
  ⑤ 組織または委員会の目標を具現化していく行動力

2.5.1 POCT運営委員会における役割

1. POCT誕生の背景とその定義

　臨床検査の歴史は目視,臭気など五感による検査が主体であった時代から,さまざまな方法,試薬,装置が開発され,検体や検査項目の増加,そして業務効率が重視され臨床検査室は中央化してきた。中央化された臨床検査室は,より迅速に効率よく,正確さを保証した結果を提供できる検査室として進歩してきた。

　しかし,現在の医療における臨床検査には,中央化された臨床検査室だけでは応えることができない要求もある。その1つが診療現場でのリアルタイム検査である。迅速性やturn around time (TAT) 短縮を目的に診療現場で臨床検査を実施し,迅速にデータを提供するのである。その結果は患者の症状や病歴,身体所見などとともに医師が迅速に診断する材料となり,また不要な検査を減らし患者にとっての苦痛軽減やquality of life (QOL) 向上につながり,ひいては医療費の削減にも寄与すると思われる。

　この要求に応えるべく進歩してきた臨床検査ツールがPOCT (point of care testing) である。この考え方は,1980年代に米国にて導入され,当時はBedside Testing, Near Patient Test, Rapid Response Test, On Site Testなどとよばれていたが,1990年代に入りPOCTに呼称が統一されるようになった。

　一方,わが国でも2002年11月に日本臨床検査自動化学会において「POC推進委員会」が立ち上げられ,2004年にPOCTガイドライン初版が発刊され,このガイドライン[1]は2006年2月にISO 22870,「Point-of-care-testing (POCT) ―Requirement of quality and competence.」のbibliographyに登録されている。

　ガイドラインでは,POCTは「臨床現場即時検査」との和名を提唱し,その定義を「POCT (Point of care testing) とは,被験者の傍らで医療従事者が行う検査であり,検査時間の短縮および被験者が検査を身近に感ずるという利点を活かし,迅速かつ適切な診療・看護,疾病の予防,健康増進等に寄与し,ひいては医療の質,被験者のQOL (Quality of life) 及び満足度の向上に資する検査である」としている[1]。また,補足として,「小型で容易に持ち運べる簡便な機器・試薬をいうのではなく,あくまでも仕組み (システム) を示す」と論じている。

　この概念を,臨床検査を管理・運営する立場から考えた場合,図2.5.1のような概念となる。つまり,POCTとは臨床検査の1つのツールであり,医療従事者であれば誰でも測定者になり得る。しかし臨床検査である以上,当然ながら臨床検査技師がその管理運営に携わり,検体採取から分析,機器・試薬管理,結果の記録を運用し,システムとして機能させてはじめてPOCTといえる。よって,POCTとして使用される装置や試薬はPOCT対応装置やPOCT対応試薬と表現される。

　現在利用されているPOCT対応可能検査項目の一覧を表2.5.1に示した。ガイドラインでも検査の範疇は定義されていないように,POCTは検体検査にとどまらず,心電図などの生理検査も定義を満たせばPOCTと考えてよい。ただし,患者自身がself monitoringに使用する血糖自己測定やスポーツ関連施設など,医療従事者が関与しない検査はPOCTとはいえない。また,尿試験紙や妊娠判定用試薬など,OTC (over the counter) とよばれ薬局で入手し被験者自らが実施する検査もPOCTではない。最近ではコンビニエンスストアやインターネットを介し,検査キッ

2章 チーム医療のいろいろ

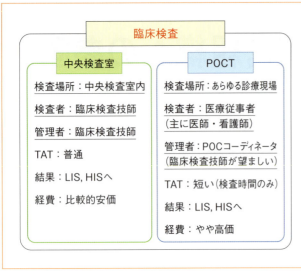

図2.5.1 臨床検査室とPOCTの関係と特徴
TAT：検査所要時間；turn around time
LIS：臨床検査情報システム；laboratory information system
HIS：病院情報システム；hospital information system

トを個人が入手し，郵送や宅配便で送付して結果を受け取る郵送検診などもあるが，同様にPOCTの範疇ではない。

● 2. POCTを運用するうえでの注意点

POCTは血液を材料に用いる場合でも，遠心分離し血清や血漿を得る前処置を行うことなく，全血を直接検査に用いることができる装置や試薬が多い。また，小型で軽量な装置も多く携帯性に優れる装置が多い。そのためどこにでも持ち運べること，操作が容易なことなどから診療現場でも検査可能で，場所を選ばず迅速に検査を実施できる利点がある。しかし，全血を検査に用いる場合はヘマトクリットや血液凝固，その他の共存物質の影響を受けやすい。また，どこにでも持ち運べるとはいえ医療器具であるため，その環境因子（室温や装置の水平性など）の影響も受けるなど，利点と欠点を熟知したうえで検査しなければならな

表2.5.1 POCT対応可能検査項目例

末梢血一般検査	尿一般定性	破水診断	薬物
CBC，CBC+CRP	pH，蛋白，糖，ケトン，Bil，潜血など	AFP	血中テオフィリン濃度
血液ガス+生化学	感染症	IGFBP-1	フェンシクリジン類
pH, pCO2, pO2, Hb, Na, K, Cl, CRE, GLU	A型インフルエンザウイルス抗原	糖尿病	コカイン系麻薬
生化学	B型インフルエンザウイルス抗原	血糖	覚せい剤
CRP	B型肝炎ウイルス抗原	HbA1c	大麻
CHO	B型肝炎ウイルス抗体	ホルモン・マーカ	モルヒネ系麻薬
TG	HAV抗体	TSH	バルビツール酸類
GLU	HBe抗原	FT4	ベンゾジアゼピン類
HDL-CHO	HBe抗体	FT3	三環系抗うつ剤
3-ヒドロキシ酪酸	HBs抗原	T4	ジゴキシン
BUN	HBs抗体	T3	アレルギー
T-Bil	HCV抗体	hCG	総IgE
Ca	RSウイルス抗原	LH	抗ヤケヒョウヒダニIgE抗体
TP	アデノウイルス抗原	FSH	抗スギ花粉IgE抗体
Alb	ノロウイルス抗原検出キット	E2	抗ネコ上皮IgE抗体
AST	麻疹抗体	PRL	特異的IgE（卵白，牛乳，小麦）
ALT	ムンプスウイルス抗体	PRG	
LD	ロタウイルス抗原	コルチゾール	凝固
CK	水痘・帯状疱疹ウイルス抗体	テストステロン	PT
AMY	サイトメガロウイルス抗体	フェリチン	PT-INR
γ-GTP	ヒト免疫不全症ウイルス抗体	AFP	APTT
ALP	風疹抗体	CEA	Dダイマー
CRE	TP抗体	T-PSA	vWF
FRA	アスペルギルス抗原	乳頭分泌液中CEA精密測定	Fib
P	カンジダ抗原	尿中NMP22	TB
Mg	クリプトコックス・ネオフォルマンス抗原	膀胱基底膜由来蛋白断片複合体（BTA）	HPT
Na	A群溶血連鎖球菌抗原	尿中hCG	血漿中アンチトロンビンⅢ
K	クロストリジウム・ディフィシル抗原	尿中エストロゲン	血小板凝集能
Cl	結核菌群特異抗原MPB64	尿中LH	TAT
ハプトグロビン	大腸菌O157抗原		血清中FDP
α1アシドグリコプロテイン	尿中肺炎球菌莢膜抗原	心筋マーカー	血中PIVKA-Ⅱ
β2-m	尿中レジオネラ抗原	ミオグロビン	生体検査
新生児血液中総ビリルビン	髄膜炎起因菌	トロポニンI	心電図
アンモニア	ヘリコバクターピロリ	BNP	超音波
体液の浸透圧（浸透圧比）	ヘリコバクターピロリ抗体	心筋トロポニンT	膀胱内尿量測定
子宮頸管粘液中顆粒球エラスターゼ	マイコプラズマ抗体	NT-proBNP	
抗ガラクトース欠損IgG抗体	クラミジア抗原	ヒト心臓由来脂肪酸結合蛋白	
尿中微量アルブミン	トキソプラズマ抗体	ANP	
尿中アルブミン	尿中のカタラーゼ	便	
尿中クレアチニン	抗体様物質 レアギン	ヘモグロビン	
	プロカルシトニン	ヘモグロビン／トランスフェリン	

い。心電図や超音波検査のように，結果がすぐに見える検査がより緊急性の求められる現場で実施された際に，結果が記録されることなく，場合によっては患者の識別すら記録されずに結果が放置されることがある。

POCTは比較的操作が容易であるがために，誰もが簡単に，少ない操作で実施できる検査と受け取られがちである。しかし，POCTは臨床検査の1つのツールであり，システムとして運用されるべき検査法であるため，患者識別，検査の実施，そして検査結果が検査システムや病院システムにきちんと記録保存管理されることが必要である。

3. POCコーディネータの役割

ガイドラインでは，POCTの管理運営者としてPOCコーディネータ（point of care coordinator；POCC）が必要であるとしている。POCCの主な業務を表2.5.2に示した。POCCの業務は大きく分けて，装置・試薬の管理と，測定実施者への教育・トレーニングである。

表2.5.2　POCCの業務一覧

- 操作マニュアルやトレーニング事項の作成と記録
- 機器・試薬の添付書等の書類の管理
- 各部門における責任者の把握
- 測定（臨床）現場での操作手順を確立
- 測定（臨床）現場と検査室の連絡
- 使用者への教育

（日本臨床検査自動化学会誌　POCTガイドライン第3版，P44，表7より）

4. 装置・試薬の管理およびデータ管理

装置や試薬の管理運営は，中央化された臨床検査室と同様のメンテナンスや精度管理など，日々の管理も必要である。簡便さだけが独り歩きすることのないように，POCCが運用管理を実施することが肝要である。また，中央検査室とのデータ互換性を継続的に確認することも重要である。測定者は医療従事者とはいえ臨床検査について教育を受けたものは少なく，精密分析計とPOCT対応装置から出力される結果の正確さや精密さは同一のものと考えるのが普通である。よって，POCT機器においても精度管理は臨床検査結果である限り必要不可欠である。疑問を感じたとき，データに乖離が生じたとき，装置に不調が生じたときなどには，迅速に対応するとともにシステム化が必要である。

また，POCCは将来を見据えた新規運用案の作成，施設内全体を見据えた運用方法の確立など多職種との連携も重要である。使用者が臨床検査技師以外となることが多いPOCTであるからといって，臨床検査室の運用方法を当てはめればその性能が保証できるというものでは決してない。

臨床検査室が考え，実行してきた運用方法を強要することなく，その使用者の環境に合わせ，POCTのもつ有効性をより高める運用ができるように努める。ただし，これにはPOCCが単独で役割を担うには限界があり，多職種からなるPOCT運営委員会を設置したうえで，POCCが中心的役割を果たすことになる。

5. 教育とトレーニング

使用者への教育とトレーニングは重要であり，POCTの導入初期教育だけでは不十分で，継続した教育やピットホールの提供，定期的な勉強会などが必要である。

表2.5.3に，POCTを使用するうえでの教育に関するポイントを示す。臨床検査技師であれば当然と考えがちな事項をあえて明確にし，教育やトレーニングに取り入れることが必要である。教育やトレーニングの際に，操作が簡単，容易であることを強調するのではなく，誤りにつながる使用方法を明らかにし，POCTの有用性を説明するようにする。また，診療の現場にはPOCTが必要と考える人もいれば，新たに加えられた業務に対し不安や不満をもつ人もいる。

現場が困ったときに電話対応で済ますのではなく，すぐに現場に駆けつけ対応することで，誤りの原因や要因，今後への方策が明らかになることも多い。なにより使用現場へ安心感を与えることができる。これがPOCCの最たる業務である。

6. 院内検査機器・試薬の把握と管理

現在の医療関連施設（病院）は機能が分化され，診療科や研究室，部門が独自の発想をもって管理運営されることも多い。また，POCTは診療や看護の現場での臨床検査で

表2.5.3　POCT使用者教育に抜け落ちがちな要点

項目	詳細
患者識別	患者IDや氏名，性別の管理，多数検査時の取り違え防止方法の工夫
発症時間と感度	感染症検査における適正な検体採取時期
検体採取用具	取り決められた採取器具の遵守，綿棒，採血器具の使い分け
検体採取	採取技術と測定感度との関係
共存物質	検体溶血や混入物による偽陰性・陽性
試料抽出	抽出技術と測定感度との関係
適正検体量	精度・正確度・感度との関係の整理
試薬の適正使用	反応停止液などの必要性と結果に及ぼす影響
反応時間	反応時間（判定までの時間）の遵守とその方法の工夫
判定基準	目視判定時の目合わせ
結果の記録	結果記載シートの準備やカルテへの記載，システムオンライン
検査室への報告	LIS，HISへの結果の反映や追加検査の実施
コスト請求	コスト請求の方法
感染リスク	感染自己防衛の取組み
廃棄	適正な廃棄方法

あり，病院の検査室や衛生検査所以外で実施されるすべての臨床検査を包含するものであるため，検査室が把握できていないPOCTの運用件数はかなりの数になると予想される。しかし，POCTはシステムである以上，管理運用する必要がある。

そのためには，POCT運営委員会の設立が必要である。検査部門やPOCCのほかに，医師や看護師，臨床工学技士，事務部門などの関連部門と連携を図り，適切な運用方法を確立・管理する。医療施設にはすでに医療機器安全管理委員会が設置されているので，連携を図りながらPOCT運営委員会を運営するべきである。

● 7. POCTの実施状況の調査

施設内で実施されているPOCTの調査を実施する。分析装置などを伴う場合は把握しやすい。しかし，イムノクロマト法を原理としたPOCT対応試薬は迅速性と簡便性を兼ね備え，多種多様な試薬も開発されていることから使用用途は広く，同様に尿試験紙の使用頻度も高い。医療施設の物品，試薬納入部門などの協力を得て調査するとよい。

● 8. POCT対応装置・試薬の管理

POCT対応装置はメンテナンスフリーであることが多いが，まったくメンテナンスが不要ということはない。試料による汚染や，誤った使用方法が継続して行われることもある。検体検査においても，尿試験紙を胃液や便中の潜血検査に使用するといった誤った使用例もある。また，POCTを使用する部門が多岐にわたる場合も多く，責任の所在があいまいになりがちである。そこで，個々に管理方法を設定させるのではなく，POCT運営委員会が施設として統一した管理方法を設定することが重要になる。

［嶋田昌司］

2.5.2 治験審査委員会における役割

● 1. 治験審査委員会とは

治験を実施するにあたり，実施医療機関の長は治験を行うことの適否，治験に関する調査審議を適切な治験審査委員会 (institutional review board；IRB) に行わせなければならない。IRBは独立した第三者的立場から，被験者（治験に参加する患者）の「人権」，「安全性」，「福祉」が確保されたうえで，「医薬品の候補」のもつ効果を科学的に調べられる計画になっているか，治験を行う医師は適切か，被験者に治験の内容を正しく説明するようになっているかなどを審査する組織である。また，治験中に起こった有害事象報告に対しては，治験継続の可否についても含め審議される。

治験審査委員会メンバーの構成要件は「医薬品の臨床試験の実施の基準に関する省令」(good clinical practice；GCP) により以下のように定められている[2]。

「治験審査委員会は，治験について倫理的，科学的及び医学的・薬学的観点から審議及び評価するのに必要な資格及び経験を，委員会全体として保持できる適切な数の委員により構成するものとし，次に掲げる要件をすべて満たしていなければならない。
①治験について倫理的及び科学的観点から十分に審議を行うことができること。
②5名以上の委員からなること。
③委員のうち，医学，歯学，薬学その他の医療又は臨床試験に関する専門的知識を有する者以外の者（次号及び第五号の規定により委員に加えられている者を除く。）が加えられていること。
④委員のうち，実施医療機関と利害関係を有しない者が加えられていること。
⑤委員のうち，治験審査委員会の設置者と利害関係を有しない者が加えられていること。」(GCP第28条第1項)

また，審議採決には過半数（ただし最低でも5名以上）の委員の出席が規定されている。

● 2. 臨床研究，臨床試験，治験とは

発熱や腹痛などで病院に行くと，それらの症状を改善するための医薬品が処方され，その医薬品の効果を信じて服用している人が大半であろう。

このように，信頼できる医薬品を服用できるのは，安全であることが保証され，その製造プロセスも確立されているからこそだといえる。

法律で定められた手順に従い，科学的に信頼できるデータをもとに，安全かつ有効な医薬品が創られているのである。これらは医療機器に関しても同様で，国内で製造販売承認されていない医薬品や医療機器は，一部を除いて「治験」を行うことが必須とされている。この「治験」は，人を対象としたすべての研究である「臨床研究」の一部に含まれる。臨床研究，臨床試験，治験は混同して使われることが多いため，これらの関係をわかりやすくするために図2.5.2に示す。

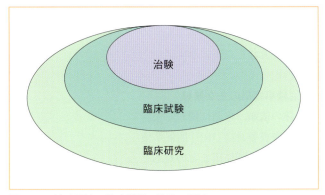

図2.5.2 臨床研究，臨床試験，治験の関係

人または人の試料を用いた研究すべてを統括して臨床研究としている。臨床研究の中で，臨床試験は介入を伴う方法で行う研究を示しており，治験以外の臨床研究は厚生労働省告示の「臨床研究に関する倫理指針」に従うこととなっている。治験は，医薬品や医療機器の製造販売承認を厚生労働省から得ることを目的として行われる試験を指し，GCPとよばれる厚生労働省令の規定に従って厳密に規制されている。

このように，日本では臨床研究が二重の構造になっている。臨床研究は，実施するにあたってすべての人が守らなければならない要件事項が記載された実施計画書（プロトコール）に従わなければならない。このプロトコールは，被験者の人権保護，安全の保持，試験の質や信頼性を確保できるように周到な計画が必要とされる。

(1) 臨床研究

「臨床研究に関する倫理指針」において臨床研究の定義は，「医療における疾病の予防方法，診断方法及び治療方法の改善，疾病原因及び病態の理解並びに患者の生活の質の向上を目的として実施される医学系研究であって，人を対象とするものをいう」とされている[3]。さらに研究は絶えず再検証されなければならず，最終的に医療の向上はこの臨床研究に依存している。研究に参加した人の尊厳および人権を守ることが最優先され，同時に研究者に対しても円滑に研究ができるように，この指針に従って研究が行われることが定められている。

(2) 臨床試験

臨床研究の中で，通常の診療を超えた医療行為であって研究目的で実施するものを介入（予防，診断のための介入を含めない）といい，この介入がどのように影響するのかを明らかにするために行う前向き研究が臨床試験である。すでに市販されている医薬品や，医療機器が用いられる。

(3) 治験

医薬品，医療機器の承認申請の際に提出すべき資料の収集のために行われる試験を治験という。GCP第1条に，被験者の人権の保護，安全の保持および福祉の向上を図り，治験の科学的な質および成績の信頼性を確保するために遵守すべき事項が定められている。

GCPは，人を対象とする医学研究の倫理的原則であるヘルシンキ宣言が倫理的ベースになっており，治験に関与するすべての担当者が守るべきルールが決められている。医薬品は，成分となる物質の発見から実験室内での実験を経て，動物を使った非臨床試験，ヒトを対象とした臨床試験の後，審査，承認後製造販売される。1つの新薬開発には，10～18年の期間と150～200億円の開発費が必要といわれている[7]。医薬品が販売されるまでのプロセスを図2.5.3に示す。

通常，医薬品の治験は次に示すステップで進められる。

① 第Ⅰ相試験
少数の健常人を対象に薬剤を投与し，安全性や薬物の体内動態に重点をおいて確認する。

② 第Ⅱ相試験
少数の患者を対象として，投与量・投与方法の違いによる効果の確認を行う。

③ 第Ⅲ相試験
多くの患者に薬剤を投与し，第Ⅱ相試験で決定した投与方法の有効性，安全性を再評価する。

ここまでのデータや臨床成績を厚生労働省が審査し，承認されれば「新薬」として製造・販売できる。

治験でよく用いられる研究手法にランダム化比較試験（randomized controlled trial；RCT）がある。グループごとの比較を行う場合，どのグループに割付けるか決定する方法の1つで，評価のバイアスを減らし客観的な治療効果評価を目的として用いられる。割付後，どちらの治療を受けるのか知ることによる影響を受けないために「盲検化」が行われることがある。被験者や，治験スタッフが誰も割付グループを知らない二重盲検試験（double blind test；

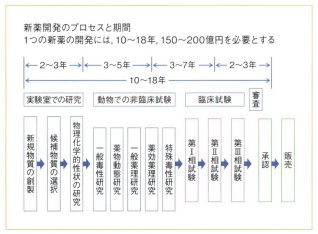

図2.5.3 医薬品が販売されるまで

DBT），被験者のみが知らない単盲検試験（single blind test；SBT），盲検化が行われないオープン試験がある。

MEMO

第Ⅳ相試験
　第Ⅳ相試験は製造販売後臨床試験で，実臨床において治験では得られなかった副作用についても追跡調査を行う。

プラセボ
　対照群に，「プラセボ」という治験薬と外見はまったく同じであるが，有効成分を含まず，治療効果のない薬を用いることがある。薬を飲んだという心理的効果による有効性を「プラセボ効果」といい，真の薬剤効果を公正に判断するために使用される。

● 3. 臨床研究コーディネーターの役割

　臨床研究コーディネーター（clinical research coordinator；CRC）は，新GCPが制定された1998年に新しい職種「治験協力者」として誕生した。この省令において「治験協力者」とは，実施医療機関において，治験責任医師または治験分担医師の指導のもとに治験に係る業務に協力する薬剤師，看護師その他の医療関係者と定義されている。

　新GCPに沿った厳格な治験を実施するために，多忙な医師を助け治験全体をコーディネートする専門のスタッフが必要とされ，このようにして生まれた「治験協力者」は「治験コーディネーター」とよばれた。しかし治験コーディネーターの治験以外の臨床研究支援により，臨床研究の科学性・倫理性・信頼性を確保し，試験の質をより向上させ，治験コーディネーターの存在価値が大きくなった。治験コーディネーターは図2.5.2で示した治験領域のみでなく，さらに広い範囲の臨床研究支援を行う「臨床研究コーディネーター」としての役割を担いつつある。CRCは被験者，医療スタッフ，試験依頼者など多くの職種とよりよいコミュニケーションを取りながら，新たな治療方法をより早く患者に届けるために臨床研究に取り組んでいる。

MEMO

新GCPとは
　これまでのGCPを整備し，治験を実施する医療機関および治験を担当する者に対してその遵守を義務づけることとなった。その中で治験コーディネーターの育成・確保が提言された。

● 4. 治験の流れ

治験の流れを以下に示す。

(1) 治験事務局の主な業務
- 治験の依頼，申請に関わる業務
- 治験審査委員会（IRB）開催準備
- 有害事象，副作用などの対応
- 変更，中止，中断などへの対応
- 記録の保存
- 治験終了時業務

(2) チームとしてのCRCの主な役割

①治験開始準備
- スタートアップミーティングへの参加
- 治験担当医師，治験関連スタッフ，CRC各業務分担を検討
- 治験関連スタッフへの説明会開催
- 院内における関連部門との打ち合わせ

　事前に関連スタッフとの打ち合わせをすることにより病院全体での治験実施体制を整え，各部門からの専門的な意見を取り入れ，質の高い治験を実施することが可能となる。

②治験実施中の業務
- 各部門との連絡調整
- インフォームド・コンセントの補助
- 治験スケジュールの管理
- 被験者との相談窓口
- 有害事象への対応
- 治験薬，治験機器の管理
- 治験依頼者との対応

　施設内の各部門との調整を行い，治験が治験実施計画書どおりスムーズに行われるよう必要に応じて対応を行う。

　被験者へのインフォームド・コンセントは，医師の補足説明として説明文書を使用し，GCPで決められている項目すべてについてわかりやすい言葉を用いて説明する。また，被験者の同意に影響を与えると思われる情報もすべて提供する。説明中は被験者が十分理解できたかを確認しながら，被験者自身が意見を述べることができる雰囲気を作ることが大切である。

　すべての説明が終了した後，被験者の自由意思により文書同意を得る。治験期間中は被験者の来院時に面談を行い，有害事象についての問診，質問，不安などの訴えに対応し，被験者との信頼関係を築く。問診，あるいは被験者，他院からの連絡により，有害事象発現や検査結果に異常があった場合には，担当医師に報告し指示を仰ぐ。死亡，入院などの重篤な有害事象が発生した際には，治験担当医師に速

報作成を依頼し，治験依頼者と病院長へ報告する。その後の経過，治療内容については重篤な有害事象報告書にて，治験依頼者，病院長へ報告し，IRBにて治験の継続についての審査が行われる。治験薬の管理，未服薬の回収もCRCの業務である。

③症例報告書関連
・症例報告書（case report form；CRF）の作成
・モニタリング，監査への対応

医師の医学的判断を伴わない症例報告書への原資料（症例報告書の元となる文書，データおよび記録）からの転記はCRCの業務である。モニタリングは，モニターによるカルテなど原資料の直接閲覧（source data verification；SDV）により，実施中の治験を品質管理するためのものである。SDVにより発見された不整合は，データマネジメント部門から照会事項（クエリ）が発行され，医師，CRCが回答する。

監査は，実施された治験の品質を保証するものである。症例報告書のみでなく，保存が義務づけられている治験関連資料も対象となる。

④治験費用関連
・被験者負担軽減費の支払い手続き
・企業負担分請求

治験実施中の被験者には，一度の来院ごとに，病院ごとに決められている方法にて被験者負担軽減費が支払われることとなっており，被験者への支払い手続きはCRCが行う。また，治験中の保険は保険外併用療養費制度が適用されるため，治験概要を提出することにより治験依頼者へ企業負担分の請求を行う必要がある。

［牧田典子］

2.5.3 感染管理対策委員会への参画とその意義

1. 感染管理対策委員会の役割

感染管理の目標は，「患者と職員を感染から守ること」である。その過程に「医療スタッフを含め，限られた医療資源の有効的利用」があり，結果として「良質な医療の提供」が得られる。この目標を実現させるためには，効率的かつ機能的な組織を作る必要がある。感染管理に必要な組織とは，各部門の管理者から構成される諮問委員会としての感染管理対策委員会（infection control committee；ICC）と，実際に感染対策を実施する実働部隊としての感染制御チーム（infection control team；ICT）である。ICCは病院全体として感染対策の組織化を進めていくうえではその中心的な役割を担う（表2.5.4）。小規模の医療施設ではICCがICTを兼ねている場合もあるが，役割を分けて感染対策を遂行する方が効果的である[8,9]。

2. ICCの構成

ICCは院内感染管理に対する最終的な意思決定機関で，病院長などの施設管理者に対して院内感染に関するリスク管理の重要性をアピールするとともに，感染対策の立案や問題提起，予算有効活用の助言，職員の感染対策に関する教育，ICTへの支援ならびに助言などについて討議，決定する場となる。したがって，ICCの構成は病院長や診療所長の施設管理者をはじめ，各部署の責任者および感染対策専門の医師・看護師などから組織される必要がある（図2.5.4）。

3. 臨床検査部門が参加する意義

臨床検査室から報告する感染症検査結果は，院内全体および各病棟における分離菌頻度や薬剤耐性菌の動向，院内感染が発生したときの細菌の遺伝子型など多くの情報が含まれている。検出状況や統計および解析結果は，ICTに報告すると同時にICCでの重要な討議資料となる。また，臨床検査という専門性を活かし，院内感染対策研修会の企画の立案や運営，講師の役割などにもその能力を発揮できる。

表2.5.4 感染管理対策委員会の主な役割

①感染対策に関する基本姿勢の立案
②院内感染に関するリスク管理
③感染対策の問題点に関する検討
④年間感染管理プログラムの検討
⑤予算有効活用への助言
⑥ICTへの助言，支援，権限付与
⑦病院長や診療所長などの施設管理者への注意喚起
⑧院内感染対策指針およびマニュアルの承認
⑨職員の院内感染対策と予防に関する教育，研修
⑩各部門や職種を越えた交流推進
⑪定期的な開催
⑫緊急時の臨時開催
⑬患者などへの感染対策の広報

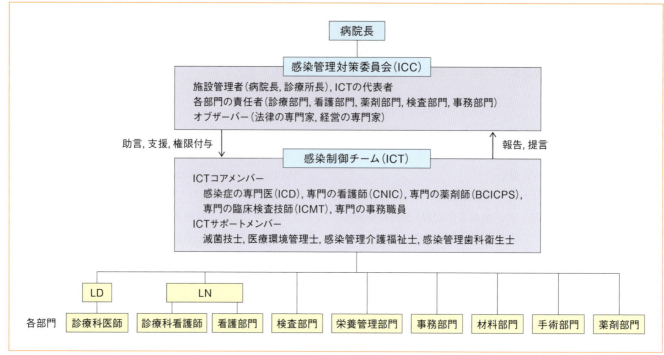

図2.5.4 感染管理組織の一例
ICC: infection control committee, ICT: infection control team, ICD: infection control doctor, CNIC: certified nurse infection control, BCICPS: board certified infection control pharmacy specialist, ICMT: infection control microbiological technologist, LD: link doctor, LN: link nurse

2.5.4 医療安全対策委員会への参画とその意義

1. 医療安全対策委員会の役割

安全で安心な医療を提供するために，医療機関が最優先で取り組むべき課題の1つに医療安全対策がある。医療は，各職種の医療行為が連動したシステムとして提供される。各職種の医療従事者個人の医療安全に対する意識は重要であるが，病院（施設）内における医療提供システムとして組織的に取り組む必要があり，医療安全対策委員会がその役割を担う。また，病院（施設）内では医療事故の防止対策だけでなく，職員の安全管理，災害対策，経営上の機器管理，感染対策，医療事故対応，苦情対応など多くの対応すべき要因が存在する。医療安全対策はこれらの要因の排除，または発生を未然に防ぎ，適切で安全な医療を提供し，医療の質向上に努めなければならない(表2.5.5)[10]。

2. 医療安全対策委員会の構成

医療安全管理においては，医療安全管理統括責任者による組織体制の整備が必要不可欠である。医療安全管理部あるいは医療安全対策室は，病院（施設）内の医療安全管理を俯瞰的に監視し，組織横断的に医療の安全を推進する部門であることから，病院長直属の独立した組織であることが望ましい。

医療安全対策委員会の構成としては，委員長として副院長または医療安全管理部長，副委員長として医療安全管理者，委員として診療部長または医長，薬剤部長または薬剤科長，看護部長または総看護師長，検査部長または検査科

表2.5.5 医療安全対策委員会の主な役割

①医療安全委員会の開催と運営
②医療に関わる安全確保を目的とした報告にもとづく情報収集 　1）事例の発生原因分析 　2）再発防止策の検討 　3）職員への通知 　4）改善策の実施状況の評価
③安全管理のための指針やマニュアルの整備，作成，改変などの管理 　1）院内感染対策指針 　2）医薬品安全使用マニュアル 　3）輸血マニュアル 　4）褥瘡対策マニュアル　など
④院内の医療事故防止活動および医療安全に関する職員研修の企画立案 　1）年間に2回以上の全職員を対象とした医療安全研修の企画と実施 　2）研修内容（開催日時，出席者，研修項目）の記録と保管

2.5 病院（施設）運営組織への参画

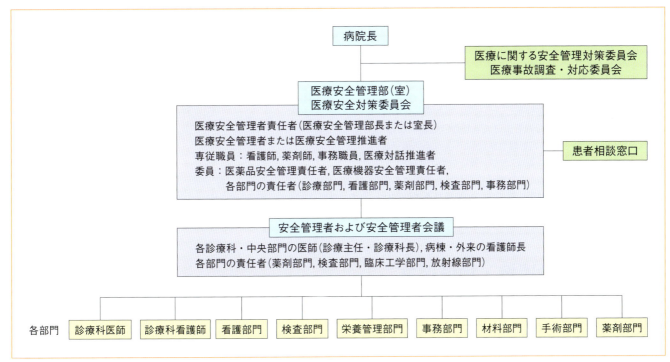

図2.5.5　医療安全対策組織の一例

長，事務部長または事務長，医事課長など各部門の責任者が望ましい。医療安全管理責任者は，「患者の安全確保」や「医療事故・紛争の対処」など，医療安全に関する業務を総合的に管理する（図2.5.5）。

3. 臨床検査における安全管理

臨床検査は検査結果が診断や治療に直結しているので，間違って報告されると重大な医療事故につながる可能性がある。とくに輸血検査や病理検査での過誤は深刻な事態になる可能性があり，患者誤認対策が欠かせない。また，毒物や劇物に分類される検査試薬の管理や検査後の感染性廃棄物の安全管理も必要である。臨床検査に関連する安全管理マニュアルは見やすい構成にして，いつでも手に取れる場所に保管しておく。臨床検査における安全管理マニュアル作成リストを表2.5.6に示す[11]。

表2.5.6　臨床検査における安全管理マニュアル作成リスト

①患者誤認対策
　1) 採血, 2) 検体検査, 3) 生理機能検査, 4) 輸血検査
②輸血検査安全対策
③採血トラブル防止対策
④病理検査安全対策
⑤生理機能検査安全対策
⑥毒劇物取扱い安全対策
⑦感染性廃棄物安全対策
⑧院内感染対策
⑨バイオテロ対策
⑩針刺し・血液付着・切創対策
⑪盗難・紛失対策
⑫患者トラブル対策

> **MEMO**
>
> **ハインリッヒの法則**（図2.5.6）
> 　経験にもとづく法則で，1件の重大な事故の背景には，29件の軽微な事故，300件のインシデント（ヒヤリ・ハット）が存在するとされる。重大事故を防ぐにはインシデントを分析することが重要であり，将来どのような事故が起こりうるか，また未然に事故を防止するための方策を検討する手がかりとなる。

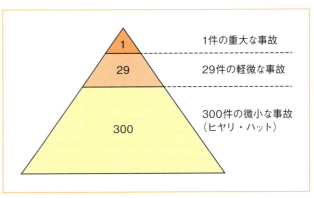

図2.5.6　ハインリッヒの法則

MEMO

スイスチーズモデル（図2.5.7）
リスク管理に関する概念の1つ。事故は，スイスチーズの穴を抜けるようにして，多重防護壁の穴をすべて貫通したときに生じるというもの。事故を防ぐにはそれぞれのチーズの穴を小さくするか穴を塞ぐこと，あるいはチーズの枚数を増やす（視点の異なる防護策を何重にも組み合わせる）ことが必要になる。すなわち，医療過誤を防ぐ仕組みや医療過誤が起きても患者への被害がないもしくは最小限に食い止められるような仕組みを構築することが重要となる。

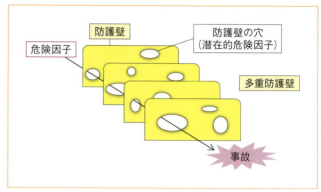

図2.5.7　スイスチーズモデル

2.5.5　病診連携・地域連携

● 1. はじめに

日本では，風邪や軽症の怪我でも大病院や地域の中核病院へ患者が集中する傾向がある。これでは病院の混雑がいっそう進み，待ち時間が長いわりには十分な診察が受けられない状況や，重篤な救急患者が速やかな治療を受けられない事態が増加することになり，病院が本来もっている最適な医療サービスを提供できなくなる。これらを回避し，患者の病態や容態に応じた適切な治療が受けられるようにするため病診連携・地域連携がある。

● 2. 病診連携

地域医療において，核となる病院と地域内の診療所が患者のためにお互いに連携し，役割分担してよりよい医療を提供するための仕組み。病診連携の「病」は病院，「診」は診療所のこと。

病診連携の基本は，日常的な診療を行う診療所など「かかりつけ医」となる。かかりつけ医は身近な開業医であり，患者の健康状態や病状などを把握し，日常的な健康管理を行う。患者は医療に対する時間や経済的負担を軽減し，身

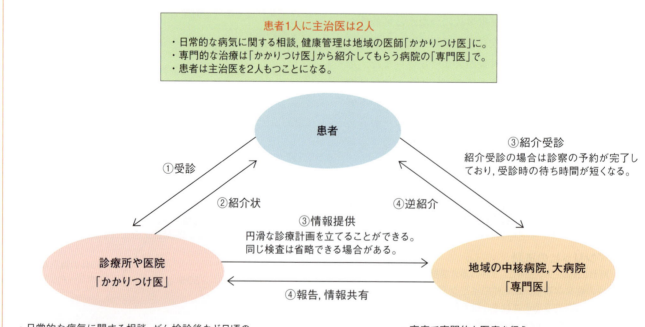

図2.5.8　病診連携のイメージ

表2.5.7 病診連携の利点

患者から見た利点	①診療所と病院の医師の連携がよいので安心 ②紹介状持参の場合（初診時）は，病院での特定療養費が徴収されない ③症状に応じた適切な高度医療が受けられる ④かかりつけ医から病院の予約が取れ，病院での待ち時間が短くなる
診療所から見た利点	①面識のない病院の医師にも気軽に紹介できる ②自分の専門外の領域でも心強く対応できる ③自院に高額な先端医療機器があるような感覚で病院にあるCT，MRIやRIなどの最先端検査が利用できる
病院から見た利点	①病院と診療所間のコミュニケーションがよくなる ②病院と診療所の役割分担が明確になり，各々の本来の機能が発揮できる ③患者の待ち時間が短くなる

近な医療機関を選んで受診することができる。必要に応じ，患者を診療所から専門医や医療設備の充実した病院に紹介し，患者に高度な検査や医療を提供する。病状が軽快，安定した段階で患者は元の「かかりつけ医」に戻り，診療を継続する。この仕組みの活用で，地域における効率的な医療提供が実現され，医療費の削減を図ることができる（図2.5.8）。病診連携の利点を表2.5.7に示す。

3. 地域連携

地域の医療機関は中核病院だけではなく，開業医による医院，診療所，介護・福祉に関する施設やサービスなどがある。これらの医療に関連する機関がバラバラに医療サービスを提供するのではなく，地域の医療機関が連携し，それぞれの医療機関の特徴を活かし，地域全体が1つの医療システムとなって，最適な医療サービスを提供しようという考え方が「地域連携」である。

現在，日本各地の医療機関において，この「地域連携」が取り組まれている。その理由は，「医療従事者の不足による医療機関の閉鎖」に歯止めをかけ，「地域医療の崩壊」により地域の中核病院がなくなってしまうことを防ぐためでもある。安全で安心の医療サービスを提供できる体制を維持するためにも，地域連携は重要である。

4. 地域包括ケアシステム

団塊の世代が75歳以上となる2025年を目途に，重度な要介護状態となっても住み慣れた地域で自分らしい暮らしを人生の最後まで続けることができるよう，住まい・医療・介護・予防・生活支援が一体的に提供される「地域包括ケアシステム」の構築が必要になる。

現在，医療・介護機能の再編が進行している。入院医療は急性期医療をさらに充実させ，亜急性期や慢性期医療施設との機能分化および連携を強化する。また，在宅医療を担う診療所機能の強化や訪問看護などの整備により，在宅医療や在宅介護を充実させ，地域包括ケア体制を整備することが課題となる。患者ニーズに応じた病院・病床機能の役割分担や，医療機関同士の連携，医療と介護の間の連携強化を通じて，より効果的・効率的な医療・介護サービス提供体制の構築が必要となる（図2.5.9）[12]。

5. 臨床検査と病診連携・地域連携

臨床検査が病診連携・地域連携に貢献するためには，病院（施設）内検査の充実と地域医療関連分野への進出があげられる。

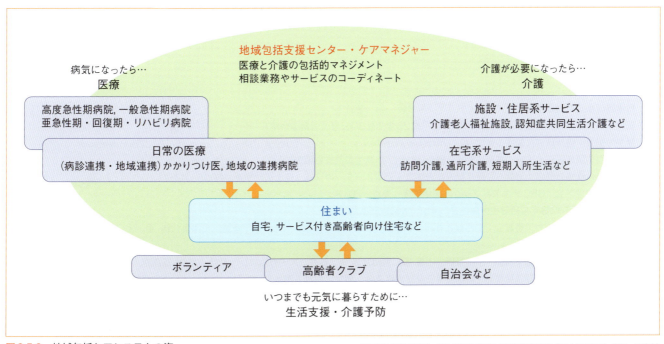

図2.5.9 地域包括ケアシステムの姿

（平成25年6月13日　厚生労働省老健局「地域包括ケアシステムについて」資料一部改変）

■2章　チーム医療のいろいろ

(1) 病院(施設)内検査の充実
・緊急検査の充実
・24時間体制の構築・維持
・検査説明や検査相談

(2) 地域医療関連分野への進出
・検査項目間の基準値統一
・地域医療への出張検査(心電図検査，超音波検査，採血，検体採取，検査説明など)
・診療所・病院の臨床検査技師間の連携(検査情報の交換)

［小森敏明］

参考文献

1) 日本臨床検査自動化学会：POCTガイドライン第3版，44，2013．
2) 医薬品の臨床試験の実施の基準に関する省令(平成26年7月30日厚生労働省令第87号)
3) 厚生労働省：臨床研究に関する倫理指針　http://www.mhlw.go.jp/topics/bukyoku/seisaku/kojin/dl/161228rinsyou.pdf
4) 医療機器の臨床試験の実施の基準に関する省令(平成17年厚生労働省令第36号)
5) 岡山県臨床検査技師会：治験への取り組みと治験コーディネーターの役割，岡山医学検査　2005；42(1)．
6) 日本臨床薬理学会：CRCテキストブック，医学書院，東京，2013．
7) 厚生労働省：平成23年度版厚生労働白書　http://www.mhlw.go.jp/
8) 小森敏明，院内感染対策委員会：こんなときどうする!?実践感染管理，浅利誠志，木下承晧，山中喜代治 編，337-338，金原出版，東京，2011．
9) エビデンスに基づいた感染制御，小林寛伊，吉倉 廣，荒川宜親 編，6-9，メヂカルフレンド社，東京，2002．
10) 財団法人日本医療機能評価機構認定病院患者安全推進協議会：病院における医療安全管理の位置付けとその組織体制のあり方に関する指針，患者安全推進ジャーナル　2006；15，9-13．
11) 日本臨床衛生検査技師会：臨床検査患者安全対策PSAマニュアル(改訂版)，日本臨床衛生検査技師会 医療安全対策委員会編，2004．
12) 厚生労働省老健局：地域包括ケアシステムについて　http://www.mhlw.go.jp/stf/seisakunitsuite/bunya/hukushi_kaigo/kaigo_koureisha/chiiki-houkatsu/

3章 チーム医療に必要となるスキルとは

章目次

3.1：コミュニケーションスキル……… 42
   3.1.1 チーム構成員（多職種）間のコミュニケーション
   3.1.2 患者とのコミュニケーション

3.2：問題解決能力とスキル……… 48
   3.2.1 コミュニケーション
   3.2.2 問題解決能力
   3.2.3 KJ法による問題解決の手法
   3.2.4 PDCAサイクルによる問題解決の手法

SUMMARY

　医療現場においては，施設の理念・方針をもとに医療・診療が展開されている。その中で，複数の職種が連携する「チーム医療」は必要不可欠であり，異なる職種が協働し，それぞれの専門性を発揮することで患者のQOL向上と維持を目指す。専門性の異なる職種と連携するには良好なコミュニケーションが必要であり，コミュニケーションは個人により得意，不得手があるかもしれないが，いくつか決められた約束事や方法を習得すれば苦手意識を克服できる。
　本章では，コミュニケーションの意義や目的を正しくとらえ，その有効性を理解することに加え，あらゆる業務に共通する基本的な約束事として「5W2H+1H」や「報連相」について解説する。

3.1 コミュニケーションスキル

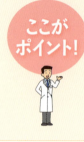

ここがポイント！
- チーム医療を推進するためには，多職種間の円滑な双方向のコミュニケーションが重要である。
- 多職種間のコミュニケーションには，自分のコミュニケーションスタイルを知ること（自己理解）と，他職種の職業文化や養成・教育課程を知ること（他職種理解）が必要である。
- 患者とのコミュニケーションにおいては，患者の心理特性を学び，コミュニケーションスキルを使って患者の話を聴くように心がけることが大切である。

3.1.1 チーム構成員（多職種）間のコミュニケーション

● 1. はじめに

　チーム医療を推進するには，関わるすべてのチーム構成員が協働（心と力を合わせて行動するという意味）する必要がある。チームは①共通の目標をもち，②目標の達成に向けてチーム構成員が協働意識をもち，③双方向のコミュニケーションによってチーム内での情報が共有されることにより，ダイナミズムを生み出す[1]。それぞれが高度な専門知識と技術をもつ専門職によって構成される医療チームでは，1つの患者ケアに多職種が関わることにより，多角的な視点で患者に向き合い，全人的な医療を行うことが期待される。

● 2. 医療チームとして機能するために必要なコミュニケーション

　医療現場でチーム医療が求められている最大の理由は，医療技術が高度化，複雑化したことにより，従来のような医師中心の医療体制では対応しきれず，専門性をもつ多職種の参画と協働が必要になったことがあげられる。専門職である多職種が協働する医療は，治療の選択肢の多角化や，治療や療養に対して多様化した患者のニーズに対応するためにも必要である。

　しかし，単に多種の専門職が集まって活動しているだけでは，チーム医療を推進することはできない。なぜなら，人が集まっただけではチームとして機能しているとはいえず，それは単にグループを作っているにすぎないからである。医療チームとして機能するためには，各職種の専門的な能力を発揮できる環境を整える必要があるが，その環境は，円滑な双方向のコミュニケーションから生まれる。

● 3. 多職種間のコミュニケーションを妨げる要因

　多職種でチーム医療を実践するためには，円滑な双方向のコミュニケーションが必要不可欠だが，チーム医療の現場では，しばしばお互いの考えがかみあわずにやりにくさを感じることや，意見の違いから対立が生まれる場面に遭遇する。この対立の要因としてあげられるのが，異なる職種同士がそれぞれに受けてきた教育と，経験した文化の違いである。

　一般に異文化コミュニケーションといえば，異なる文化をもつ国に属する人同士で交わすものを指すが，コミュニケーション学では，職業集団においても職種間の価値観や教育を背景とした行動規範の違いが明らかである場合は，「異文化」としてとらえる[2]。コミュニケーションの最大の目的は，相手に自分の考えや気持ちを伝えることと，相手のことを理解する（職種間での「違い」や「多様性」が，どのようにして生まれているのかを知る）ことである。この職種間での「違い」や「多様性」を認識し，それにより生じる意見の違いを受け入れて互いに歩み寄ろうとすることによって，他職種との「異文化コミュニケーション」を「類似文化コミュニケーション」に変換することが可能となる。この文化変換の取組みこそが，チーム医療を円滑に運ぶ手段であり，そのためには自分のことも相手のこともよく理解する必要がある。

4. 文化変換の取組み

(1) コミュニケーションスタイルを知る（自己理解）

自分のコミュニケーションスタイルを知るための自己分析ツールはいくつかあり，国内外の企業やチーム医療に積極的に取り組んでいる医療施設では，リーダー研修やコミュニケーション研修などに取り入れている。その1つに，スイスの心理学者C.G.ユングの「心理学的類型論」をもとに構築された「マイヤーズ－ブリッグス・タイプ・インディケーター：MBTI」がある。MBTIは，人が出来事に遭遇したときの「ものの見方」，「判断する方法や考え方」，「行動するときの心の動き」を16種類の認知スタイルに分類し，この結果を踏まえて自分のスタイルを意識することで，自分自身の理解を深めることを目的としている。本邦では，社会人研修だけでなく，学生の進路選択時の適性判断ツールとしても活用されている[3]。

また，企業や医療技術者を対象に行うコミュニケーション研修で，参加者自身のコミュニケーションスタイルを理解してもらうツールとして筆者が活用しているのが，「交流分析」の中の「構造分析」と「交流パターン分析」である。これは，アメリカの精神科医であるE.バーンによって，精神分析学と人間性心理学を取り入れて開発されたもので，「自分の"人間関係を築く癖"を知ることで，うまくいかないコミュニケーションの問題点に気づき，コミュニケーションスタイルを変化させる」ことを目的とした心理療法[4]であるが，自己理解のためのツールとしてさまざまな研修や教育の場で活用されている。

「構造分析」では，自分のコミュニケーションスタイルを作り出しているパーソナリティバランス（自我状態）を分析する。パーソナリティ（自我）とは「感情と経験の首尾一貫したパターンと，直接それに対応する一定の行動パターンを伴うもの」と定義されているが，言い換えると「物事・出来事に対する感情の動きや行動の癖」を指し，「構造分析」では大きく3つのパーソナリティ（P：親の自我，A：大人の自我，C：子どもの自我）に分類している。この3つのパーソナリティのバランスによってそれぞれの性格が作られ，物事への反応パターンが決まるのである（図3.1.1）。

「構造分析」によって自己を認知する過程は，前述したMBTIに類似しているが，「交流分析」では，さらに「交流パターン分析」を用いることで，自分が向き合っている相手とのやり取りの際に，お互いがどのパーソナリティを使ってやり取りしているのか，また，コミュニケーションが円滑に交わされたとき，対立したときにそれぞれ使用しているパーソナリティは何かを分析し，対立したときのコミュニケーションスタイルを見直し，改善に役立てようとするものである（図3.1.2）。

(2) 他職種の歴史・文化を知る（他職種理解）

文化が，人や社会の風習，伝統，あるいは思考傾向や価値観によって作り上げられるように，チーム医療を担う職種のそれぞれの領域が築き上げてきた文化もまた，各領域がもつ歴史と伝習によって作られてきたと想像される。かつて，診療が医療の中心で，患者の看護や世話が医療の対象ではなかった時代において，医療を担うのは医師だけであった。しかし，1948年に新しい医療法が施行されて以来，時代とともに医療は高度化（医学・医療技術の進展に伴う専門性の深化）し，それに伴う医療業務の細分化の必要性

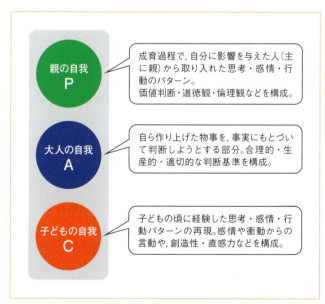

図3.1.1　「構造分析」における3つの自我状態

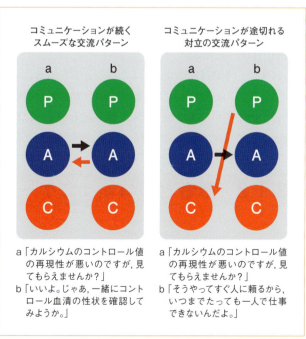

図3.1.2　「交流パターン分析」にみる交流パターン例

から，現在のような多種の専門職が生まれてきた[5]。

これらの専門職が誕生した背景や，各職種の身分法が確立・制定されるまでの歴史はそれぞれ異なる。また，職種ごとに特定の国家資格を取得するための知識と技能を学ぶ「職業教育」を受けることで培われた職業意識にも，差異があると考える。

たとえば患者治療において，医師は患者の主訴や診療情報，あるいは検査結果などの諸情報から，疾患の診断と有効な治療法を探すことに主眼をおいて診療するが，看護師は患者のバイタルチェックや問診などから生体情報を得ると同時に，家族構成や生活環境といった患者を取り巻く看護情報にも留意して診療に関わる。また，われわれ臨床検査技師は，検体検査や画像検査，形態学的検査などを行い，精確で保証された情報を臨床に提供するために，検体採取時の状況（採取困難な状況の有無や採取時の体位など）や画像検査時の患者の状態（検査時の患者の訴えや様子）を考慮しながら診療に関わるというように，同じ症例への関わり方も職種によって主眼をおくポイントが異なる。

これは，医療現場における各職種の役割が異なるためであるが，各職種の養成課程での教育や卒後教育はその役割を踏まえて行われているため，他職種理解のためには，前述の他職種が生まれた背景や歴史とともに，互いの知識と技術の根幹となる養成・教育課程についても知る必要がある。

● 5. 多職種連携教育のすすめ

チーム医療の構成員は医療分野の専門職であるため，専門領域の業務を責任をもって実践するための技術とスキルを身につける教育を領域単体で行ってきた。しかし，実際に働く医療現場では，他職種とチームになって医療を行わなければならず，チーム医療の実践は，まさにon the job training（OJT）となる。

これまで，多職種間のコミュニケーションを円滑にするコツとして，「自己理解」，「他職種理解」の必要性とその手法について述べてきたが，近年，学生同士あるいは専門職同士が同じ場所でともに学び合うことで，他職種と自己

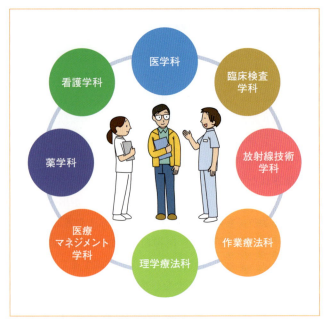

図3.1.3　多職種連携教育（IPE）

を理解し，他職種との連携と協働のできる人材を育成する教育が実践されている[6]。inter professional education（IPE）は，イギリスにおいて，連携を体験しながら学ぶ新しい教育法として開発されてきたものであり，本邦においても複数の医療系職種を養成する学科や学部をもつ大学で，各大学の状況に応じたIPEを取り入れている（図3.1.3）。IPEは，一人の患者の治療やケアについて異なる学科・学部の学生たちが話し合い，「治療計画やケア計画を立てる演習」や，「チーム医療のあり方を検討する演習」などさまざまな教育方法が取り入れられており[6〜8]，医療現場におけるチーム医療演習を実践しているともいえる取組みである。

IPEについては現在，医療専門職の養成課程で行われているが，医療現場教育としての導入には，実務との調整に苦慮するなどさまざまな困難性が指摘されている。一部の大学では，現任者を対象に「他職種理解ができ，広い視野と柔軟な思考をもって連携を推進できる人材育成」を目的に，社会人が学びやすい環境を整えた教育課程を設置しているが，多くの医療者が学ぶにはまだ体制整備ができていないのが現状であり，今後の課題である。

3.1.2　患者とのコミュニケーション

● 1. 医療従事者に対する患者の多様なコミュニケーションスタイル

医療現場において患者の診療の主導権を握っているのは医師であるが，チーム医療では多職種の医療従事者が患者と関わりをもち，患者の治療を支えている。そのため，患者が向き合う相手は多種の医療従事者ということになるが，患者は相手の職種（医師かそれ以外の医療従事者か），コミュニケーションを図る場所（診察室，採血室，受付など）や状況（診察時，手術説明時など）によって，医療従事者に見せる態度や話す内容は変わることがある[9,10]。診察時に，医師の前では緊張して質問できなかったり希望を伝え

られない患者が，採血室の臨床検査技師や看護師，あるいは受付の事務員に質問したり不満をぶつけることは珍しくない。また，医療従事者に言いたいことが言えずに抑えた不満を家までもち帰り，後に患者の家族から不満を訴える電話がかかることもある。

このように，患者のコミュニケーションスタイルは実に多様であるため，患者の一面だけを見て全体を見誤ることがないように，医療チームの中で情報を共有して治療に活かすことが必要である。

2. 患者の心理的特徴

医療現場でのコミュニケーションは，通常の社会的な場でのコミュニケーションとは異なる点がある。それは，患者にとって向き合う相手が，自分とは医療に関して圧倒的な知識格差のある医療従事者であるということである。医療を受ける患者と，医療を提供する医療従事者という対極の立場にいる者同士が，病気を治すという共通の目的のために必要なコミュニケーションを図るということである。

患者とのコミュニケーションにより治療に有効な情報を得るには，対象となる患者をよく理解しておく必要がある。患者は病を抱えて医療施設を訪れるため，社会的な場面であれば大人として対応できる人でも，患者という立場になることで異なった心理状態になることが多い[11]。患者の心理状態は複雑で多岐にわたるが，心理的に常に不安定な状態におかれていることを意識してコミュニケーションを図ることが大切である。以下に患者の心理特性を紹介する。

(1) 不安

患者は病気によってこれから自分に起こることへの不安，また予後や将来への不安をもっている。長期間続く不安は患者にとって大きなストレスとなり，無意識の回避反応として重大な場面（深刻な病状や病期について医師から説明されるなど）に直面したとき，不安を感じないように自分のおかれている状況を「否認」することがある。

(2) 抑うつ

病気になると，健康や身体機能の変化などの健康面での喪失感や，社会での役割や対人関係の変化といった心理社会的な側面での喪失感から，抑うつ状態が生じやすい。

(3) 怒り

病気になったことへの不安や喪失感は，ときとしてやり場のない怒りや恨みの感情を生むことがあり，この怒りは治療の現場で身近にいる医療従事者や家族に向けられることがある。その一方で，内省傾向のある患者では怒りや恨みが自分自身に向かい，自責の念に駆られる場合もある。

(4) 認知のゆがみ

医療従事者から提供された情報に対して，無意識のうちに自分にとって望ましい情報だけを選択して記憶に残す傾向が見られることがある。逆に，自分にとって望ましくない情報は過小評価されて記憶に残らないことがあるため，医療従事者が伝えたつもりの情報を患者がまったく聞いていなかったというすれ違いが生じることがある。このように，患者との情報共有がうまくいかないときは，単に「患者の理解力不足」や「医療知識の格差」と決めつけずに，情報選択の背景にある患者心理について考えることも大切である。

(5) 依存と退行

治療の期間中，患者は自分の身体管理や生活を医療従事者に委ねなければならない場合が少なくないことから，一般的に患者は，医療従事者に対して子どもの頃に親に向けたものと同様の態度を取りやすい（感情転移，依存的な態度）。また，罹病によって生じる抑うつ状態下では，身体のみならず心も弱っているため，医療従事者に対して子どものような甘えた態度（退行的な態度）を取ることもある。

(6) 失感情状態

医療従事者が情報提供や治療に関する指導を行った際，患者が理解しているように見えたにもかかわらず，実際には情報内容が理解されていなかったり，治療のことを受け入れられずに，後になって不安や混乱，また怒りを表すことがある。このようなとき，患者は一時的な失感情状態にあった可能性があり，患者自身が自分の感情や感覚（空腹感・満腹感・疲労感など）に対して鈍感になっているため，感情が遅れて表出してくるのである。前述の「退行」と同じように，「失感情状態」は，患者が自分のおかれている不安な状況から，無意識に逃れようとしている逃避的な心理機構によって起こると考えられている。

3. 基本的なコミュニケーションスキル

一般的にコミュニケーションには，あいさつや返事，話し方や言葉づかいといった「言葉」を使った「言語的コミュニケーション」と，表情や視線，態度，話の聴き方など言葉以外の「非言語的コミュニケーション」とがある[12]。言語的コミュニケーションは，後述するカウンセリングやコーチングスキルを意識して患者と向き合うことで，患者の気持ちに沿ったコミュニケーションを実践することができる。一方の非言語的コミュニケーションは，向き合う患者だけでなく，患者の周囲にいる人にも見えるものである。そのため，自分では無意識に行っている動作や態度は，患者や患者のそばにいる家族の目にもとまるということを認

識しておく必要がある。

患者は，自分が抱えている不安や痛みを解消してくれることを期待して医療機関を訪れる。そして，医療従事者には，心身ともに自分を支援してくれる存在として独自に抱いているイメージがある。患者が医療従事者に対して抱いている代表的なイメージとしては「清潔感」，「いたわりの感じられる言葉づかいや態度」，「優しい対応」などがあり，期待しているイメージと異なる対応をされたときの失望と不満は大きい。医療従事者は患者のもっている期待を認識し，また常に見られていることを意識して患者に接することが，患者とのコミュニケーションのはじめの一歩である。

● 4. コーチング・カウンセリング技法を使ったコミュニケーションスキル

3.1.1「チーム構成員（多職種）間のコミュニケーション」の項で，医療チームとして各職種の専門性を発揮させるためには，円滑な双方向のコミュニケーションを行うことが大切であることを述べた。患者と医療従事者間の場合も，双方向のコミュニケーションを図ることが大切であるが，医療の場面では，患者への情報提供や患者の状態を確認するための質問など，医療従事者が患者に対して起こす行動が圧倒的に多いため，医療従事者から患者へ一方向のコミュニケーションスタイルを取りがちである。

患者とのコミュニケーションスタイルを双方向にするためには，患者との接し方や話しの聴き方，たずね方に，カウンセリングやコーチングの際に使われるスキルを応用すると効果的である[13,14]。以下にその概要を述べる。

(1) 話しやすい雰囲気を作る

患者と向き合う際には，患者が話しやすい状況と雰囲気を作ることが大切である。医療従事者が穏やかな表情であいさつすること，落ち着いて座れる椅子が用意されているなど環境に配慮されていること，適度な距離をおいて向き合えることなど，患者の緊張をほぐすための配慮をすることが必要である。

(2) 話の聴き方 その1：ゼロポジションで聴く

患者の心理は，健康な人の心理状態とは異なることが多い。患者に接する機会の多い医療従事者であっても，その心の中の本質を見抜くことは容易ではない。患者理解のためには，医療従事者がもつ価値観や先入観で患者の話を評価せず，患者の言葉を受容する姿勢で話を聴くように心がける。

(3) 話の聴き方 その2：理解されている安心感を与える

患者にとって，自分の話している内容が医療従事者に理解されているかわからない場合，不安を感じて自分の本音を言い出せなくなってしまう。医療従事者が適度な相づちやうなずきをしながら話を聴く態度は，患者へ安心感を与える。また，患者の話した言葉をそのまま伝え返すことで，患者が自分の話したことをちゃんと聞いてもらえていると感じ，次の言葉が出やすくなる効果が期待できる。

(4) 質問の使い分け

医療従事者は患者の状態を把握するために，患者が「はい」か「いいえ」で答えられる限定された質問をすることが多い。しかし，双方向でのコミュニケーションのためには，相手が自由に自分のことを話すようにオープン型の質問（「痛みの具合を詳しく教えてもらえますか？」などのオープン・クエスチョン）を心がけるとよい。また，治療や検査に抵抗感のある患者へのアプローチには，未来に焦点をあてた肯定的な質問（「～をできるようになるためにはどうしたらいいと思いますか？」など）を使うと効果的である。

(5) 伝える・まとめる

患者の話を傾聴し，質問をしながら理解したことを患者にフィードバックすることも大切である。患者との一連の対話内容のまとめ，医療従事者が感じたことや理解したこと，また対話から生まれた提案を伝える際に，肯定的な表現を使うと患者に受け入れてもらいやすい。これには「アイメッセージ」を使って，「わたしは○○さんが～するといいのではないかと思います」のように表現する方法があり，アイ（わたし）を主語にすることで，提案する側の気持ちを直接的に伝えることができる。

● 5. おわりに

多職種間のコミュニケーションも，患者と医療従事者間のコミュニケーションも，困難といわれる背景には「自己理解」と「他者理解」の不足があると考える。相手の心の中にある信念や価値観を，自分の信念や価値観に置き換えてコミュニケーションを図ろうとすると対立しやすい。円滑な双方向のコミュニケーションを図るためには，それぞれのもつコミュニケーションの癖を認識し，本節で紹介したコミュニケーションスキルを適宜利用して「他者理解」する努力を心がけることが大切である。

Q 多職種連携について学ぶには，どのような方法がありますか？

A 大学院や，学会・セミナーなどを活用。

　現在，多職種連携を主体とした社会人対象の教育プログラムをもつ大学院がいくつかあり，医療に従事している社会人が学べるようになっている。社会人が学びやすいように，夜間帯に講義を行うなどの配慮がされているが，導入施設はまだ十分ではない。

　近年は，学会や医療従事者対象のセミナーなどでも多職種連携について取り上げることが多くなっているので，研修会などの告知内容を参考に，参加することも多職種連携理解のために有用である。

Q 患者の心理的特徴を把握するためのコツはありますか？

A 先入観をもたずに話を聴くことが大事。

　一般的な患者の心理的特徴については，本書を参考にし，知識としてもっておくとよい。ただ，患者個別の心理はさまざまである。患者の"今"の気持ちを理解し寄り添うためには，先入観をもたずに話を聴き，受け止めた気持ちを伝え返すコミュニケーションを意識して対応することが大切である。

▶自分のコミュニケーションの傾向を知る

　自分のコミュニケーションスタイルを知るための「交流分析」を詳細に学びたい場合は，セミナーや講座が多く開かれているので，利用するとよい。

　簡単に自分のコミュニケーションの傾向を知るためであれば，インターネット上で簡易テストを受けることもできる。

［猪俣啓子］

📖 **参考文献**

1) 蒲生智哉：「チーム医療」の組織論的一考察―協働システム理論を踏まえて―，立命館ビジネスジャーナル　2008；vol.2：25-48.
2) 杉本なおみ，他：ヘルスコミュニケーションを「異文化」の視点で斬る，日本ヘルスコミュニケーション学会誌　2010；2(1)：79-84.
3) Roger R.Pearman, Sarah C.Albritton：MBTIへの招待―C.G.ユングの「タイプ論」の応用と展開，金子書房，東京，2002.
4) 杉田峰康，他：交流分析入門，チーム医療，東京，2007.
5) 細田満和子：チーム医療とは何か？，チーム医療論，1-8，医歯薬出版，東京，2006.
6) 福原麻希：チーム医療の教育 ―卒前教育の実際―，チーム医療を成功させる10か条，103-113，中山書店，東京，2013.
7) 佐伯知子：IPE(Inter Professional Education)をめぐる経緯と現況，課題：医療専門職養成の動向を中心に，京都大学生涯教育フィールド研究　2014；2：9-19.
8) 酒井郁子：総合大学医療系3学部の専門職連携教育プログラムを開発した教職員の連携とコミュニケーション，日本ヘルスコミュニケーション学会誌　2013；4(1)：26-30.
9) 高田智子：チーム医療における患者医療者関係，チーム医療論，11-24，医歯薬出版，東京，2006.
10) 福原麻希：チーム医療の課題，チーム医療を成功させる10か条，131-168，中山書店，東京，2013.
11) 荒木正見，荒木登茂子：医療現場でのコミュニケーション，医療コミュニケーション―医療従事者と患者の信頼関係構築―，42-57，日本医療企画，東京，2010.
12) 深田博己：コミュニケーションの認知心理学，コミュニケーション心理学，36-50，北大路書房，京都，2004.
13) 奥田弘美：メディカル・サポート・コーチング入門，日本医療情報センター，東京，2004.
14) 鈴木富雄，他：よくわかる医療面接と模擬患者，名古屋大学出版会，愛知，2011.

3.2 問題解決能力とスキル

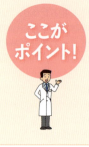

ここがポイント！

- 患者を中心としたチーム医療は，異なる組織が「協働」してそれぞれが尽力することが重要。
- コミュニケーションの基本は，"リスクはどの程度か"を加えた「5W2H+1H」と「報連相」。
- 患者の気持ちまで聴く「傾聴」に，「オウム返し」と「言い換え」が効果的。
- KJ法で原因究明と問題分析を整理し，特性要因図と連関図に展開して他職種に説明する。
- 日常業務を確認してPDCAサイクルを回し，継続的に改善することが重要。
- 「タイムアウト」で進行を止め，見直してから先に進む。

3.2.1 コミュニケーション

● 1. はじめに

「協働」[1]とは，異なる組織が単に一緒に物事に取り組むのではなく，目的意識を共有し共通の目標に向かってそれぞれが力を尽くすことであり，患者と家族と一緒にチーム医療に取り組む意識と姿勢を表現するにふさわしい言葉である。

チーム医療は多職種が関わることで患者をより多角的にとらえ，治療のゴールに向け医療が円滑，効果的かつ安全に行われることを目指している。有効なチーム医療を推進するためには，職種の役割や領域を理解して職種間の協働を図るとともに，専門職種としての積極的な参加が必要である。

しかし，各職種が専門に特化するがゆえに職種間の隙間が存在しやすくなり，的確な医療を提供できないリスクを含んでいる。この職種間の隙間を埋め相互理解を促進し，「協働」するための1つの手法がコミュニケーションである。

良好なコミュニケーションを行うために身につけておきたいスキル（知識と技術）はたくさんあるが，本項では日常業務，糖尿病療養指導や研修会，グループ討議の企画・参加を通じた経験から「5W2H+1H」および「報連相」を取り上げた。チーム医療での他職種との連携手法だけでなく，臨床検査科内やその他多くの機会でも利用できる。

● 2. コミュニケーションの基本

(1)「5W1H」から「5W2H+1H」へ

「5W1H」は文法の基本であるとともに，あらゆる場面において情報を漏れなく的確に伝える基本でもある。コミュニケーションにおいては，的確な情報によって正しい状況把握と適切な対処ができる。「How much」のコスト意識を加えて「5W2H」，さらに安全な医療を実践するためには危険がどれくらい存在するのかという観点から「How risk」を加えた「5W2H+1H」を用いる（図3.2.1）。

"話す"ことで相手に伝えるときに用いるだけでなく，相手から受けたときも「5W2H+1H」を念頭に"聞く"ことで，"聴く"ことに変わり相手と良好な関係を築く要件となる。

情報の1つが抜けたり不十分であれば，問合せや確認の迅速性が失われ，混乱を招くなどコミュニケーションの効率が悪くなる。

(2) 報連相（ほうれんそう）

報告・連絡・相談の頭文字を並べて表現している情報伝達手段である。「5W2H + 1H」で伝え，受ける。

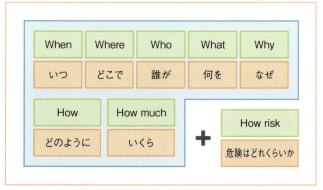

図3.2.1 「5W2H」から「5W2H+1H」へ

表3.2.1 報連相のチェックリスト

報連相		内容	
報告	1	相手から聞かれる前に報告している	☐
	2	報告ミスは直ちに謝るようにしている	☐
	3	「5W2H+1H」を意識し報告している	☐
	4	目的を踏まえ報告している	☐
	5	事実と推察を分けて報告している	☐
	6	状況により電話，文書，メールなど，適切な方法で報告している	☐
	7	メモを取りながら報告している	☐
	8	報告した内容を記録に残している	☐
	9	意識して中間報告している	☐
連絡	1	クレーム，インシデント，事故は直ちに連絡している	☐
	2	連絡ミスは直ちに謝るようにしている	☐
	3	「5W2H+1H」を意識し連絡している	☐
	4	情報の共有化ができてはじめて伝わることを理解している	☐
	5	最新情報か確認事項かも一緒に伝えている	☐
	6	状況により電話，文書，メールなど，適切な方法で連絡している	☐
	7	メモを取りながら連絡している	☐
	8	重要な情報は相手に届いているか確認している	☐
相談	1	自分の考えをもって相談している	☐
	2	わからないこと，判断に迷うことは抱えずに相談している	☐
	3	傾聴ができている	☐
	4	相談した人に結果報告を行っている	☐
全般	1	スピード，正確性，優先順位がついている	☐
	2	相手の性格に応じた「報連相」の仕方をしている	☐
	3	相手の「報連相」が悪いのは，自分にも原因があることを認識している	☐
	4	医療安全を意識している	☐

① 報告

指示や業務命令を受けて，担当する業務や作業の経過，結果を知らせることを「報告」という。「結果とは終了した過去のことだからふりかえっても意味がない」などと軽視しがちであるが，任されている業務や作業について報告をすべきなのは当然であり，満足のいく結果であったかを含めて，「次に活かす」というふりかえりのためにも進んで報告することが必要である。経験や能力が習熟するほど，任される範囲や内容は増えるので「報告上手」になる。

問合わせやクレーム，インシデント事例や医療事故が発生した緊急事態では，初期対応時に速やかで正確な報告が必須である。

② 連絡

業務・作業情報を必要な関係者に知らせることを「連絡」という。結果だけでなく，現在進行形の内容も含む。経験や能力が習熟するほど，情報を必要としている関係者の範囲を漏れなく判断できるので「連絡上手」になる。初級者は関係者を限定しがちで重大な連絡漏れが生じることもある。

③ 相談

業務・作業の進め方に迷ったり判断が困難だったりする際に，上司や先輩などに意見を聞くことを「相談」という。自分の考えをもたずに相談しても，相談者のアドバイスや提案と自分の考えを比較できないので，評価や批判を恐れずに必ず自分の考えと根拠を整理しておく。その際，事実と憶測は区別し，判断に迷った部分も明確に説明することが重要である。経験や能力の習熟の不足から的確な判断ができない場合，わからない業務や対応できない業務に遭遇した場合も，一人で抱え込まず「相談上手」になると自らが成長する。相談した相手に結果の報告を行うと，次も相談にのってくれる。

チーム医療においては，他職種と「報連相」で連携する。それぞれの職種で，担当者と不在時担当者，連絡方法，確認方法を決めておく。相手に正しく伝わったかを確認することも薦める。

(3)「報連相」を行うタイミング

「報連相」を行うタイミングは，他職種との間で合意・約束した業務・作業が，①終了したとき，②ある段階が進行・停滞したとき，③内容を変更したとき，④新しい情報や状況が生じたとき，⑤対応に迷ったとき，⑥クレーム，インシデント，医療事故やオカレンス，パニック値が発生したとき，などを目安にする。

クレーム，インシデントと医療事故についての他職種への「報連相」は，上司の判断を仰ぐ。上司が不在のとき，時間外や休日は，担当者が速やかに判断のうえで実施し，後に上司に報告する。パニック値，オカレンスは，判明した時点ですぐに上司にも報告する。

(4)「報連相」のステップアップ

「報連相」を習慣として身につけると，単なる伝達方法だけでなく情報の共有化の手段として有効であることが理解できるようになり，自分や組織の役割が明確になる。

さらに，医療安全の観点から再確認すると，質の高いコ

MEMO

オカレンス報告とは

ヒヤリ・ハッとしたこと（インシデント）との対比で，起こってしまったことをオカレンスという。診療で予定していたこと以外の重篤で有害な事象が発生した場合，あらかじめ定められた基準に従って，その事例を報告して医療事故を未然に防ぐ仕組みである。たとえば，入院患者の低血糖に関して「生化学検査のグルコース値70mg/dL以下が糖尿病専門病棟で月に3件以上発生したら，臨床検査科から病棟に報告する」と決めておくことで，低血糖に関わる重大な医療事故を未然に防ぐことができる。

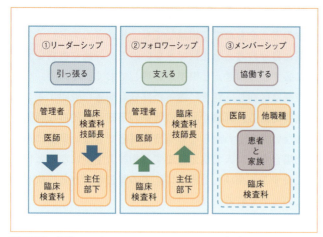

図3.2.2 組織での3つのコミュニケーションの概念

表3.2.2 チーム医療で必要なメンバーシップの7要件

①患者中心の医療を心得ている
②組織内での職種と自らの使命・役割を理解している
③目指すべき理想がある
④目指すべき業務を実践する
⑤組織内の問題や課題を把握している
⑥自分の業務に責任をもつ
⑦チーム医療の目的や基本知識を理解している

成熟した組織では，目標達成のためにフォロワーが提案や情報提供を怠らず，リーダーがそうしたフォロワーを支援するという「理想形」になる。「上司からの指示にただ従う」，「上司から言われるとおりに行動する」，「何も疑わない」という受け身のフォロワーが増えると，組織自体が沈滞してしまう。

(3) メンバーシップ

構成員として参加しているチームの中でメンバーとしての自覚と責任から，他職種とともにリーダーシップとフォロワーシップを同時に発揮すること，患者と家族を中心において「協働」し，「チーム医療」を効率よく推進させることを指す。チーム医療で必要なメンバーシップの7要件を表3.2.2に示す。

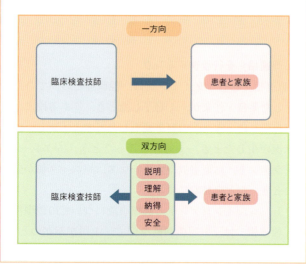

図3.2.3 患者と臨床検査技師との関係

ミュニケーションにつなげられる。「報連相」のチェックリスト(表3.2.1)を利用して医療安全を担保できるようにする。

3. チーム医療での他職種とのコミュニケーション

組織におけるコミュニケーションの態度には，①リーダーシップ，②フォロワーシップ，③メンバーシップの3つの概念がある(図3.2.2)。

(1) リーダーシップ

リーダー(管理者・医師・臨床検査技師長など)が組織を目標にむけて「引っ張る」。

(2) フォロワーシップ

現場のフォロワー(管理者・医師から見た臨床検査科，臨床検査技師長から見た主任・部下)が目標に従って「支える」。

4. 患者(と家族)とのコミュニケーション

医療において患者は，医療の知識が圧倒的に少なくすべてを委ねることが多いため，医療側が優位な関係になりがちだが，日本医師会の倫理規定では「医師と患者の立場は人間としては対等」と明記されている[3]。

臨床検査技師と患者や家族とのコミュニケーションも一方向の関係になりやすいが，双方向の関係に変化させることができる(図3.2.3)。患者と家族との関係で，有効な手段が「傾聴」である。

5. 傾聴

「傾聴」は臨床検査の業務では聞きなれない言葉であるが，患者とのコミュニケーションの基本である(図3.2.4)。

"きく"には"聞く"と"聴く"の2種類がある。通常，情報を受け取るだけの場合は"聞く"を用い，注意深く耳を傾けるときは"聴く"を用いる。

患者の言葉を聞き取るだけでなく感情まで受けとめることが"聴く"ことであり，相手を理解することである。言葉だけでなく，声の調子，顔の表情，目の動き，動作，行動，さらには考え方まで耳を傾けて"聴く"姿勢を取る。

6. 傾聴の4つの補佐

(1) うなずき

相手にわかるよう意識的に頭を上下に動かす動作である。軽いうなずきは「ここまで理解できました。次に進みましょう」，大きなうなずきは「わかりました。よろしいですか」など，理解した合図として相手に伝わる。

早いうなずきは相手に急かせる印象を，回数の多いうなずきはしっかり聞いていない印象を抱かせる。うなずきは，傾聴を補佐するなにげない動作なので有効に使う。

(2) あいづち

「そうですね」，「ええ」，「なるほど」など，普段から使っているあいづちを意識して使う。同じあいづちをくりかえすとワンパターンになるため，会話の流れで，声の大きさやバリエーションを変えてさまざまなパターンに変えてみる。

(3) オウム返し

会話の中で相手が使った言葉を使って返事をすること。自分のことをわかってくれている気持ちになり，患者に安心感を与え和やかな会話を進められる効果がある。

(4) 言い換え

相手の気持ちや感情を表す言葉を，別の言葉に置き換える。言い換える（リフレーミング）ことが確認にもなり，誤解せずにすむ対応である。

7. D言葉とS言葉

「でも」，「ですが」，「だって」，「だけど」，「だったら」などのD言葉は否定形の言葉であり，その後に否定的な理由が続きやすいので使用しない。また，完全否定の「だめ」は用いない。「血糖測定しなければ車の運転はだめです」となると，会話を閉ざしてしまう。「はい」，「わかりました」の言葉の後にD言葉を用いたとしても，否定的な意味合いが薄れることはない。D言葉を使用すると結局否定的な意味合いになる。なお，説明や質問の後の「どうでしょうか？」は相手の考えを確認するための言葉である。

相手との関係を良好に保てるS言葉の「失礼しました」，「すみません」，「承知しました」は，相手に対する同意を示す。

8. 3つの「クエスチョン」スタイル

糖尿病患者との会話で「低血糖を経験したことがありますか？」の問いでは「はい」か「いいえ」と答えるしかな

図3.2.4　臨床検査技師と患者と家族のコミュニケーション

| 傾聴 | 患者の言葉を聞き取るだけでなく感情まで受けとめて「聴く」 |

傾聴を有効にする手段（方法）
- 傾聴の4つの補佐　(1) うなずき　(2) あいづち　(3) オウム返し　(4) 言い換え
- D言葉とS言葉
- 「オープン・クエスチョン」と「もしも・クエスチョン」
- 専門用語の使用回避
- 看護師との連携
- 「沈黙」の意味と対処方法

く質問が途切れる。これを「クローズド・クエスチョン」とよぶ。「低血糖を起こしたときどうでしたか？」，「どんなときに低血糖が不安ですか？」と患者が考えて答えられる質問を「オープン・クエスチョン」とよぶ。「仮に」，「もしも」を前置きとして，患者に思考させて答えを求めるのが「もしも・クエスチョン」である。

「運転中に低血糖症状が現れたら，砂糖水を飲むから大丈夫です」と答える患者に対し，「もし，自覚症状がなく突然低血糖を起こしたらどうしますか？」と質問すると患者には責められている印象が残る。「もし，運転前に血糖値を測ってから運転していたら，どんな気分でしょうか？」とすれば，運転前に血糖を測定して，対策を一緒に考える方向に導け，指導したことをどれだけ理解しているかを確認することもできる。

9. 専門用語の使用回避

医療現場であたりまえのように使用される多くの専門用語は，医療スタッフ同士のコミュニケーションを助けるものとなるが，患者や家族にはわからない言葉である場合が多い。患者は，わからない専門用語を使われた場合，取り残されたような気持ちになったり，勝手な解釈をしてしまうなど，誤解を生む原因となりかねない。専門的なことを説明する場合はわかりやすい言葉で説明することが必要である。

10. 看護師との連携

臨床検査技師は，時間的にも業務のうえでも患者や家族と接する時間が限られている。その限られた範囲で良好なコミュニケーションを得るには限界があるため，患者との面談前に情報を得る努力をする。事前に患者情報を依頼者に問合わせたり，電子カルテやカルテで許可されている範

囲で情報を得るように努める。

看護師は常に患者や家族の近くで接しているので，患者と会話が成立しそうにないときは家族や担当看護師に同席してもらうことを薦める。

また，患者に説明するときのルールを施設で構築することが有効である。個人情報をどこまで伝えるかなど，伝えてはいけない内容を確認する。患者に伝えた内容は記録に残し，状況に応じて「報連相」を行う。

● 11.「沈黙」の意味と対処方法

われわれ医療スタッフは，患者の問題を解決することが責任ある業務と思い込み，つい励まそうとしがちであり，患者の気持ちを受けとめられず安易な励ましになっていることもある。血糖測定で指示された測定を行っている患者に「よくコントロールされています。これで大丈夫です。この調子で続けてください」と称賛や励ましの言葉をかける。ところが患者が「症状が改善されていないのだから大丈夫のはずがない」と思えば，そこで思いに開きが生じる。少しのことで信頼関係にずれが生じると会話の途中で「沈黙」が訪れ，この場をどうにかしようとして余計に話しかけてしまい，さらに関係がこじれることもある。

オウム返しや言い換えのあとの「沈黙」は患者が考えている時間なので待つ。あるいは「ゆっくり考えてからでいいですよ」と言葉をかける。それでも「沈黙」が続くときは，混乱している可能性があるので終了し，担当看護師に「報連相」を行い，後の対応を依頼する。これは業務の放棄にあたらず，専門職に依頼するという的確な業務遂行である。

3.2.2　問題解決能力

● 1. はじめに

飼葉桶は，側板を一枚一枚連結させ，箍（たが）を入れて作られ，板の高さだけ水が入れられる。一枚でも低い側板があれば，一番低いその板の高さしか水は入れられず残りはこぼれ落ちるので，同じ高さの側板を揃えることになる（図3.2.5）。知識や技術も同じで，偏りのないバランスが必要である。

チーム医療では，各職種の専門性の精度を高めることは絶対条件であるが，それだけでは不十分であり，ほかにも多くのことを理解しなければならない。

まず，医療人としての責任，施設の基本方針・倫理規定，医療安全など，医療の基本を正しく理解することが必要になる。次に，それぞれのチーム医療に必要な基本知識の理解，他職種の取組みを把握する。糖尿病療養指導チームでは食事療法・運動療法・薬物療法の概念など，栄養サポートチーム(nutrition support team；NST)では静脈栄養法・経腸栄養法など，院内感染対策では疫学・治療・感染対策・感染予防などが相当する。

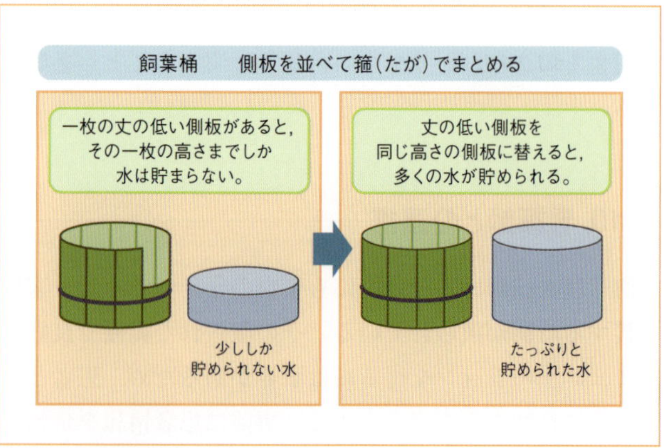

さらに，問題解決に必要な知識・理論や方法論，また積極性・協調性などの取り組む姿勢などが必要となる。他職種で日常使用されているチーム医療を円滑にする方法論を理解していなければ，臨床検査部門のチーム医療への参画は中途半端になり，成り立たなくなる事態も推測される。

● 2. 問題解決能力

問題解決には多くの概念や方法論がある。表現の違いがあるが，5つの手順と要素にまとめられる。

(1) 5つの手順
① 現状の認識

現状の問題（課題）を把握し，具体化して目標を定める。現状を認識するために，業務の工程を把握し，作業手順やマニュアルを再確認して臨む。すぐには解決できない課題や問題点も，普段から認識しておく。

② 原因の分析

問題となる内容を調べ，原因を探る。業務の知識のみならず，運用まで理解していないと正しい分析はできない。安全性，緊急性も同時に考える。

③ 解決方法の立案

具体的な解決方法を示し，計画を立てる。安全性，緊急

図3.2.5　飼葉桶

性，有効性，即効性，コスト面など多面的に考えることが必要である。原因の分析と解決法の間に開きがあったり，的外れであれば解決できるものもできなくなる。担当するスタッフ，解決までの期間，評価方法をあらかじめ決めておく。数値化できない内容は評価内容を具体化する。

④解決方法の実施

　計画に従い実施する。立案者と実施者は同じであるか，または実施者が立案時に意見を述べることができる環境が必要である。実施途中で上司に「報連相」を入れる。

⑤結果の評価

　得られた結果と目標を比較して評価する。数値化できない内容はあらかじめ決められた方法で評価する。評価が不可能であったり，期待したほどの効果がなかった場合，また新たな課題が見つかった場合には，「②原因の分析」からやり直す。

(2) 5つの要素

①日常業務に問題意識をもつ

　日常業務には決められたそれなりの理由があり，根本的に見直す必要はないが，常に問題意識と医療安全の意識をもつことは重要である。一部変更などの手直し，小さな改善など，どんなに小さなことでも取り組む姿勢を大切にする。

②基本手順を踏む

　課題の正しい把握を最初の段階で誤ると，解決できなくなるか，時間と労力がかかる。その事例として，血糖自己測定器に電極を挿入しても測定できなかった例を表3.2.3に示す。

　解決手順のA法では，過去に電池切れで測定できなかったことを経験しているため，とくに原因の分析は行わず

表3.2.3　問題解決の手順（血糖自己測定器故障での手順省略）

工程	A法	B法
①現状の認識	電極を入れても測定できない	
②原因の分析	原因の分析未実施　×　過去の経験から電池切れを推測	原因の分析を実施　○　過去の経験だけに頼らず，測定器自体も疑う
③解決方法の立案	電池切れが原因	測定器故障が原因
④解決方法の実施	電池を交換	測定器を交換
⑤結果の評価	測定できない	測定できた

に電池を交換したものの測定できなかった。

　対照的にB法では，ほかの測定器の電池を入れ換えても作動しなかったため，測定器の故障と判断して測定器を交換し，測定することができた。

　つまり，A法は原因の分析をせず，過去の経験から対処して解決できなかった。決まった手順を踏まなかったため，時間がかかり無駄が生じた。一方B法は手順を踏んで対処したので解決できており，手順を踏むことの重要性がわかる。

③問題解決の手法を使う

　問題解決のための有用な手法は数多くある。その中から使いやすい手法を見つけ出し，くりかえし経験することで効率がよくなる。さまざまな手法のいいところをつなぎ合わせ，自分のスタイルを見つける。

④思考技術を高める

　結果も大事だが，過程も大切にする。発想転換や柔軟な思考力が必要になり，グループ討議が含まれる研修会で研鑽すると有効である。

⑤実行力をつける

　まず実行すること。うまくいかなければ次を実行し，トライ・アンド・エラーで臨む。

3.2.3　KJ法による問題解決の手法

● 1. はじめに

　KJ法[3]は，問題解決のためのグループ討議で利用されており，問題解決のために意見を出し合い，何を実行すべきかを整理して，参加者全員で共有することを目的とする。

　チーム医療では運用の工程で利用されることが多く，問題（課題）の分析・解決方法の選択と分けると整理しやすい。表3.2.4にKJ法の手順を示す。

表3.2.4　KJ法の手順

①課題の設定	⑤分析と要約
②情報の収集	⑥データの統合
③ブレーンストーミング	⑦図解化
④分類と整理	⑧文章化

2. KJ法の作業手順

(1) 課題の設定
検討する課題（テーマ）を設定する。課題はトップダウン，ボトムアップのいずれかで決定される。

(2) 情報の収集（カードを作る）
テーマに関連する情報を思いつくだけ一枚のカードに一項目ずつ書き込む。

(3) ブレーンストーミング（カードを広げる）
記録したカードをすべて広げて見えるようにする。記入者が内容について説明し，全員が理解できるようにする。

> **MEMO**
>
> **ブレーンストーミングとは**
>　ブレーンストームとは英語で「ひらめき」のこと。ブレーンストーミングでは，参加者が自由にアイディアを出し合い，「他人の意見を批判しない」，「思いついたアイディアを1つでもたくさん出す」，「他人の意見を聞いて連想を働かせる」，「他人の意見に自分のアイディアを加える」などのルールのもとで意見やアイディアを引き出す。「ブレスト」と略される場合もある。
>　KJ法では，カードの記入者がアイディアについて説明し，参加者の感想・意見やアイディアを引き出す。アイディアが少なければ質問形式で促す。アイディアの質と量が検討の完成度に影響する。

(4) 分類と整理（カードを集める）
関連のあるカード同士を集めて小グループに分類する（図3.2.6）。カードの枚数が多いと分類が難しくなるため，まずカードの枚数を減らして分類し，残りのカードを振り分けると作業しやすい。分類できないカードは無理に分ける必要はない。

参加者のさまざまな意見から分類する作業をくりかえし，チーム医療では，安全性，効果，迅速性の3つの切り口でのグループ分けを必ず行う。KJ法で一番時間を要するところであるが，面倒でもこの作業をくりかえすことでテーマに沿ったグループ分けが可能になる（図3.2.7）。グループ分けが完了した後，優先順位をつける。「安全性が期待できる」，「達成できたら効果が期待できる」，「すぐに達成できる」の大小でそれぞれ評価する（図3.2.8）。安全性，効果，迅速性それぞれ期待できる内容をとらえてそれらを組み合わせ，改めてテーマに沿った順位をつける。

(5) 分析と要約（表札を作る）
分類したカードに短い言葉で表札をつける。表札を上に置きカードをクリップでまとめる。

(6) データの統合（グループ編成と空間配置）
小グループ同士で近いものを集めタイトルを作る。こうして中グループ，大グループへ編成する。大グループが3つくらいできたところで次の作業に移行してもかまわない。まとめられたカード群を大きな紙の上に置き，関係と意味のつながりを掴みながら相互の位置取りを決める。

(7) 図解化
相互関係を矢印線などで結ぶ。関連が強いグループ，原因と結果，お互いに反対の関係など，囲んだり線で結んだりして関係を図解する（図3.2.9）。

(8) 文章化
①展開した図解から読み取れるタイトルやサブタイトルなどを決め，意味を文章にまとめ発表する。
②発表では興味を引く内容に作り上げるため，参加者に感想をたずね，印象に残る感想を採用する。

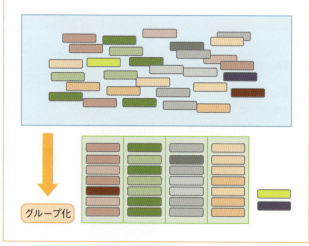

図3.2.6　KJ法「分類と整理」

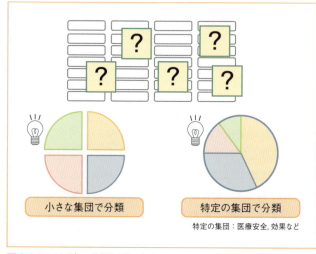

図3.2.7　KJ法　分類に迷ったら

3.2 | 問題解決能力とスキル

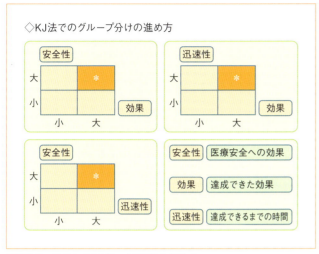

図3.2.8　KJ法でのグループ分けの進め方

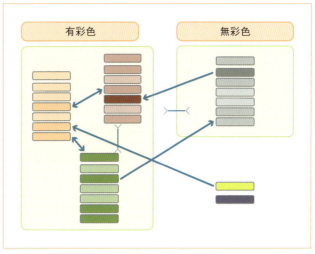

図3.2.9　KJ法図解化

③発表は，グループ討議ならグループの代表が行い，少人数なら参加者全員で発表まで行う。発表することで理解が深まる。

④これで作業自体は終了するが，新たな気づき，知識や考え方などを整理し，次に活かせるようにする。

(9) 次への展開

展開した内容を，用途に応じた解析方法に展開する。チーム医療では，他職種が理解しやすい特性要因図や連関図まで展開する。「出口から考える」という方法で解析を進めるとよい。数多い情報の中から解決策を探すより，解決策を絞り込んで結論から逆に展開する作業であり，この方法は，目標を絞ることで不要な作業を省略でき，作業負担

を軽減することができる。

ここまで作成すると，関連の少ない他職種でも意見が出しやすくなり，参加しやすくなる。作成した特性要因図や連関図に，他職種の意見や考えを加え，修正して完成させる。

例として，血糖自己測定における低血糖の見逃しについての連関図を示す(図3.2.10)。

● 3. 具体的な討論

連関図を用いて討論するが，検討を開始する前に概略の説明と影響を及ぼす事項について説明する。血糖自己測定における低血糖の見逃しを検討する場合ならば，少量検体

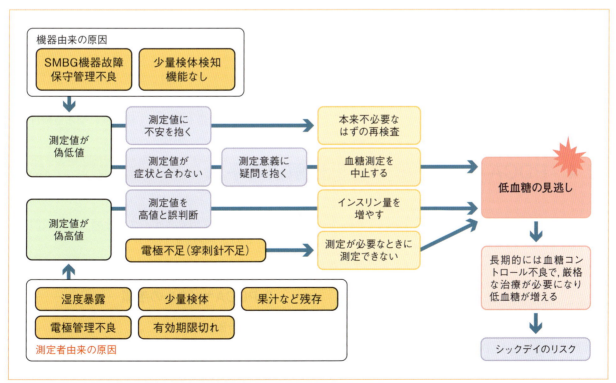

図3.2.10　血糖自己測定における低血糖の見逃しでの連関図

55

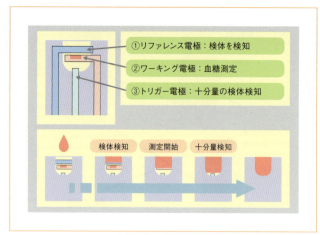

図3.2.11　電極式の少量検体検知機能

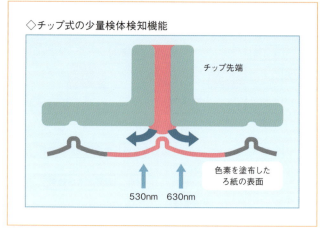

図3.2.12　チップ式の少量検体検知機能

検知機能の有無と電極の湿度暴露が測定に影響するので，次のような資料を用意する。

(1) 少量検体検知機能について

各電極とチップに血液を吸引させるとき，少量の血液では偽低値を表示する。測定に不慣れな患者が測定するので，規定の検体量より少ない場合は測定値を表示しない少量検体検知機能を有する自己検査用グルコース測定器を採用することが望ましい。電極式では，3つの働きの異なる電極で構成され少量検体の影響を回避する（図3.2.11）。チップ式を採用している測定器の少量検体検知機能は，色素を塗布したろ紙に血液が流れて反応する際，狭い範囲で比色する構造になっている（図3.2.12）。

少量検体で偽低値を表示すると，患者は測定結果に不信を感じ，測定を中止することや本当の低値（低血糖）を見逃すことにつながり，糖尿病治療の妨げになりかねない。回避するには十分量（ゴマ粒大の$2\mu L$）採血を指導する。

(2) 電極の湿度暴露について

電極法の反応は，グルコースがGDHによりフェリシアン化カリウムが還元型に変化する。その際発生する電流からグルコース濃度を換算する（図3.2.13）。媒体として使用しているフェリシアン化カリウムが空気中の水分と反応し，偽高値になる。通常，電極は専用ボトルで管理され，電極の有効期限が記されている。また，ボトルには吸湿剤が入れてあるが，開封後3カ月間で使用するよう開封後の有効期限もある。

専用のボトル以外の容器で管理したり，有効期限が過ぎると空気中の水分を吸湿して測定値が偽高値になることがある。患者は血糖値が高いと判断して，低血糖を見逃したり，インスリン量を増やして低血糖になる危険性がある。

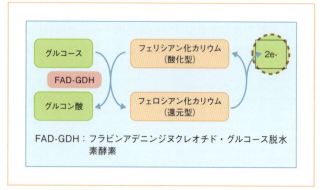

図3.2.13　フェリシアン化カリウム

3.2.4　PDCAサイクルによる問題解決の手法

● 1. はじめに

PDCAサイクルは，もともと生産管理，品質管理などの業務を円滑に進めるための手段として考えられた手法で，医療の現場でもこの方法が問題解決の手法として用いられている。

Plan：「計画を立てる」，Do：「実行する」，Check：「評価する」，Act：「改善する」の頭文字を並べた言葉である。「P」→「D」→「C」→「A」と進み，「A」から「P」に再度展開する。「PDCAサイクルを回して継続的に改善する」ことが基本である（図3.2.14）。

● 2. PDCAサイクルの手順

(1) Plan（計画）

課題（目標）と現状の差を埋めるための行動計画を立てる。そのためには，課題（目標）と現状を参加者全員で正しくとらえる共有化を図る。課題（目標）と現状の差を具体化し，

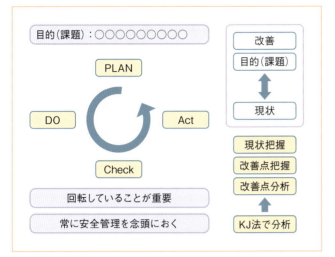

図3.2.14　PDCAサイクル

「Do」に参加するスタッフを必ず加えて検討する。評価期日，方法を具体的に示す。

(2) Do（実行）

行動計画に沿って具体的な業務に取り組む。実行するにあたり，進行での問題や新たな問題が発生し，そのままでは行動計画として現実的でない場合は，「P」に戻り仕切り直しをする。

(3) Check（点検・評価）

「行動計画どおり実施されているか？」，「方法・手順は適切だったか？」，「安全は確保されていたか？」，あらかじめ設定した評価方法で評価する。

(4) Act（改善・処置）

期待した成果がもう少し時間をかければ達成できそうなときは継続する。うまくできない場合，根本的な問題であれば「P」から，細かな修正程度であれば「D」から，成果が確定するまで取り組む。

● **3. PDCAサイクルを行う前に**

課題が示され，PDCAサイクルで検討する前に実施すべきこととして，課題に関連した内容の整理，手順書・マニュアルや運用方法の確認，現場に出向いての業務確認などを行い，積極的な意見が述べられるよう準備しておくことが必要である。検討が必要な課題の出所のほとんどは，日常業務の中にある。まず，普段から日常業務に疑問を抱くこと。決められた業務や運用はそれなりの理由があるが，どんなに小さなことでも疑問をもつ姿勢が大切である。

次に，構造的，技術的な問題があるにもかかわらず課題が解決されないまま，現在も行われている業務がないかを確認する。解決のための試行も欠かせない。改善しないといけないと感じている内容で，事前にできることとできないことを試行により明確にしておくと課題が発生しても取り組みやすくなる。また，自分の考えをもち，さらには理想をもつことも大切である。理想が明確であれば，業務に継続性が生まれる。

● **4. PDCAサイクルを回す**

PDCAサイクルを回すとは，「問題解決の取組み方を決めて ─ 行ったが ─ 課題点が残ったので ─ 課題点を見直して ─ もう一度取組み方を考えて ─ 再度行う」というサイクルをくりかえすことであり，個人でも普段からあたりまえに行っていることを，何人ものスタッフと他職種で取り組んで，問題解決のための有効なアイディアを見いだすことを意味する。

望ましい結果が得られて終了ではなく，結果にたどり着くまでの過程でどのような検討がなされたかを大切にしたい。準備は十分できていたか，意見は述べられたか，別の意見がなかったかなど，次に活かせるようにする。

● **5. 手法を活用する**

問題解決の手法はPDCAサイクルだけではない。問題解決の手順で用いられる手法を図3.2.15で整理する。

(1) KJ法

前述のとおり，Plan（計画）のための現状認識・分析と解決方法の立案には，KJ法が有効である。

(2) タイムアウト[4]

手術患者取り違え事故から提言された誤認手術防止策の1つである。誤認手術防止のために，手術前，麻酔前あるいは執刀前に，医師・看護師がいっせいに手を止めて，患者・部位・手技などの確認作業のみを行うことを「タイムアウト」とよんでいる。

問題解決の途中で，節目の工程で「このまま作業を進め

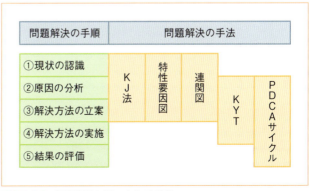

図3.2.15　問題解決に用いられる手法

ていいものか？」と躊躇するときがある。そのときは「タイムアウト」で進行を止め，見直してから進む。Do（実行）における「タイムアウト」手法は有効である。

● 6. おわりに

これからの臨床検査は，日常業務としてチーム医療にいかに取り組むかが大きな課題である。日本臨床衛生検査技師会でも「検査説明・相談ができる臨床検査技師」の育成に取り組み始めたところであり，今後ますます患者や家族に説明したり，指導・教育したりする機会が増えてくるものと思われる。その中で，これまで研鑽してきた臨床検査の知識や技術だけでなく，良好なコミュニケーションも必要になる。

経験を積めば克服することができるため，若い臨床検査技師の方も，たとえ苦手でも概念を理解し，さまざまな手法を使い，積極的に取り組んでほしい。これからの長い臨床検査技師のキャリアに向けて，いくらかでも参考になれば幸いである。

> **Q** 「報告・連絡・相談」（ほうれんそう）はなぜ必要ですか？
>
> **A** 3つの行為は区別して理解する。
>
> 仕事を担当する者が初級者（経験が不足，能力習熟が不足）の場合，できるだろうという「期待」を込めて担当が決められるので，仕事に取り組む際には，意識的に事前相談をすることが間違いを生まない。そのうえで実施結果報告が求められる。担当する仕事の範囲は部署内業務となる場合が多く，関係する他部門・他部署への連絡の必要はあまりない。
>
> こうして，「期待」に応えて実績を積み重ねると「信頼」され，「この仕事は彼（女）に頼めばきっとやってくれる」という形で仕事の重要度が上がってくる。この段階では，事前相談というよりも，「このように進めます」という方針についての事前確認を求める報告のウェイトが高くなるとともに，信頼を失わないよう，中間の報告や仕事に関連する他部門・他部署への中間連絡が必要になる。実施結果についての報告や連絡が必要なことはいうまでもない。漏れのない連絡ができるのは，組織における視野が広くなり，担当する仕事の結果の影響を受ける相手先の立場になって考えることができるからである。
>
> こうして「信頼」に応えてさらに実績を積み重ねると「信用」され，「この部門は彼（女）に任せれば安心だ」という形で管理的な立場や専門職的な立場を与えられることになるだろう。信用は一度裏切ると取り戻しにくいので，安定した成果を生むよう十分な配慮が必要になる。自分よりも経験の浅いスタッフと一緒に仕事をして成果を出すためには，部門内で日頃十分な情報提供を行うべく，報告や連絡（たとえば，情勢や会議や委員会決定に関するもの）が重要になるとともに，スタッフからの相談に的確に答えていくことになる。
>
> このように，ステージに応じてほうれんそうの内容は変わってくる。

▶参考情報

1982年に山種証券山崎富治社長が社内キャンペーンとして覚えやすく「ほうれんそう」と表現したことがビジネス用語としての起源とされている。山崎社長はかけ声だけに終わらないようにと，毎月1日を「ほうれんそうの日」としてメッセージつきの生のホウレンソウを1束ずつ全社員に配ったという。

しかし，逆にこの3つの行為が「報告や連絡や相談」のように相対化され，混同される傾向もある。仕事の進め方において，「報告と連絡と相談」はそれぞれが必要であり，区別して理解しなければならない。

［右田忍］

参考文献

1) 福島英生；糖尿病地域医療連携パスの構築とその活用，プラクティス　2010；27(4)：383-383.
2) 日本医師会：医の倫理綱領　医の倫理綱領注釈　www.med.or.jp/nichikara/kairin11
3) 川喜田二郎：発想法，中央公論新社，東京，1967.
4) 中央労働災害防止協会ホームページ　http://www.jisha.or.jp/
5) 日本医師会医療事故削減戦略システム　www.med.or.jp/anzen/data/anzen21.
6) 外山滋比古：思考の整理学，筑摩書房，東京，1986.

4章 患者を中心としたチームアプローチの実際

章目次

4.1：感染制御チームの実際……………60
- 4.1.1 検査の専門性はこう活かす
- 4.1.2 チームアプローチだからできること
- 4.1.3 スタッフ（とくに医師）の説得術
- 4.1.4 今後の感染対策

4.2：栄養サポートチームの実際………68
- 4.2.1 検査の専門性はこう活かす
- 4.2.2 チームアプローチだからできること
- 4.2.3 スタッフとの連携・協力
- 4.2.4 NST症例（NSTの進め方）

4.3：糖尿病療養指導チームの実際……77
- 4.3.1 検査の専門性はこう活かす
- 4.3.2 チームアプローチだからできること
- 4.3.3 糖尿病療養指導に必要な患者心理と行動
- 4.3.4 患者指導の実際
- 4.3.5 地域連携と地域のネットワーク

4.4：内視鏡チームの実際………………85
- 4.4.1 検査の専門性はこう活かす
- 4.4.2 チームアプローチだからできること
- 4.4.3 カプセル内視鏡
- 4.4.4 わたしが知った患者心理と家族との出会い

SUMMARY

チーム医療の現場における臨床検査技師の役割について，本章では感染制御チーム，栄養サポートチーム，糖尿病療養指導チーム，内視鏡チームの4つの具体的な活動内容を紹介する。それぞれ患者を中心としたチームアプローチが確立され，これらを具体的に学ぶことで臨床検査技師の役割に付加価値が生まれる。臨床検査技師の専門性の向上だけではチーム医療は成り立たないため，他職種との業務分担，連携と補完の必要性を理解し，本章で紹介する以外の多くのチーム医療実践の現場においても，取組みの参考にしていただきたい。

4.1 感染制御チームの実際

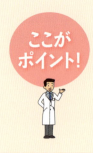

ここがポイント！

- 感染制御チームの一員として，臨床検査技師には以下の活動が求められる。
  ① 「微生物の専門家」としての見解や行動
  ② 院内感染の発見と制御
  ③ 適切な治療に関する情報提供
  ④ 検査データの集計および解析とその利用
  ⑤ 患者や職員に対する感染予防の教育と実践
  ⑥ 地域の医療施設との連携

4.1.1 検査の専門性はこう活かす

1. 臨床検査技師の役割

検査室から報告する感染症検査結果には，患者個人の検査結果だけでなく，院内全体および各病棟における分離菌頻度や薬剤耐性菌の動向，院内感染が発生したときの細菌の遺伝子型など多くの情報が含まれている。分離菌の検出状況，病原微生物の抗原や毒素の迅速診断検査結果の集計および解析結果は，感染制御チーム (infection control team ; ICT) に報告することが求められると同時に，感染管理対策委員会 (infection control committee ; ICC) での重要な討議資料の1つとなる。また，感染症法に規定されている病原菌が分離された場合も，直ちに主治医およびICTに報告することで診断，治療，感染対策，届出などの迅速な対応に貢献できる。さらに，近隣の施設と連携して分離菌や薬剤耐性菌の動向を把握することも重要となる。

感染制御活動では，各部署から提出されるデータが欠かせない。検査室からICTへ提出する資料の一例を表4.1.1に示す。これらの項目に関するデータを集計・解析し，ICTメンバーやICC委員が見やすく，理解しやすい様式にまとめる必要がある。

表4.1.1 検査部門からICTへの提出資料の一例

報告単位	資料の名称
毎日	・血液培養陽性例
毎週	・MRSA検出リスト週報，新規MRSA遺伝子型（POT法）
毎月	・MRSA検出リスト，MRSA陽性患者病棟マップ ・血液培養陽性患者病棟マップ ・病棟別上位頻出菌，診療科別上位頻出菌 ・月別分離菌株数 ・薬剤耐性菌発生動向 ・微生物迅速検査陽性患者数 ・病棟別MRSA患者数，病棟別ESBL産生菌患者数 ・血流感染患者リスト ・JANIS検査部門サーベイ集計
毎年	・分離菌頻度表 ・薬剤感受性率表 ・関連病院感染対策協議会提出資料作成

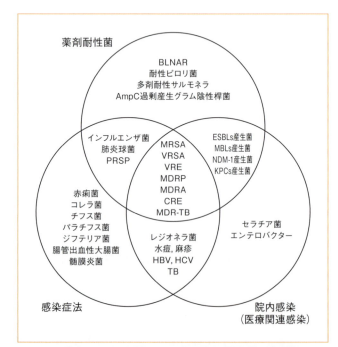

図4.1.1 検査室として見落としてはならない感染症・微生物

MRSA（メチシリン耐性黄色ブドウ球菌），VRSA（バンコマイシン耐性黄色ブドウ球菌），VRE（バンコマイシン耐性腸球菌），MDRP（薬剤耐性緑膿菌），MDRA（薬剤耐性アシネトバクター），CRE（カルバペネム耐性腸内細菌科細菌），MDR-TB（多剤耐性結核菌），ESBLs（基質特異性拡張型β-ラクタマーゼ），MBLs（メタロ-β-ラクタマーゼ），NDM-1（ニューデリー・メタロ-β-ラクタマーゼ），KPCs（クラブシェラ・ニューモニア・カルバペネマーゼ），BLNAR（β-ラクタマーゼ非産生アンピシリン耐性インフルエンザ菌），PRSP（ペニシリン耐性肺炎球菌），HBV（B型肝炎ウイルス），HCV（C型肝炎ウイルス）

（日本臨床検査医学会 臨床病理 2013, 61より）

表4.1.2 臨床的に重要な薬剤耐性菌

染色形態による分類	名称	感染症法（2015年1月21日現在）
グラム陽性球菌	メチシリン耐性黄色ブドウ球菌（MRSA）	五類感染症 定点把握
	バンコマイシン耐性黄色ブドウ球菌（VRSA）	五類感染症 全数把握
	バンコマイシン耐性腸球菌（VRE）	五類感染症 全数把握
	ペニシリン耐性肺炎球菌（PRSP）	五類感染症 定点把握
グラム陰性桿菌	薬剤耐性緑膿菌（MDRP）	五類感染症 定点把握
	薬剤耐性アシネトバクター（MDRA）	五類感染症 全数把握
	カルバペネム耐性腸内細菌科細菌（CRE）	五類感染症 全数把握
	基質特異性拡張型β-ラクタマーゼ（ESBLs）産生菌	規定なし
	クラスC型β-ラクタマーゼ過剰産生グラム陰性桿菌	規定なし
	メタロ-β-ラクタマーゼ（MBLs）産生菌	規定なし（一部はCREに含まれる）
	ニューデリー・メタロ-β-ラクタマーゼ（NDM-1）産生菌	規定なし（一部はCREに含まれる）
	クレブシェラ・ニューモニア・カルバペネマーゼ（KPCs）産生菌	規定なし（一部はCREに含まれる）
	OXA-48産生菌	規定なし（一部はCREに含まれる）
抗酸菌染色で染色される桿菌	多剤耐性結核菌（MDR-TB，XDR TB）	（耐性に関係なく結核として）二類感染症

2013年 薬剤感受性率（%） 条件：入院患者初回分離株の感受性率

菌種	株数	PCG ペニシリン	ABPC ビクシリン	ABPC/SBT ユナシン	PIPC ペントシリン	PIPC/TAZ ゾシン	CEZ セファメジン	CMZ セフメタゾン	CTX クラフォラン	CTRX ロセフィン	CAZ モダシン	CFPM マキシピーム	AZT アザクタム	IPM/CS チエナム	MEPM メロペン	GM ゲンタマイシン	AMK アミカシン	EM エリスロマイシン	AZM ジスロマック	CLDM ダラシン	LVFX クラビット	CPFX シプロキサン	TC テトラサイクリン	MINO ミノマイシン	ST バクタ	TEIC タゴシッド	VCM バンコマイシン
Escherichia coli	234		48			95	68	94	92		92	100	94	100		90	100					66			75		
Escherichia coli (ESBL)	59		0			95	0	95	0		0	0	0	98		76	100					29			34		
Klebsiella pneumoniae	134		2			99	93	99	99		99	100	99	100		98	100					98			88		
Enterobacter cloacae	103		0			89	0	1	82		83	98	86	96		97	98					94			99		
Serratia marcescens	64		0			93	0	84	88		98	100	98	100		100	100					95			98		
Citrobacter freundii	23		0			90	0	5	81		81	90	81	95		95	100					95			57		
Pseudomonas aeruginosa	238				88	90					93	94	81	80	86	97	100				89	94					
Acinetobacter baumannii	53				81	98					100	96		100	100	90	98				100	98		100	90		
Stenotrophomonas maltophilia	43										33									84				100	77		
Haemophilus influenzae	48		46	87					100		100		100				100					91			79		
Moraxella catarrhalis	84						100									94	98	12	100			99			85		
Staphylococcus aureus (MSSA)	517	46	46				100									77		76		79		83		99	99	100	100
Staphylococcus aureus (MRSA)	304	0	0				0									28		6		6		12		53	99	100	100
S. epidermidis (MRSE)	130	0	0				0									37		30		47		23		95	65	89	100
Enterococcus faecalis	245	97	100															19				75		27		100	100
Enterococcus faecium	104	7	7															4				5		53		100	100
Streptococcus pneumoniae	37	100					97		100			95				3	3	32	100			8		43			100

図4.1.2 分離菌の薬剤感受性率表（アンチバイオグラム）

2. 感染対策活動に関わる検査室の必要条件

感染対策の第一歩は正しく感染症を診断することである。すなわち，正しく検査が実施され，正しく病原体が検出され，起炎病原体に応じた正しい治療が実施されることが必要になる。そのためには臨床に貢献できる微生物検査室が求められる。施設の規模に関係なく，微生物検査室がある場合の感染対策活動に関わるための必要条件を以下に示す[1]。

(1) グラム染色の実施と判読

特別な機器を必要とせず，染色液と水洗のための流し場，顕微鏡があれば簡単に検査できる。グラム染色は感度や特異度が高い検査ではないが，細菌形態を鏡検で確認でき，染色背景の観察で炎症の有無や検体の品質管理にも利用でき，付加価値の高い検査である。訓練すれば，鏡検である程度の菌種も推定でき，感染症の診断や抗菌薬投与後の効果判定に役立つ。

(2) 感染対策上重要な微生物を見落とさない

感染症法で規定された微生物や院内感染で問題となる微生物，薬剤耐性菌のそれぞれの名称を分類・把握し，検査室でこれらの対象微生物が検出できる体制を構築することが重要となる。とくに，メチシリン耐性黄色ブドウ球菌（methicillin-resistant Staphylococcus aureus；MRSA）やバンコマイシン耐性黄色ブドウ球菌（vancomycin-resistant Staphylococcus aureus；VRSA），バンコマイシン耐性腸球菌（vancomycin-resistant enterococci；VRE），薬剤耐性緑膿菌（Multiple-drug-resistant Pseudomonas aeruginosa；MDRP），薬剤耐性アシネトバクター（Multiple-drug-resistant Acinetobacter species；MDRA），カルバペネム耐性腸内細菌科細菌（Carbapenem-resistant enterobacteriaceae；CRE），多剤耐性結核菌（Multiple-

表4.1.3 薬剤感受性率表のまとめ方

- 最低年1回作成する
- 最終確認済みの結果のみを含める
- 分離菌株数が30以上のもののみを含める
- 診断用検査の結果のみを含め，サーベイランス用の結果は含めない
- 各患者について検体の種類を問わずに最初に検出された菌の結果のみを含める
- 日常的に実施している薬剤感受性検査結果のみを含め，耐性菌に対する特別な薬剤の試験結果は含めない
- 感受性菌のみを感性(susceptible；S)とし，中間(intermediate；I)は集計に含めない
- 肺炎球菌は髄膜炎と非髄膜炎に分けて表記する
- ビリダンス群レンサ球菌はペニシリンの中間(I)の率も併記する
- 黄色ブドウ球菌は全体の感受性とMRSA単独の感受性に分けて表記する

表4.1.4 微生物検査外部委託時の注意点

項目	ポイント
検査方法と報告体制	細菌同定基準と薬剤感受性検査法を把握する。薬剤耐性菌報告の可否，血液培養陽性時や感染症法の対象菌の検出時の至急連絡体制をあらかじめ決めておく。
検査結果の整理	検査結果は紙による報告だけでなく，後で集計や統計処理ができるように表計算ソフトで加工可能なファイルとして提供してもらう。さらに，可能であれば施設ごとの微生物検査データの定期的な集計を依頼し，提供してもらう。
集団感染発生時の対応	集団感染発生時に保菌調査や環境調査ができる体制かどうかを把握する。
研修会などへの教育支援	院内の感染対策研修会や病棟勉強会，検査部門勉強会などが開催されるときに講師派遣が可能かどうかを調べる。
新しい情報の提供	感染症法の追加や変更，感染対策に関するガイドラインが示されたときなどに最新の情報提供が受けられるかを確認する。

drug-resistant *Mycobacterium tuberculosis*；MDR-TB)は感染症法，院内感染，薬剤耐性のすべてを満たすため，見落としてはならない微生物である。検査室として見落としてはならない感染症や微生物の分類を図4.1.1および表4.1.2に示す。

(3) 検査データの定期的な統計処理と集計報告

分離される病原体やその薬剤感受性は，地域や施設でそれぞれ異なる。とくに抗菌薬は各施設で使用される種類が異なるので，分離菌に対する薬剤感受性は文献上の感受性データと一致しない場合もある。緑膿菌や腸内細菌などのグラム陰性桿菌は，地域や施設ごとに分離菌頻度や薬剤感受性が異なる場合が多く，各施設で微生物検査データをまとめる必要がある。検査室は定期的に微生物検査データの統計処理・解析を行い，頻出分離菌や薬剤感受性率の一覧表や経年的な感受性の推移などをまとめる必要がある(図4.1.2)。薬剤感受性率表のまとめ方にも一定の決まりがあり[3]，集計方法を統一すると施設間の比較が容易になる(表4.1.3)。集計報告書は，配布物や施設内LANですべての関係スタッフが閲覧利用できるようにする。

(4) 連絡体制の整備と迅速な対応

日頃から感染症の集団発生や薬剤耐性菌に注意し，異常に気づいた場合の連絡体制や対応策を準備しておく。連絡体制や対応策は一覧表やチャート形式にして，ファイルに整理またはラミネートしてすべての関係スタッフが認識しやすく，利用しやすい形にする。

● 3. 微生物検査を外部委託している施設

検体採取後の迅速な処理や保存条件，医師との情報交換，院内感染発生時の早い段階での察知，関連部署との連携など，微生物検査室は院内にあることが望ましい。しかし，各施設の状況や臨床検査技師の人数により，微生物検査を外部委託している施設も多い。外部委託契約時には，微生物検査の依頼契約をするだけではなく，ICTを交えて外部委託業者と協議する必要がある。協議するポイントを表4.1.4に示す。

> **MEMO**
>
> **感染症法とは**
>
> 21世紀は感染症の世紀ともいわれている。感染症を取り巻く状況の変化に対応するため，これまでの「伝染病予防法」に替えて，1999年4月1日から「感染症の予防及び感染症の患者に対する医療に関する法律」(感染症法)が施行された。感染症法では感染症予防のための諸施策と患者の人権への配慮を調和させた感染症対策がとられている。2007年4月1日からは，「結核予防法」が「感染症法」に統合された。新型インフルエンザや薬剤耐性菌の流行など，時代とともに変化していく感染症に応じて，感染症法は随時見直され充実が図られている。

4.1.2 チームアプローチだからできること

1. ICTの主な活動

ICTの中心メンバーは医師，看護師，薬剤師，臨床検査技師，事務職員である。それぞれの職種が連携・協働して活動を進めていく(表4.1.5)[4]。活動のベースに検査情報は欠かせない。

2. ICT構成員と活動の具体例

(1) チーム構成員と活動内容

筆者の所属する京都府立医科大学附属病院におけるチーム構成は医師4名，看護師2名，薬剤師2名，臨床検査技師1名，事務職員1名からなる。週2回のラウンドを実施し，院内の抗菌薬適正使用推進のために感染症の診断，抗菌薬の選択，抗菌薬の投与量や投与間隔の適正化，血中薬物濃度測定などの提案や相談を実施している[1]。ラウンドの対象となるのは，培養陽性例（血液，髄液，カテーテルなどの無菌材料からの菌検出），抗MRSA薬投与例や広域抗菌薬の長期投与例，コンサルテーション依頼例，不適切な抗菌薬使用が疑われる症例などである。そのほかに感染対策研修会の開催，アウトブレイク時の感染対策や環境調査，遺伝子検査などがある。

(2) ICT活動の具体例

① 血液培養陽性例の調査

毎日，朝に血液培養陽性患者をチェックし，グラム染色像から推定される菌，ほかの検査材料からの分離菌状況，使用抗菌薬，電子カルテからの患者情報などを，検査室の臨床検査技師とICTメンバーの医師との間で共有を図る。必要な場合は担当医に連絡を取り，患者の状況や使用抗菌薬について意見交換する。

表4.1.5 感染制御チームの主な業務

項目	内容
調査・監視	データに基づく定期的な病棟ラウンド（最低週1回） 院内感染状況や院内疫学情報の把握 対象を限定したサーベイランス 保菌者検査や保菌者の把握 環境調査の実地（感染対策上必要時）
介入	院内感染発生時の特定と制圧 現場への効果的な介入（教育的，設備・備品的）
適正化・評価	感染対策年間計画の作成と実行 感染対策マニュアルの作成 抗菌薬使用状況の監視 感染防止技術の評価 感染症法への対応
相談・指導・教育	院内感染および感染対策の相談業務 感染症の判断や抗菌薬の適正使用 院内感染防止のための環境整備や技術指導 感染防止対策の教育と啓蒙活動
職員への対応	業務感染防止と事故時の対応 院内感染対策としての職員健康管理
連携・協力	情報の伝達および報告（施設管理者，感染対策委員会，病棟） リンクナースやリンクドクター，各部門との連携・協力 地域医療機関との連携・協力

（「こんなときどうする!?実践感染管理」，金原出版，2011より）

② 抗菌薬適正使用ラウンド：対象症例の検討

感染対策部に設置している7台の端末を使い，電子カルテや検査データをもとに，感染症かどうかの判断，抗菌薬の選択や投与法のチェック，感染管理認定看護師からの現場の状況報告などを総合的に判断し，検討結果を電子カルテにコメントする。

臨床検査技師は検査システム画面で微生物検査を確認するとともに，画面ではまだ報告されていない最新情報（推定菌レベルの情報やグラム染色像の詳細所見など）や過去からの分離菌情報，病棟における分離菌頻度などの検討に加えて，感染症患者が院内感染かどうかの判断材料を提供する(図4.1.3)。

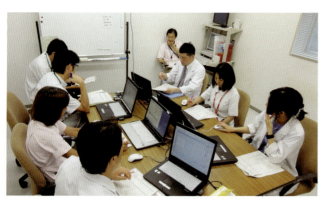

図4.1.3 抗菌薬適正使用ラウンド：対象症例の検討

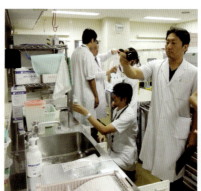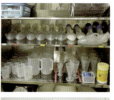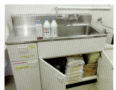

図4.1.4 病棟・外来診療棟ラウンド：環境チェック

③病棟・外来診療棟ラウンド：環境チェック

職種ごとにあらかじめ設定したチェックシートに従い，病棟または外来診療棟をラウンドして環境チェックを実施する。

臨床検査技師は，院内感染の温床になりやすい水周りの環境チェックを行う。水周りのスポンジやシャワーヘッド，超音波検査のプローブなど，細菌が増殖する温床になりそうな部分を重点的にチェックする。カメラなどで写真を撮り，問題がありそうな箇所の写真をつけて報告書を作成し，改善提案する。後日，病棟または外来診療棟から改善点を報告してもらう（図4.1.4）。

4.1.3 スタッフ（とくに医師）の説得術

1. はじめに

多職種からなるチーム医療ではそれぞれの職種の立場からさまざまな意見が出され，どう集約してよいのか難しい場合もある。院内感染対策や感染制御活動は，施設の規模や背景により内容がそれぞれ異なるが，その基礎となる考え方は同じである。すなわち，「患者と職員を感染から守ること」が感染管理の大きな目標となる。

チーム医療では多くの情報が集まってくる。情報を一元化することで対象となる症例や病棟の問題点が見えてくる。まず，実現可能なレベルで活動の目標を決める。そして，活動を把握するために指標となるいくつかの項目を定めて定期的に集計する。指標項目の変動をチーム内で共有し，客観的に活動を評価することにより，それぞれの職種で何をすればチームに役立つのかが見えてくる。活動内容を可視化することで活動のベクトルを合わせやすく，チーム内の意見も集約しやすくなる。

2. ICT活動を評価するための指標

当院では，菌血症患者はICTラウンドの対象となっており，医師や看護師，薬剤師，臨床検査技師がそれぞれの職種の立場から情報をもち寄り，治療の方針や効果が検討，評価される。そこで菌血症治療に関して，5つの項目を基準にして自らの活動を評価する指標としている[1,5]。2005年から2012年の比較では，菌血症患者の生存率以外の評価指標で有意な増加を認めた（図4.1.5）。

(1) 血液培養複数セット採取率

同じ日付内に複数セットの血液培養検体を採取できたかを評価指標とする。

(2) 血液培養開始のタイミング

カルバペネム系，第4世代セフェム系，キノロン系などの広域抗菌薬が投与される前に，血液培養が実施できていたかを評価指標とする。

(3) 初期治療の適切性

経験的治療で投与された抗菌薬が起炎菌に感性を有していたかを評価指標とする。

(4) De-escalation治療

De-escalation治療とは，薬剤感受性検査結果を見て，広域抗菌薬から薬剤感受性を示す狭域抗菌薬に変更し，起炎菌となる病原体に絞って抗菌薬を用いる治療のことである。初期治療で広域抗菌薬が投与された場合，臨床上可能

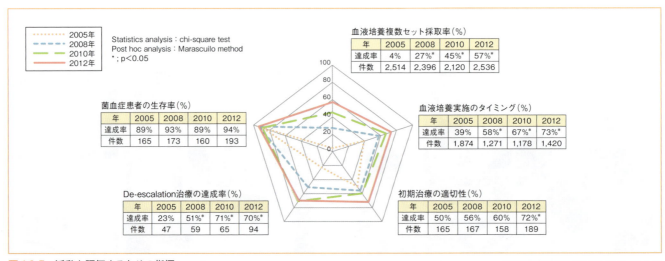

図4.1.5 活動を評価するための指標

（日本臨床検査医学会 臨床病理 2013, 61より）

な症例については，De-escalation治療が実施できたかを評価指標とする。

(5) 菌血症患者の生存率

血液培養提出から28日以内での死亡を，菌血症関連死とした場合の生存率を評価指標とする。

> **MEMO**
>
> **カルバペネム耐性腸内細菌科細菌（CRE）感染症**
>
> メロペネムなどのカルバペネム系薬剤および広域β-ラクタム剤に対して耐性を示す腸内細菌科細菌による感染症。平成26年9月19日に感染症法施行規則（省令）が改正され，「カルバペネム耐性腸内細菌科細菌感染症」と「薬剤耐性アシネトバクター感染症」が五類全数報告疾患に指定された。

4.1.4　今後の感染対策

感染対策は病院全体で取り組むべき業務で，感染症の知識や感染管理の考え方，感染対策の実践，感染対策関連備品の購入などさまざまな部門からの意見や問題をもち寄り，解決する手段を探る必要がある。そのため，感染対策は一人だけで取り組んでも成功しない。さまざまな職種と関わり，意見をよく聞き，話し合いをすることが大切である。

今後は医療と介護の一体改革が進み，患者は1つの施設内にとどまることなく，病状や身体・生活状況に合わせた地域内の複数の施設を移動することも想定される。感染対策は施設内で完結しない。転入または転出患者の薬剤耐性菌保菌状況，各施設での分離菌頻度や薬剤感受性率などの情報を地域内の施設で共有する必要がある（図4.1.6）。

感染対策や感染制御の業務では，患者や職員に対する感染予防，感染症の発見と適切な治療，院内感染の制御，医療資源の有効活用，地域の医療施設との連携など，臨床検査技師が活動する範囲は広く，"微生物の専門家"としての発言と行動が要求される。微生物に関する基礎知識や日々の検査での気づき，報告の集計や解析に加えて，正確な情報をわかりやすく伝えること，感染症や感染対策に関する新しい情報を更新していくことが求められる。

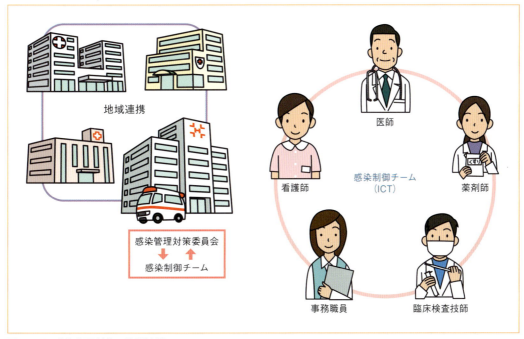

図4.1.6　感染管理対策の地域連携

4章 患者を中心としたチームアプローチの実際

Q 感染対策活動の効果を把握するには？

A 自施設と他施設を比較する。

全国的な規模で実施されるサーベイランスの結果と比較することで，自施設の感染対策活動の効果が客観的にわかる。厚生労働省院内感染対策サーベイランス事業（japan nosocomial infections surveilance；JANIS）の検査部門公開情報では，全医療機関からのデータを集計した検査材料別の分離菌頻度や主要菌の薬剤感受性率が公開されている[6]。JANIS参加施設では，自施設の主要な菌および耐性菌の，病棟別，検査材料別分離患者数の把握や，全参加医療機関と自施設との薬剤耐性菌分離率の比較ができる。

箱髭図を利用した還元情報によって自施設の位置を把握。

JANIS還元情報には，菌分離率や感染症発生率，箱髭図を利用した全国平均値と自施設の比較などがある。箱髭図とは，データの分布やばらつきをわかりやすく表現するグラフである。箱髭図は，最小値と最大値（両端の縦線），10％点と90％点（両髭の先の縦線），25％点と75％点（長方形箱の両端の縦線），そして中央値（長方形箱の中の線）を表示する。長方形箱の中に全体の半分（25％〜75％）のデータが入っている（図4.1.7）。

箱髭図を利用した還元情報により，全医療機関のデータの分布の中で自施設のデータの位置（全国の医療機関と比べ自施設では薬剤耐性菌の分離率が低いのか高いのかなど）を確認することができる（図4.1.8）。

2013年の年報でのJANIS集計対象医療機関数は745施設で，全国の医療機関数の9.9％を占めていた。

▶ **JANISとは**

厚生労働省の事業の1つ。参加医療機関における院内感染の発生状況や薬剤耐性菌の分離状況，および薬剤耐性菌による感染症の発生状況を調査し，日本の院内感染の概況を把握し，医療現場での院内感染対策に有用な情報の還元などを行うことを目的としている。

サーベイランスは，検査部門，全入院患者部門，手術部位感染部門，集中治療室部門，新生児集中治療室部門に分けられ，それぞれの部門で目的とする収集データが異なる。

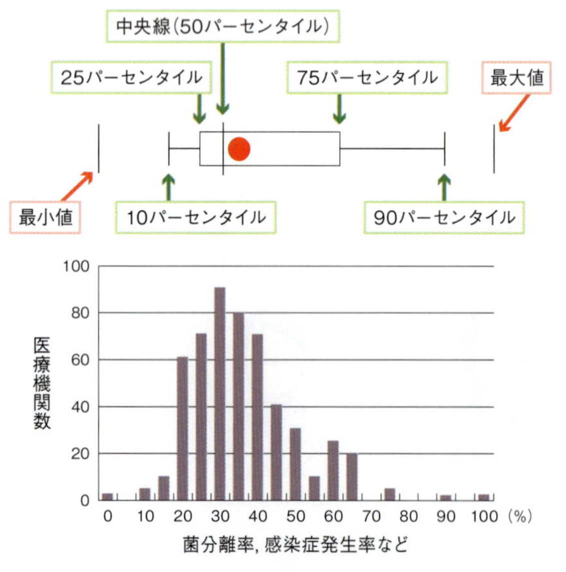

図4.1.7 箱髭図
菌分離率，感染症発生率などの分布が表現され，全医療機関のデータのばらつきと自施設の位置（赤丸）が示される。
（厚生労働省 院内感染対策サーベイランス事業 ホームページより）

2. 特定の耐性菌の分離患者数（分離率）

	2008年8月	2008年9月	2008年10月	2008年11月	自施設(2007年)の月別分離患者数と当月の分離患者数の比較	自施設過去12ヶ月の分離率	全医療機関の分離率(2007年)	全医療機関の分離率(2007年)と自施設過去12ヶ月の分離率の比較
検体提出患者数	279	275	301	317	279 290 316			
MRSA	18 (6.45%)	19 (6.91%)	21 (6.98%)	23 (7.26%)	11 19 23	6.89%	10.74%	0.00 10.52 39.80
VRSA	0 (0.00%)	0 (0.00%)	0 (0.00%)	0 (0.00%)	0	0.00%	0.00%	0.00
VRE	0 (0.00%)	0 (0.00%)	0 (0.00%)	0 (0.00%)	0	0.06%	0.01%	0.00 1.40
MDRP	1 (0.36%)	0 (0.00%)	0 (0.00%)	0 (0.00%)	0 2	0.09%	0.24%	0.00 0.07 7.59
PRSP	0 (0.00%)	1 (0.36%)	1 (0.33%)	3 (0.95%)	0 2 5	0.26%	1.54%	0.00 0.90 16.84
カルバペネム耐性緑膿菌	2 (0.72%)	4 (1.45%)	8 (2.66%)	3 (0.95%)	0 5 7	1.59%	1.48%	0.00 1.29 16.28
カルバペネム耐性セラチア	0 (0.00%)	0 (0.00%)	0 (0.00%)	0 (0.00%)	0	0.00%	0.02%	0.00 2.22
第三世代セファロスポリン耐性大腸菌	1 (0.36%)	0 (0.00%)	1 (0.33%)	1 (0.32%)	0 1 3	0.23%	0.48%	0.00 0.28 7.53
第三世代セファロスポリン耐性肺炎桿菌	0 (0.00%)	1 (0.36%)	0 (0.00%)	0 (0.00%)	0 2	0.06%	0.14%	0.00 3.76
多剤耐性アシネトバクター	0 (0.00%)	0 (0.00%)	0 (0.00%)	0 (0.00%)	0	0 (0.00%)	0 (0.00%)	0.00 0.51

図4.1.8　JANIS検査部門の還元情報　　　　　　　　　　　　　　　　　　　　　　　　　　　（厚生労働省 院内感染対策サーベイランス事業 ホームページより）
毎月の薬剤耐性菌分離状況と全医療機関における自施設の位置がわかる。

［小森敏明］

参考文献

1) 小森敏明，他：感染対策と臨床検査技師の実践行動，臨床病理 2013；61：346-352．
2) 小森敏明：臨床検査とチーム医療　抗菌薬適正使用推進チームとその効果，Abbott, 2013, Labo ID NEWS vol.2．
3) Clinical Laboratory Standards Institute : Analysis and presentation of cumulative antimicrobial susceptibility test data; approved guideline-third edition M39-A3. CLSI, Wayne, PA, 2009.
4) 小森敏明：こんなときどうする!?　実践感染管理　339-341，浅利誠志，木下承皓，山中喜代治 編，金原出版，東京，2011．
5) 藤田直久：抗菌薬適正使用のための臨床検査部における包括的マネイジメント，臨床病理　2010；58：720-724．
6) 厚生労働省 院内感染対策サーベイランス事業JANISホームページ　http://www.nih-janis.jp

4.2 栄養サポートチームの実際

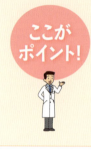

ここがポイント！
- 臨床検査技師は臨床化学の専門家としてチームに参加する。
- 栄養管理法を理解し，臨床検査技師の役割について考える。
- 臨床検査技師は二次評価，再評価で能力を発揮する。
- 静的栄養指標と動的栄養指標を正しく理解して利用する。
- チームの一員として代謝栄養学的な知識を習得し，学会認定NST専門療法士を目指す。

4.2.1 検査の専門性はこう活かす

● 1. 代謝の専門家としての臨床検査技師

栄養サポートチーム（nutrition support team；NST）は，医師，看護師，薬剤師，管理栄養士，臨床検査技師などの専門職が，職種や診療科間の垣根を越えてチームを組み，患者に対して適切な栄養管理を行うチーム医療である。臨床検査技師がNSTの中で求められるのは，患者の代謝状態を臨床検査データから読み取ることである。臨床検査技師は，臨床検査の専門職として役割を果たすために検査データのもつ意味をよく理解し，活用していかなくてはならない。

● 2. 代謝と臨床検査データ

NSTでは，入院するすべての患者に対して初期評価を行うことになっている。初期評価で抽出された栄養不良患者や，そのリスクがある患者に関して，より詳細な評価をするために二次評価を行う。二次評価では，現在の代謝状態やリスクの原因となる事項について詳細に検討する必要がある。ここで検討材料として提供される検査データは，いわゆる入院時検査であるため一般的な検査項目になる。この決められた項目から代謝状態を把握するのが困難な場合，必要な検査をチームで検討し医師に依頼する。

身体の代謝は，大きく分けると糖質代謝，脂質代謝，蛋白質代謝に分けられる。患者のエネルギー投与量はこれらの代謝が不足なく行われるようにNSTが設定する。中でも重要なのが蛋白質代謝で，蛋白質は核酸，多糖体とともに，細胞，組織の主要な有機生体成分である。その働きは，触媒，酵素などほかの分子の輸送や貯蔵，物理的支援や免疫防御，運動の発生，神経インパルスの伝達，細胞の増殖や分子の制御と実にさまざまである。本項では，NSTにおいて重要な蛋白質代謝と臨床検査データとの関連について説明する。

● 3. 蛋白質代謝に関連する検査データ

（1）血中尿素窒素・血清クレアチニン

血中尿素窒素（blood urea nitrogen；BUN）と血清クレアチニン（creatinine；CRE）はともに腎機能を示す値として知られている。BUNは窒素排泄の働きを担っているため，産生窒素量が増加すると上昇，減少すると低下する。蛋白質の摂取不足はBUNの血中濃度を低下させるため，異常低値の場合，蛋白質の摂取不足が示唆される。また，CREは筋肉量に比例するため異常低値ではサルコペニアなどを考慮する。

（2）アルブミン

アルブミン（albumin；ALB）は静的栄養指標として知られている。予後の経過を示す値で，低アルブミン血症は望ましくない転帰につながるとされている。

（3）窒素バランス

窒素バランスは動的栄養指標で，現状の栄養投与状態と必要栄養量の評価に最適な検査項目である。蛋白質投与量不足の場合，エネルギー投与量不足の場合，その両方がある場合に"窒素バランス負"となる。一般的に行われる検査項目ではないため，NSTからの追加要望が必要となる。また，正確に24時間尿を蓄尿する必要があるため看護師

の協力が不可欠であるが，非常に有用でコストパフォーマンスが高い検査といえる。

(4) RTP

rapid turnover protein (RTP) はALBに比べて半減期が短く，体外プールも少ないため，短期的な栄養状態の評価に適している。トランスサイレチン (transthyretin；TTR)，レチノール結合蛋白 (retinol-binding protein；RBP)，トランスフェリン (Transferrin；Tf) などがある。

動的栄養指標とされ，鋭敏に栄養状態を反映するが，腎機能や肝機能，炎症などさまざまな要因で影響を受けやすいので注意が必要である。

以上のように蛋白質代謝を評価する検査データをうまく利用し，NSTでの存在感を示してほしい。糖質代謝や脂質代謝，ビタミン，微量元素も重要な栄養指標であるため，合わせて評価すべきである。

Q 栄養管理の進め方は？

A 情報共有しながら進めることがポイント。

図4.2.1のように進める。臨床検査技師は栄養状態二次評価や再評価で患者状態を把握し，栄養管理をするうえで有益な情報をチームで共有することが重要となる。

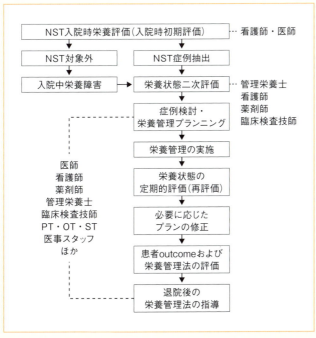

図4.2.1　栄養管理の進め方　　　　（「NSTの運営と栄養療法」より）

▶再評価の重要性

栄養管理のプランニングは，再評価を行い正しい栄養管理に修正していくことが重要である。

Q 静的栄養指標と動的栄養指標とは？

A 使用する目的が異なる2つの指標。

静的栄養指標とは，現時点での普遍的な栄養状態を示し，短期間での栄養状態の変化を評価するのは困難な指標である。

動的栄養指標は静的栄養指標と異なり，短期間での代謝変動やリアルタイムでの代謝・栄養状態の評価が可能である。しかし，逆に種々の因子によって影響を受けやすいので評価は慎重に行う。栄養療法の効果判定などに使用する。

▶静的栄養指標
- 身体計測指標(身長・体重や皮厚，筋囲，体脂肪など)
- 血液・生化学的指標(血清ALB，末梢血中総リンパ球数など)
- 皮内反応(遅延型皮膚過敏反応)

▶動的栄養指標
- 血液・生化学的指標(RTP，窒素バランスなど)
- 間接熱量測定(安静時消費エネルギー，呼吸商)

Q 栄養状態を把握するためには特殊な検査項目が必要ですか？

A 日頃から目する項目で，代謝栄養学的な側面からの評価が必要。

通常，栄養管理を進めていくためにはリアルタイムでの検査値が要求されることが多い。そのため，一般的な検査項目での評価が重要となるので，日頃から目する項目で代謝栄養学的な側面から評価することが必要となる。

たとえば腎機能障害が起こるとBUNやCREは上昇するが，NSTから蛋白質の投与量が増量されるとBUNが上昇する。上昇するのが当然であるため，このことを腎機能が悪化したと評価してはいけない。CREの値も同時に評価し，BUNのみの上昇なら蛋白質を付加した影響と考えられる。このように，栄養療法実施時は代謝栄養学的な変動と生理的，病的変動をきちんと判断しなければならない。

▶参考情報

栄養管理のための検査項目

項目	検査項目
蛋白質	TP，ALB，TTR，RBP，Tf
酵素	ChE，AST，ALT
窒素化合物	BUN，CRE，窒素バランス
糖質	グルコース，グリコヘモグロビンA1C
微量元素	鉄，銅，亜鉛

Q 窒素バランスの評価の仕方は？

A 投与窒素量と尿中尿素量を比べる。

窒素バランスは経口や経静脈的に投与した蛋白質代謝に注目した動的栄養指標の1つである。蛋白質やアミノ酸には約17％の窒素分が含有されているとされており，窒素は体内では筋肉などや血漿成分の蛋白質やアミノ酸以外に存在しない。そのため，異化（分解）された蛋白質量は排泄された窒素量に比例し，尿素の形で尿中に排泄されるので尿中尿素窒素量は蛋白質代謝量に比例する。

臨床的評価法を表4.2.1に示すが，実際には投与蛋白質含有窒素量と24時間尿素窒素排泄量を近似式で比較し，プラスなら窒素バランス正，マイナスなら窒素バランス負と評価する。窒素バランスが負の場合，蛋白質投与量が少なく体蛋白（筋肉）の分解が起こっていることが示唆され，エネルギーを含めた投与量の検討が必要となる。

▶ほかの蛋白代謝パラメーター

・骨格筋量
　尿中CRE，CRE身長係数
・筋蛋白の崩壊量
　尿中3-メチルヒスチジン
・内臓蛋白の合成能血清ALB

表4.2.1　臨床的窒素バランス近似式

経口摂取または経腸栄養の場合	摂取蛋白質量(g)/6.25 −（24時間尿素窒素＋4）
経静脈栄養の場合	投与アミノ酸量(g)/6.25 −（24時間尿素窒素×5/4）

4.2.2 チームアプローチだからできること

● 1. NSTの組織図

筆者の所属する藤田保健衛生大学七栗サナトリウムでは，図4.2.2のような組織図でNST活動を行っている。各病棟にはサテライトチームを配置し，病棟患者に対するNST活動を行っている。

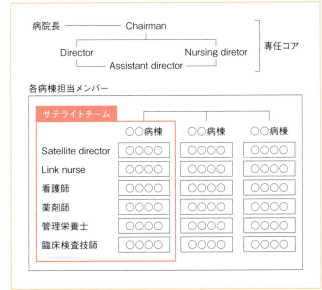

図4.2.2　NSTの組織図

● 2. 各職種の役割

(1) NST臨床検査技師の役割
①検査データをモニタリングし病態を解析する。
②検査データから，栄養管理に関する問題点とリスクを抽出する。
③栄養学的血液検査と身体計測を実施・支援，ならびに解析する。
④NST症例に対し，ラウンド時助言する。
⑤細菌感染に関する事項としては以下があげられる。
　・細菌培養における抗生物質感受性結果を迅速に報告する。
　・細菌感染の原因を究明する。
　・細菌に関する知識をNSTメンバーに提供する。
⑥栄養指標に関する臨床検査の追加を提言する。
⑦栄養に関する検査データの見方をチームのメンバーに指導する。
⑧ベッドサイドの活動により，検査データと症状との乖離を検証する。
⑨栄養に関する検査データを患者に説明する。

(2) NST医師の役割
①院内の栄養管理全般。
②摂食・嚥下障害の治療法を確認し，評価する。
③NSTメンバーの教育や指導にあたる。
④患者・家族および担当医とNSTメンバーとの仲介役を務める。
⑤ほかのチームとのコラボレーションを図る。
⑥在宅・院外施設での栄養管理法を指導する。

(3) NST看護師の役割
①院内の栄養管理全般。
②栄養管理法の手技。
③摂食嚥下障害の患者を含め，経口摂取への移行を推進する。
④退院後の生活状況を把握し，患者，家族に退院指導を行う。
⑤在宅栄養・院外施設での栄養管理法を指導する。

(4) NST薬剤師の役割
①薬剤に関する事項全般。
②経静脈栄養法の詳細なプランを立てる。
③栄養管理に関する合併症を予防し，発症時は適切に対応する。
④栄養障害例を抽出し，早期に対応する。
⑤栄養管理に関する問題点とリスクを抽出する。
⑥在宅・院外施設での栄養管理法を指導する。

(5) NST管理栄養士の役割
①ほかのメンバーに栄養アセスメントの指導を行い，なおかつ詳細に解析する。
②経腸栄養法，経口栄養法に関する事項全般。
③栄養障害例を抽出し，早期に対応する。
④栄養療法に関する問題点とリスクを抽出する。
⑤在宅・院外施設での栄養管理法を指導する。
⑥生活習慣病に対応する。

● 3. チームアプローチだからできること

NSTメンバーの役割は，職種の垣根を越えて連携することで，より広範で個別性の高い栄養障害に対応することである。通常，臨床検査技師が患者の検査データから異常や病状からの乖離を見つけた場合直接医師に報告するが，医師の立場からすると各職種からさまざまな報告がなされ，すべてに対応するのは負担となる（図4.2.3）。NSTでは，

4章 患者を中心としたチームアプローチの実際

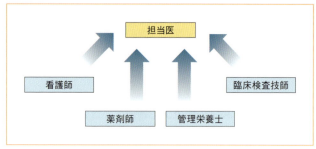

図4.2.3 通常の担当医への報告

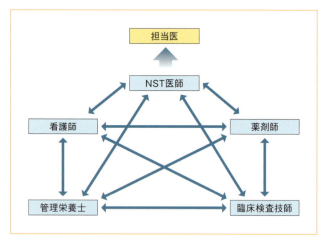

図4.2.4 NSTにおける情報共有の関係性

代謝栄養学的な問題点に関して各職種間である程度の検討がなされ，まとまった情報をチーム内で討議する。そのため，個々に各職種から報告を受けるのに比べて格段に判断

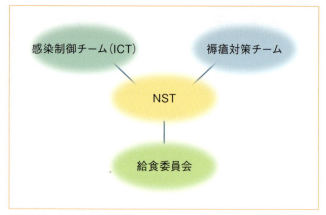

図4.2.5 各委員会の関係性

しやすく，医師の業務軽減に役立っている（図4.2.4）。また，栄養療法に関する検査の追加，結果の解釈など，直接担当医に報告すると受け入れられない場合は，NST医師経由での依頼の方が対応しやすいこともある。

4. 他チームとのコラボレーションを図る

感染制御チーム（infection control team：ICT），褥瘡対策チームとの連携を取ることは重要である。ICTや褥瘡対策チームが対象とする患者の多くは栄養不良が根底にあり，感染症や褥瘡を引き起こしているためである。当院では，図4.2.5のようにNSTを中心に各チームが協力し，患者を多方面から評価，治療する体制をとっている。

4.2.3 スタッフとの連携・協力

1. NSTの目的

NSTには，以下に示すように5つの目的がある。
①適切な栄養管理を実施し，基本的医療を確立する。
②総合的なリスクを徹底的に回避し，安全な医療を確立する。
③病院経費と国全体の医療費を削減する。
④病院スタッフのレベルアップを図る。
⑤地域の予防医学に貢献する。

これらの目的を達成するために，NSTは多岐にわたる役割を担っている。それらを確実に実施することで，多くの効果を得ることができる。

2. NSTの役割

NSTには，以下に示す7つの役割がある。それぞれの役割について解説する。

①栄養管理が必要かどうかを判定し，早期に栄養管理を開始する。
②適切な栄養管理がなされているかをチェックする。
③個々の患者に最もふさわしい栄養管理法を指導・提言する。
④栄養管理に伴う合併症の予防・早期発見・治療を行う。
⑤コンサルテーションに答え，また新しい知識を啓発する。
⑥栄養管理に関わる資材・素材を統一し，一括管理する。
⑦適切な栄養管理を院外にも広げる。

(1) 栄養管理が必要かどうかを判定し，早期に栄養管理を開始

すべての入院患者に栄養アセスメントを行い，早期に栄養障害または栄養障害になり得るリスクを発見し，栄養管理を開始する。多くの施設で臨床検査技師のNSTの役割として実践している「ALB低値患者抽出」は，栄養アセスメントの一部を担っている。

(2) 適切な栄養管理が行われているかどうかチェック

投与エネルギーや投与成分が，一人ひとりの患者に応じて設定されていなければ，適切な栄養管理とはいえない。

(3) 個々の患者に最もふさわしい栄養管理法を指導・提言

栄養管理法には経口摂取，経腸栄養法，経静脈栄養法がある。最良の栄養管理法は経口摂取である。経口摂取が不可能な場合は，消化管が使用できれば生理的な経路である経腸栄養法を選択するが，経腸栄養法のみで満足せず，摂食・嚥下訓練を行って，最終的には経口摂取が可能になるように努力することが大切である。

(4) 栄養管理に伴う合併症を予防・早期発見・治療

カテーテル関連血流感染症や，栄養ルートの誤接続による誤投与などの合併症を徹底的に予防する。そのためには，専門的な知識・技術を身につけるほか，三方活栓の廃止や誤接続防止仕様の経腸栄養ルートの導入，中心静脈栄養ルート挿入部の消毒法の是正なども必要である。

(5) コンサルテーションに答え，また新しい知識を啓発

医師やほかのスタッフからの，栄養管理に関する質問や相談に答える。また，新しい知識をほかのスタッフに啓発する。NSTのメンバーは常に新しい知識と技術の習得を怠ってはいけない。

(6) 栄養管理に関わる資材，素材を統一し一括管理

使用する栄養剤，輸液剤，カテーテルなどの資材は，適切なものを選んで院内で統一し，NSTが管理する。

(7) 適切な栄養管理を院外にも広げる

地域の医療・福祉施設や在宅介護の事業者に，栄養管理の知識・技術を提供し，連携を図っている。適切な栄養管理は，疾患を予防するためにも必要であり，代表的な例は近年急増している生活習慣病の予防である。一般の地域住民を対象に，生活習慣病の予防に関する知識を提供するのもNSTの役割である。

3. 職種間の協力体制の構築

NSTサテライトチームでの活動は，各職種との協力・連携によるところが多い。協力・連携を強めることで多方面からの評価，介入が可能となるためである。筆者がNSTで最初に始めたのが入院時初期評価表の作成であった。職種に関係なく評価表の一部分を担当し，一枚の用紙を全職種で埋めていくことで徐々に協力体制を構築していき，現在のようにNSTサテライトチームの活動が可能となってきた。

4. 臨床検査技師による身体計測パラメータの計測

当院では，上腕三頭筋皮下脂肪厚（triceps skinfold thickness；TSF）と，上腕筋肉周囲長（arm muscle circumference；AMC）の入院時計測を，臨床検査技師が担当している。入院後，NST症例に対しては管理栄養士が必要に応じて経過計測を行っている。

5. メンバーのNST関連知識の統一化を目指す

NST活動では，チームメンバー全員が同等の知識レベルにあるべきだと考えている。そのため，日本静脈経腸栄養学会のNST専門療法士制度を利用している。

NST専門療法士を目指していくと，必要な知識が自然と身についていく。メンバー全員が同じNST専門療法士として活動することは，職域を越えた共通の認識をもって活動することを可能にする。NSTが必要とする検査についても，あれこれと指示を出さなくても看護サイドでNST看護師がコントロールしてくれる。筆者は現在，メンバー全員が専門療法士の認定を受けているチームに所属しているが，必要な情報が瞬時に返答されるため非常に活動が高度になっていくのを感じている。

NST専門療法士の認定制度が臨床検査技師に適用されて日が浅いためまだ少人数ではあるが，しかし確実に増えていることはたいへん心強く感じている。これから臨床検査技師になる方や，卒後間もない方にぜひひとも NST専門療法士を目指してほしいと思っている。

4.2.4 NST症例（NSTの進め方）

栄養管理が実際にどのように進められていくか，症例をもとに紹介する。

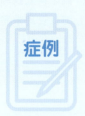

65歳男性，半年前，他院で胃がんのため胃全摘手術施行。術後，抗がん剤治療を外来通院で施行。抗がん剤治療中に副作用出現。全身倦怠感と血圧低下のため抗がん剤中止。1カ月後，低血糖発作で入院。誤嚥性肺炎，肝機能障害，高アンモニア血症を認めた。中心静脈栄養を中心に経腸栄養併用での全身状態の改善が図られた。栄養管理とリハビリテーション目的で当院に入院した。
入院時身体計測：身長 176.0cm，体重 43.5kg，BMI 14.0，IBW 68.1kg，
上腕周囲長（arm circumference；AC）16.7cm，TSF 2mm，AMC 16.1cm，%AMC 69%

● 1. 入院時初期評価

入院時初期評価は，主観的栄養評価表と客観的指標として臨床検査データを使用する施設が多い。当院では，NST支援システムを使用してリスクを点数化し評価している。「入院時初期評価28点，不良」と判定しNST介入となった（表4.2.2）。

表4.2.2　入院時検査データ

項目	結果	基準範囲	単位
CRP	0.1	0.3以下	mg/dL
TP	4.9	6.5〜8.5	g/dL
ALB	2.4	4.0〜5.0	g/dL
T-bil	0.3	0.2〜1.0	mg/dL
AST	32	13〜33	IU
ALT	48	6〜30	IU
ChE	134	214〜466	IU
T-cho	128	120〜230	mg/dL
BUN	11.9	8〜18	mg/dL
尿酸	1.8	2.0〜7.0	mg/dL
CRE	0.20	0.61〜1.04	mg/dL
TTR	22.9	22.0〜40.0	mg/dL

● 2. 二次評価

ALB低値（2.4g/dL），ヘモグロビン（hemoglobin；Hb）低値（10.2g/dL），コリンエステラーゼ（cholinesterase；ChE）低値（134IU），尿酸低値（1.8mg/dL），CRE低値（0.20mg/dL）のため，ALB低値ではあるがマラスムス型の栄養障害であると判断。

エネルギーと蛋白質の摂取不良（protein energy malnutrition；PEM）と考えられた。TTRは基準域下限と保たれているため，直近のエネルギーはある程度投与されていたと考えられる。

エネルギー代謝と蛋白質代謝を精査するため間接熱量測定と窒素バランスを追加で依頼した。検査の結果は以下のとおり。

【間接熱量測定】
安静時エネルギー消費量（REE）1,073kcal/day，RQ 0.85，%REE/BEE 95%

【窒素バランス】
摂取蛋白量：65g，24時間窒素排泄量 6.7g/day
窒素バランス＝65/6.25 − 6.7×1.25＝2.0　…正

以上の結果より，低代謝と判断，投与エネルギー量の増加と現状の蛋白量の維持で筋肉量を増加する必要がある。

● 3. 栄養療法計画

前医では経腸栄養法と経静脈栄養法の併用を行っていた。胃全摘後のため経腸栄養量アップは難しいと判断した。しかし，将来的には在宅での療養を希望しており，可能な限り経口摂取を進めていくため，リハビリテーションと連携して経口摂取量の確保を進めていくこととなった。

誤嚥性肺炎の既往歴があり，摂食嚥下障害を考慮する必要がある。そのためNSTが提案する栄養計画は，経鼻胃管チューブによる経腸栄養法とし，投与エネルギー量1,600kcal/day，投与蛋白量65g/dayと計画した。また，摂食嚥下評価後，経口摂取訓練を行い，随時，経口摂取量の増量を図っていくこととした。

● 4. 患者の心理的要因

患者は前向きな性格で，NSTからの提案について真剣に考え，在宅での療養というわれわれと共通の目標に向かって協力していくことを確認した。

5. リハビリテーションとの連携

前医で誤嚥性肺炎を発症しており，経口摂取はしておらず，今後摂食嚥下評価を行い経口摂取可能か評価する．評価後，直接訓練を行うように連携していく．

6. 再評価

NST介入当初，経腸栄養法で必要栄養量を充足させ，その後の投与方法，投与量の変化にもうまく対応できたため大きな栄養障害を起こさず，経腸栄養から経口＋経静脈栄養法に移行できた．TTRも大きな変化はなく，筋肉量が増えたことでCREは基準範囲内となった．現状の代謝量を知るために間接熱量測定を追加し評価した結果は，REE＝1,005kcal/day，RQ＝0.83であり，入院時と大きな変化がなかった．血清ALB値が入院時(2.4g/dL)から上昇した．このままのプランを継続することとなった．

再スクリーニング点数は入院期間中に徐々に低下し，最終的には11点だった．その後，退院が決まったため退院栄養計画書を作成，栄養指導を行い，NST介入は終了となった．

Q 入院時初期評価の方法は？

A 主観，客観的評価から総合的に行う．

入院時，すべての患者を対象に栄養評価スクリーニングを行い，栄養不良患者，治療中に栄養障害を併発するリスクがある患者をNST症例として抽出する．入院時初期評価は主観的評価と，ALB・リンパ球数・Hbの3項目を客観的評価として総合的に判断する．

Q 投与エネルギー量・蛋白質量の設定方法は？

A Harris Benedictの式の活用など．

Harris Benedictの式で基礎エネルギー消費量(basal energy expenditure；BEE)を求めて投与エネルギー量を求める方法がある．
基礎エネルギー消費量(BEE)×活動係数×侵襲因子
ほかに体重あたりのカロリー数を決めて計算する簡易的な方法もある．

Harris Benedictの式 (BEEの計算式)

男性： $66.5 + (13.8 × 体重kg) + (5.0 × 身長cm) − (6.8 × 年齢)$
女性： $655.1 + (9.6 × 体重kg) + (1.8 × 身長cm) − (4.7 × 年齢)$
活動係数：安静1.0，歩行可能1.2，労働軽度1.4，中等度1.6，重度1.8
侵襲係数：体温1.0℃上昇ごとに0.2ずつアップ

Q トランスサイレチンはどう評価するのですか？

A 変化量に着目することが重要．

トランスサイレチンは半減期が1.9日であるため直近の摂取栄養量に左右され，ある程度変動する．異常低値の場合，NST介入後の上昇は栄養状態の改善があると評価している．動的栄養指標の評価は絶対値ではなく，変化量に着目することが重要となる．また，種々の病態で影響を受けるため注射が必要である．

▶**NST支援システム**

当院ではNST支援システムを導入している．点数化されていて0～2点で栄養状態良好，3～5点で中等度栄養障害，6点以上で高度栄養障害のリスクがあると判断し，NSTがそれぞれの階層で介入する．

▶**投与蛋白質量の決定**

投与蛋白質量は体重に侵襲係数を乗じて算定した値を目安に，NPC-N比を考慮して決定する．

▶**NPC-N比(非蛋白カロリー－尿素比)とは**

アミノ酸の投与量の目安として非蛋白カロリー－尿素比，(non-protein calorie-nitrogen)がある．これは投与されたアミノ酸(蛋白質)以外の栄養素(糖質＋脂質)から計算されるエネルギー量を投与アミノ酸(蛋白質)に含まれる窒素量(g)で割った比のことである．アミノ酸が蛋白質に合成されるために必要な指標である．

▶**トランスサイレチンとは**

トランスサイレチンは，肝障害やCRPが高値の場合，低値を示す．また，腎障害の場合，高値になるため栄養指標としては使用できない．

Q 低栄養の分類は？

A 2つの典型的な病型がある。

　低栄養には，マラスムスとクワシオルコルとよばれる2つの典型的な病型がある。マラスムスは蛋白質とエネルギー両方の不足が見られるためPEM（protein energy malnutrition）といわれ，顕著なやせ，筋委縮や貧血が認められるが，浮腫や低蛋白血症は認められないことが多い。

　これに対しクワシオルコルは，蛋白質の不足がエネルギーの不足よりも重篤な場合の病型で，内臓蛋白の高度減少が特徴である。低タンパク血症から，浮腫，腹水，脂肪肝などが特徴的であり，通常，単一の病型よりは混在していることがほとんどである。

Q 間接熱量測定とは？

A 吸気ガスを分析することで安静時エネルギー消費量を計算することができる。

　間接熱量測定は，エネルギー基質を生体内で酸化してエネルギーを産生する際に必要な酸素消費量とその結果生じる二酸化炭素排泄量を測定するものである。患者呼気を分析して安静時エネルギー消費量（resting energy expenditure；REE）と呼吸商（respiratory quotient；RQ）を計算する。REEにはWeirの式を用いる。RQは二酸化炭素排泄量と酸素摂取量の比である。

▶間接熱量測定の計算法

　間接熱量測定ではREEとRQ，そして％REE/BEE比が計算される。BEEとはHarris Benedictの式から得られる基礎エネルギー消費量（身長，体重，性別，年齢により計算される値）である。このBEEに活動係数と侵襲係数を乗じることで総エネルギー投与量TEEが得られる。TEEは栄養管理上，最低限投与すべきエネルギー量であり，実際にはそれ以上を投与するようにしている。

　BEEと安静時エネルギー消費量との比，％REE/BEE比は基礎エネルギー消費量の増減を見るためのもので，浮腫や体腔液がない場合は100％以下は代謝が低下，100％以上では代謝が亢進していると判断する。

［井谷功典］

参考文献

1) 日本静脈経腸栄養学会：静脈経腸栄養ガイドライン第3版，照林社，東京，2013．
2) 日本静脈経腸栄養学会：静脈経腸栄養ハンドブック，南江堂，東京，2011．
3) 東口高志：NSTの運営と栄養療法 栄養管理の基本とチーム連携，医学芸術社，東京，2006．
4) 東口高志：NST完全ガイド 経腸栄養・静脈栄養の基礎と実践，照林社，東京，2005．
5) 小山 諭，畠山勝義：生化学的パラメーター，臨床検査 2004；48：977-1015．

4.3 糖尿病療養指導チームの実際

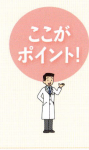

ここがポイント！

- 臨床検査部門が担う糖尿病療養指導チームでの役割は，糖尿病に関する検査の意義，血糖自己測定指導，療養における自己管理の意義の説明，および療養上の課題・問題把握である。
- 糖尿病に関連した検査を，患者に正しくわかりやすい言葉で説明する。
- 日々的確な精度管理を行い，精確性を維持していることも他職種に対して正しく伝える。
- 糖尿病患者が，自己検査用グルコース測定器で行う血糖自己測定の手技，目的（必要性），有効利用について説明し，日々実行できるように支援することが求められる。

4.3.1 検査の専門性はこう活かす

1. 糖尿病治療の目標

厚生労働省が5年ごとに発表している「国民健康・栄養調査」結果の平成24年概要では，「糖尿病が強く疑われる者」，「糖尿病の可能性を否定できない者」を合わせると約2,050万人が糖尿病あるいは糖尿病予備軍であるとされており，前回調査に比べ増加している。国民の約6人に1人に相当するが，その4割近くはほとんど治療を受けていない。また，厳格な血糖コントロールが必要な若年層の継続受診は約4割と低い。低い受診率となっている一因として，検査で血糖値が高く，また治療が必要という結果となっても，糖尿病の合併症出現まで自覚症状が乏しいために受診しない傾向があることがあげられる。合併症の重症化に伴う下肢切断，失明や人工透析に至る前に，継続治療の必要性を学ぶことができる体制作りが急務である[1]。

糖尿病の治療は，血糖コントロールを良好に保つことで糖尿病合併症の発症・進展を防ぎ，健康な人と同様の日常生活維持と寿命を確保することが最終目標である（図4.3.1）[2]。

目標達成のために，医師を最終責任者として，看護師・准看護師，管理栄養士，薬剤師，理学療法士，臨床検査技師などで糖尿病療養指導チームを形成して治療に取り組む[3]。糖尿病治療が必要でありながら受診していない段階の患者には受診を勧める情報提供で，患者が受診して治療が開始された後には療養指導で患者と関わることになる。

2. 糖尿病治療の主役は患者自身

糖尿病は，患部を除去すれば完治するといった病気ではなく，継続的に治療し症状の進展を防がなければならない。患者自身が，食事療法，薬物療法，運動療法や血糖自己測定などのモニタリングについて理解し，「セルフケア行動（自己管理行動）」を行うことができるように，チームで指導に取り組む。その内容は，治療に必要な知識の提供や技術の指導と，生涯にわたる自己管理の援助であるが，日常生活の中で患者自らが行うことになるため，主役は患者自身であるといえる。

3. 糖尿病療養指導での臨床検査技師の役割分担

糖尿病療養指導は治療そのものであり，医師による指導を各専門職がチームとして補完することになる。各職種が他職種の概要を説明することは可能であるが，職種ごとに

図4.3.1　糖尿病治療の目標と療養指導の位置づけ

業務範囲は定められており，各職種の専門性を尊重し，その法的規制範囲を越えることをしてはならない。

臨床検査技師の役割分担は，まず他職種との共通分担として，食事療法・薬物療法・糖尿病に関する検査・運動療法の概要，療養における自己管理の意義，療養上の課題／問題把握，療養指導の計画立案，療養指導の実践と評価などがあげられる。次に，看護師（准看護師）との共通分担として血糖自己測定指導があり，また検査の専門知識を必要とする分担として，糖尿病検査の意義についての説明がある。

糖尿病検査の説明は，「糖尿病の診断・早期発見のための検査」，「血糖コントロール目標のための検査」，「糖尿病合併症の発見・評価のための検査」の3つがあり，糖尿病の治療を目的とする糖尿病療養指導では，血糖コントロール目標と糖尿病合併症の検査が主になる。

臨床検査技師が糖尿病療養指導チームの中でその能力を有効に発揮するためには，食事療法・薬物療法・運動療法など他職種が実施する内容も把握する必要がある。検査関連のみの知識では指導の内容が単調になりやすいので，治療法と関連した内容にすることで理解度が増す。

血糖自己測定と糖尿病検査については，臨床検査技師が責任をもって担当する。指導を受ける患者は，年齢，病期，合併症の有無や疾患への認識などさまざまであり，それぞれに応じた細かな指導を行うが，日常の臨床検査業務ではほとんど経験したことのない業務に戸惑いを感じることも少なくないと思われる。他職種との情報交換による連携も重要になってくる。

● **4. 糖尿病療養指導で必要な概念**

患者指導では，「セルフケア行動」と「エンパワーメント法」を理解する必要がある。

(1) セルフケア行動

糖尿病の治療において，基本的に患者自身が毎日行う種々の療法をセルフケア行動という。食事療法・運動療法・薬物療法だけでなく，血糖・体重・血圧などのモニタリングが含まれる。継続するセルフケア行動を援助することが，療養指導の課題である。

血糖自己測定の指導では，正しい操作方法のみならず，測定結果で自ら的確な判断ができる指導まで含まれる。

(2) エンパワーメント法

糖尿病患者の治療の開治や継続に関しては，患者自身の判断で行われる部分もある。患者自身の問題解決能力を引き出し，その能力で自身の問題を解決していくことがエンパワーメント法である。患者が設定した目標を達成するために必要な情報を提供し，支援することである。

MEMO

患者指導のポイント
医療機関を受診し，指導依頼を受けた後に，患者や家族とのコミュニケーションが開始される。依頼内容の把握と，患者が指導をどれだけ受け入れられる状況であるかを知ることが重要である。

スタッフ連携のポイント
専門分野は各専門職が行うことがチームの基本であるため，スタッフミーティングで情報交換を行う。臨床検査技師は決められた検査項目を決められた時間で正確に報告するため，日々精度管理を行い信用されるように努力していることを伝える。

4.3.2 チームアプローチだからできること

● **1. 患者指導の基本姿勢**

患者指導の基本姿勢として，患者と同じ立ち位置で取り組むことが必須となる。「継続するために実施可能なことから少しずつ取り組むこと」，「目標を具体化するのに必要な知識と方法を提供すること」，「患者が安全に実施できること」などを念頭におき指導内容を構築する。

できるだけ専門用語は使用せず，わかりやすい言葉で説明することを心がける。言葉より図（テキスト，PC，タブレット端末，ホワイトボードなど）を多用し，一方的でなく参加型，質問形式など退屈にならない工夫を加える。手技の指導では，実演を交えながら基本動作をくりかえし，操作のポイントを的確に指導することが重要である。

指導する患者は，年齢，罹患期間，合併症の有無，低血糖リスクならびに理解度などが一人ひとり異なる。100人の患者がいれば100通りの指導が必要であり，的確な指導能力が求められる。

2. 指導方法

指導の方法は，糖尿病教室などの集団指導と血糖自己測定の個人指導となる。

(1) 糖尿病教室の立ち上げ

患者指導で，定期的な糖尿病教室の開催は必須である。糖尿病教室を開始するためには，スタッフで定期的なミーティングを行い，患者用テキスト作成とスタッフの教育を実施することが必要になる。

テキストは各職種で責任をもち作成し，イラストや表などで読みやすい内容にすることを心がける。またスタッフ教育においては，各職種が講師となって教室で担当する講演内容をプレゼンするなどして指導内容の確認を行う。

(2) 糖尿病教室の開催

糖尿病患者は，1〜2週間の教育入院で糖尿病の知識を糖尿病教室で学ぶ。

糖尿病教室での集団指導は，糖尿病の基本的な知識や治療に必要な情報を提供しやすい。教育入院患者と家族が対象となり，参加者が多いので講義方式になる。臨床検査技師の担当は，血糖自己測定と糖尿病検査の説明である(図4.3.2)。

血糖自己測定では，正しい操作方法，低血糖・シックデイでの対処方法，穿刺器具の使い回しの禁忌事項，穿刺前の手洗い慣行などの内容になる。

糖尿病検査の説明では，血糖コントロールの目標としてHbA1c，合併症検査の尿アルブミン，尿蛋白検査の意義と脂質検査，頸部動脈エコー検査などが主な説明内容となる。多くの検査があるが，限られた時間で説明を行うために項目を絞り込み，各検査項目の基準値など数字が多くあるため，混乱しないように注意する。

糖尿病教室では講義の内容が総論的になり，受講者の要望に応えられないこともある。また，再入院した患者には同じ内容になってしまうこともあるため，構成の見直しや一部変更などの工夫が必要である。講義方式は単調になるので，参加者の意見を聞く会話型や参加型，自らの体験談を加えた内容とし，他職種の指導方法を聴講して講義内容を整理したり，カンファレンス，研修会，講演会や学会で指導方法を学び，講義に活かす。

1〜2週間の教育入院が難しい患者用に，休日を利用した糖尿病短期入院がある(図4.3.3)。糖尿病の診断と予防のための検査を主体に構成する。参加人員が少ない場合は，1つのテーブル越しで対面方式を取り入れる。血糖自己測定は，自ら測定することで治療受入れの動機づけになる。カロリーカウンターで運動量を組み合わせることで，血糖変動の理解を得やすくなる。

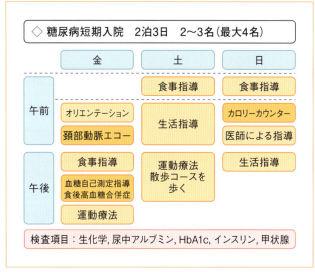

図4.3.3 教育入院のスケジュールの一例(短期入院)

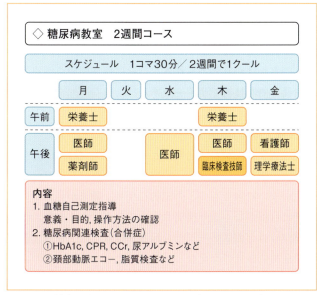

図4.3.2 教育入院のスケジュールの一例(2週間コース)

MEMO

患者指導のポイント
① HbA1c値のコントロール目標値は覚えるように指導する。
② 質問や疑問は個人的に受けることを伝える。ほかの受講者がいるところではたずねにくいと感じている患者も少なくない。傾聴の様子でこちらから質問しやすい環境を作ることも必要である。

スタッフ連携のポイント
指導中に気づいた情報は，「報連相」にてチーム内で共有する。患者指導の環境が整っていない施設は，ほかの施設と連携できる体制があれば足りないところを少しでも埋められる。研修会や講演会で得た情報，他施設の工夫など情報を共有化する。

4.3.3　糖尿病療養指導に必要な患者心理と行動

1. 糖尿病療養指導に必要な患者心理と行動

患者が毎日実行するセルフケア行動の実行度を高めていくことが大きな課題である。知識（何を行うべきか理解している）と意欲（そうしたいと望む気持ち）に，いかに技術（どのように行うか）を提供できるかを心がける。患者の今までの習慣を変えることになるので，意欲を拒んでいる習慣を特定し，取り除く方法を患者と見つけ出す援助を行う。

2. 行動変化

指導方法を受け入れるには5段階の変化ステージがあり[4]，それぞれで指導内容や介入方法が異なる。的確な介入が，行動変化の促進を高くし，再発（後戻り）が少ないとされている。血糖自己測定での行動変化パターンを図4.3.4に示す。

(1) 前熟考期

行動変化を考えていない，または必要ないと考えている時期。検診などで高血糖を指摘されても，自覚症状が乏しく放置しがちである。患者の訴えを傾聴し，必要な情報を提供する。

(2) 熟考期

行動変化の意義は理解しているが行動変化は見られない時期。血糖自己測定の意義は理解しているが，測定までは考えていない。また，合併症についての知識はあるが，自分のことと思っていない傾向がある。

糖尿病教室などで糖尿病の正しい知識を伝え，治療放置による障害を認識してもらう。始められない障害，変化しないことのリスクを理解する指導が必要になる。教育入院では，この時期から血糖自己測定を開始することがある。穿刺器具による測定に必要な採血量確保と，電極やチップに血液を点着させるところが測定できるポイントである。操作しにくいところを反復練習し，操作に慣れることを優先させる。急がせないことも大事である。

(3) 準備期

合併症の発症，進展を抑えるために血糖コントロールが必要であることを理解している時期。患者なりの行動変化が少し始まり，よい方法があればすぐに始めたいと考えている。具体的で達成可能な目標を立てる。自己検査用グルコース測定器で血糖測定を行う，測定値を記録する，指示された時間の測定ができるなど，達成可能な小さな目標を立てて実行する。達成できれば成功体験となり次の行動変化に進むことができる。

(4) 行動期

望ましい行動を始めて6カ月以内。自信をもちはじめ，測定結果から血糖コントロールができ，低血糖やシックデイでの対処が正しくできる時期。しかし，継続しても効果が少ないと後戻りの再発が起きやすい。

新たな知識や技術を指導することが必要になる。行動を評価しすぎると逆効果になることもある。血糖コントロールの目標であるHbA1c値がよくなると，良好な行動の継続につながり，悪くなると継続がおろそかになる傾向もあり，HbA1c値の変化には注意する。

(5) 維持期

望ましい行動が6カ月以上続いている時期。医療チームによる継続できるサポートを十分に行う。「どうですか？」などの声かけが有効とされる。行動に伴う問題点解決の知識や具体的な技術でサポートする。

(6) 逸脱／再発（後戻り）

不適切な行動が習慣化すると逸脱や再発（後戻り）となる。治療の中断にもつながる。治療しても血糖コントロールに変化がない経験をもつと否定的になり，効果が見えないと継続に自信がなくなり後戻りすることが少なくない。再発（後戻り）はどのステージでも起こり得る。HbA1c値，合併症発症や低血糖の発症などが要因で患者の状態は変わる。

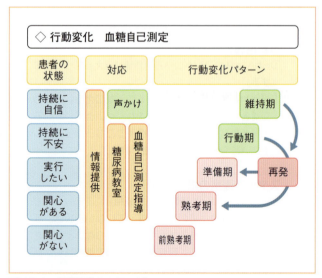

図4.3.4　行動変化のステージ

MEMO

患者指導のポイント
①患者の状態を細かに観察する習慣をつけるとよい。
②患者と接する時間は限られるので，主治医や担当看護師に「報連相」で取り組む。
③指導後にどのレベルか判断し，糖尿病カンファレンスに臨み，自分の判断を公表し評価してもらうことで判断精度を上げることも手段である。
④論ずるより指導経験を重ねることが大切である。
⑤「誰でもできること」ができないことがある。決めつけは避けたい。

スタッフ連携のポイント
指導を受けようとする患者が行動変化のいずれの段階なのかは有益な情報である。

4.3.4 患者指導の実際

1. 血糖自己測定の指導

患者自らが，測定した血糖値と食事・運動・薬物療法の効果について理解を深めることで，適切な自己管理が可能となる。血糖自己測定の正しい手技，目的（必要性），有効利用について説明し，日々実行できるように支援することが求められる。

2. 指導の概略

自己検査用グルコース測定器で血糖自己測定を行うため，正しい操作方法の指導，測定の目的（必要性），測定結果の有効利用が指導の内容である。

3. 自己検査用グルコース測定器の操作方法

自己検査用グルコース測定器での操作手順を表4.3.1に示した。適正量の血液を，電極先端を塞がないように一度で吸引させることが安定した測定を行う基本である。

(1) 血糖値の予測
①まず，これから測定する血糖値を予測することを習慣化する。直近の食事の内容（量と質），およびその後の薬剤と運動が血糖値に影響する。それらの影響を考えながら予測して実測値と比較する。
②血糖の変動が事前にわかるようになると，低血糖の予測も可能になる。

(2) 消毒・準備
①果汁や砂糖が指先についていると偽高値になるので指先を流水でよく洗い，清潔で乾いたタオルで拭き指先を乾燥させる。
②電極・チップを装着して測定開始状態か確認する。
③アルコール綿で消毒後は，完全にアルコールが乾燥してから採血する。乾燥させないと，残ったアルコールで血液が希釈され偽低値になる。

(3) 採血
①穿刺器具の針のメモリを確認し，穿刺器具を指先に軽く押しつけて採血する。
②穿刺した指のつけ根から押さえて穿刺部位に向けて搾り出すようにすると，十分量の血液（ゴマ粒大：約 $2\mu L$）が得やすい。
③採血量が少ないと組織液の混入で希釈され偽低値になったり，検体不足になりエラー表示されやすい。

表4.3.1 自己検査用グルコース測定器を用いた血糖自己測定の手順

項目	内容
①血糖値の予測	・これから測定する血糖値を予測する
②消毒・準備	・指先をよく洗い，清潔で乾いたタオルで拭き乾燥させる ・電極・チップを測定器につけ，測定開始状態か確認する ・アルコール綿で消毒後完全にアルコールを乾燥させる
③採血	・穿刺器具の針のメモリを確認し，指先に軽く押しつけて採血する ・十分量の血液を採血する（ゴマ粒大）
④血液吸引	・一回の操作で電極・チップに血液を吸引させる ・電極・チップ先端を塞ぐこと，二度吸引させることは避ける ・「てこの原理」で電極先端に血液を吸引させる
⑤測定後	・圧迫止血（最低5秒） ・自己管理ノートに血糖値を記録する ・測定した結果と予測値を比較し，差が大きいときには理由を探す

(4) 血液吸引

① 電極・チップ先端の血液吸引確認窓を，完全に血液で充填させる。
② 1回の操作で血液を吸引させる。
③ 電極・チップ先端を塞ぐこと，二度吸引させることは避ける。「てこの原理」で電極・チップ先端に血液を吸引させると，安定した測定ができる。

(5) 測定後

① 圧迫止血（最低5秒）
　圧迫止血することで，穿刺部位の穿刺痕を塞ぐ。血栓止血剤内服患者は，20秒は圧迫止血が必要である。
② 測定結果の記録
　「自己管理ノート」（日本糖尿病協会発行）に血糖値を記録する。低血糖や高血糖など主治医に見せたくない結果でも記入することを指導する。
③ 測定した結果と予測値を比較する。乖離が大きいときは原因を調べ，何ができるか患者と一緒に考える。
④ 同じ時間帯に低血糖，高血糖が続く場合は，主治医に相談する。
⑤ 血液が付着した電極，穿刺針は専用の感染性廃棄物入れに廃棄する。後日，インスリン針と一緒に施設に持参する。廃棄容器は，専用容器か厚手のプラスチック製ペットボトルを使用する。ガラス製は，廃棄物業者が焼却の際焼却炉を傷めるので回収を拒む場合がある。

MEMO

くりかえしの指導を心がける
① 指導後に不明なことや疑問が新たに生じることがあるので，くりかえしの指導を心がける。
② 入院患者に対しては，退院前に操作の確認を行う。

● 4. 血液の吸引方法 ～「てこの原理」で血液を吸引～

　電極先端を皮膚に押しつけて塞ぐと血液の吸引がうまくできず，安定した測定ができないことがある。
　測定器を横に持ち，採血した血液のすぐ横の皮膚で電極を固定して，時計の針の1メモリ分（30度）だけ立ち上げる。こうすると血液に触れるだけで血液を吸引できる。この操作を安定させるために両肘はテーブルの上で固定する。慣れてくるとテーブルに肘をつかなくても容易に操作できるようになる。測定器が力点，電極先端の角とその血液吸引口が支点と作用点となり，わずかな操作で安定かつ確実に血液が吸引される。「てこの原理」とよんでいる（図4.3.5）。

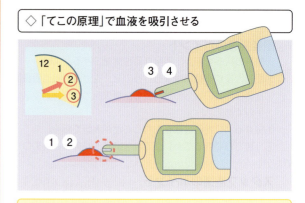

◇「てこの原理」で血液を吸引させる

① 測定器を横に持つ。
② 血液の横に電極を添える（皮膚につける）。
③ 時計針の1メモリ分（30度）だけ測定器を立ち上げる。
④ 血液が充填される（触れるだけでよい）（両肘をテーブルで固定する）。

図4.3.5　「てこの原理」電極での方法

● 5. 血糖自己測定での目標設定

　手技の習得だけでなく，血糖値の読み取り方を理解し，自己管理の修正箇所を把握できるように目標を立てる。設定した目標が達成できれば成功体験として，継続の動機づけになる効果がある。

(1) 測定装置に関連した目標

① 自己検査用グルコース測定器で測定できる。
② 電極の管理ができる。
③ 測定値を自己管理ノートに記録できる。
④ 血液が付着した電極の廃棄ができる。

(2) 短期目標

① 指示された回数，時間帯で測定できる。
② 予測した血糖値と測定値が乖離したことがわかる。
③ 乖離した理由を説明できる。
④ 測定結果から効果的な自己注射療法を行う。
⑤ 低血糖，高血糖の測定結果から正しい対処ができる。
⑥ 異常な測定値，納得できない測定値は報告する。
⑦ 「生活の見える血糖測定」シートに記入ができる。

(3) 長期目標

① 血糖コントロールが不良なときと良好なときを比較して違いがわかる。
② 低血糖を予防し対処できる。
③ 測定において自分で工夫している内容を伝えることができる。
④ 血糖コントロールで，良好にできた内容を伝えることが

できる。
⑤血糖コントロールの失敗談があれば伝えることができる。
⑥低血糖・シックデイで対処したことを伝えることができる。

● 6. 血糖コントロールの目標であるHbA1c

合併症予防のための目標HbA1c 7.0%未満，対応する血糖値は空腹時血糖値130mg，食後2時間値180mg未満を目指す。血糖正常化を目指す際の目標はHbA1c 6.0%未満，治療強化が困難な際の目標はHbA1c 8.0%未満とされている(表4.3.2)[6]。

(1) 患者への指導

①患者自身のHbA1c値と，目標の7.0%未満との差がどのくらいか認識してもらう。
②過去の血糖状態を反映しているHbA1c値が，なぜこれからの治療に有効であるかの疑問を抱く患者が少なくない。多くの大規模臨床試験で得られた結果であることを示し，理解してもらう。
③身近な例に置き換えて説明する。HbA1c値に30を加えて体温にたとえて説明すると理解が得やすい(図4.3.6)。

表4.3.2 血糖コントロール目標

目標	コントロール目標値[注4]		
	血糖正常化を[注1] 目指す際の目標	合併症予防[注2] のための目標	治療強化が[注3] 困難な際の目標
HbA1c(%)	6.0未満	7.0未満	8.0未満

注1)：適切な食事療法や運動療法だけで達成可能な場合，または薬物療法中でも低血糖などの副作用なく達成可能な場合の目標とする。
注2)：合併症予防の観点からHbA1cの目標値を7%未満とする。対応する血糖値としては，空腹時血糖値130mg/dL未満，食後2時間血糖値180mg/dL未満をおおよその目安とする。
注3)：低血糖などの副作用，その他の理由で治療の強化が難しい場合の目標とする。
注4)：いずれも成人に対しての目標値であり，また妊娠例は除くものとする。
(日本糖尿病学会 編・著『糖尿病治療ガイド2014-2015』25, 文光堂, 2014. より)

たとえば，HbA1c 8.2%だとすると，自覚症状がないと病気が進行していることに気がつきにくい。30を加えて体温にたとえると，38.2℃の高熱で病んでいることになる。HbA1c 8.2%は高熱が続いている状態と同じで蝕んでいることを理解してもらえる。自覚症状に乏しいところを体温にたとえて理解を促す。
④測定間隔が1カ月と長いので，毎日の指標には血糖値を用いる。

(2) スタッフ連携のポイント

①赤血球寿命との関連があり，平均血糖値と乖離することがあるので注意を要する。出血時や鉄欠乏性貧血の回復期，肝硬変などの溶血性疾患にて，本来の値より見かけ上低値となる。
②HbA1c値により，患者の治療への行動が変化する可能性がある。医師は前回値より0.3%ずれると治療の変更を考え始め，患者は一喜一憂する。精確な検査を行うために日々努力していることを伝え，安心して検査を受けてもらう。

> **MEMO**
>
> **HbA1cと平均血糖値**
>
> HbA1cは平均値なので，図4.3.7のように血糖変動幅が大きくても小さくてもHbA1c値はほとんど変わらない。HbA1c値だけではわからない血糖の変動，上下の幅が広いことは，低血糖の存在が潜んでいて治療を困難にさせるので問題である。HbA1c値だけの評価での盲点である。

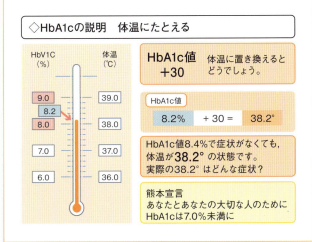

図4.3.6 HbA1cの説明 体温にたとえる

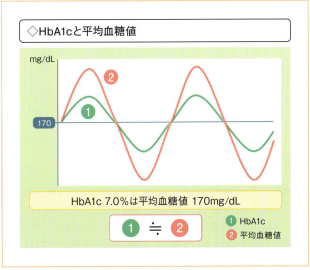

図4.3.7 HbA1cと平均血糖値

7. 指導に必要な合併症の検査

長年の高血糖により起こる慢性合併症と，高度のインスリン作用不足により起こる急性合併症がある。いずれも患者のQOL，生命予後を悪化させる。糖尿病特有の慢性合併症について，発症と進展防止について正しい対処方法，予防対策ができる指導が必要である。

慢性の合併症は，大血管障害と細小血管障害に分けられる。合併症が発症してから出現するまでの期間を図4.3.8に示す。

大血管障害は，動脈硬化症を促進させ，最終的に心筋梗塞や脳梗塞，下肢の動脈硬化症などを引き起こす。細小血管障害には，神経障害，網膜症，腎症（三大合併症）がある。糖尿病に特有の合併症で，その発症危険度は血糖コントロールの程度と罹患年数に依存し，長期的な高血糖状態が続くことが成因である。症状が重症化すると，神経障害は下肢切断，網膜症は失明，腎症は人工透析へと進みQOLが悪くなる。

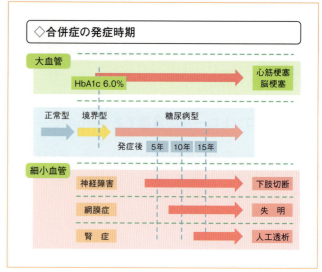

図4.3.8　合併症の発症時期

急性期の合併症は，糖尿病性ケトアシドーシス，高血糖高浸透圧症候群と感染症がある。

4.3.5　地域連携と地域のネットワーク

1. 地域連携

地域の病院・医師会・歯科医師会・薬剤師会・行政などと連携しながら糖尿病の治療中断防止，合併症予防，早期発見・治療などをサポートする取組みを進めるため，糖尿病地域連携パスを用いた連携を採用している地域が増えてきている[5]。

2. 臨床検査技師の施設間，地域間のネットワーク

糖尿病療養指導に携わっている臨床検査技師の施設間，地域間の連携が必要である。施設の都合で限られた環境で取り組んでいる臨床検査技師も多いため，日頃の業務や悩みを解消する場を積極的に展開する。

日本糖尿病学会，日本糖尿病協会，日本臨床衛生検査技師会，患者の会などのイベントや啓蒙活動に参加する。11月14日の世界糖尿病デーでの「ブルーサークル」のイベントは各地で開催されているので，利用して連携を進めることも有用である。

3. おわりに

糖尿病療養指導では，患者指導は生涯にわたる患者支援であるので，適正な治療につなげられる情報を提供することを心がけている。患者から学ぶことは多く，飼葉桶の一枚の側版が不足していないか，籠がゆるんでいないか，日々自問自答している。少しでも参考になれば幸いである。

[右田忍]

📖 参考文献

1) 厚生労働省健康局総務課生活習慣病対策室：平成24年「国民健康・栄養調査」の結果，2013.
2) 日本糖尿病学会編・著：糖尿病治療ガイド2014-2015，24，文光堂，東京 2014.
3) 日本糖尿病学会編：科学的根拠に基づく糖尿病診療ガイドライン2013，295，南江堂，東京，2013.
4) 糖尿病療養指導士認定機構編：日糖協糖尿病療養指導士受験ガイドブック2014，90-94，メジカルビュー，東京，2014.
5) 国立国際医療研究センター研究所　糖尿病情報センターホームページ　http://ncgm-dm.jp/center/pass.html
6) 日本糖尿病学会ホームページ　http://www.jds.or.jp/

4.4 内視鏡チームの実際

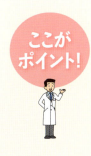

ここがポイント!

- 内視鏡チームの業務とは，痛みや病気への不安を抱える患者に以下を行うことである。
  ① 健康に対する安心を提供すること
  ② 病気を早期発見し治療につなげること
  ③ 関連診療科の総力をあげて治療すること
  ④ 治療後に社会復帰していただくこと
  ⑤ 終末期医療（ターミナルケア）においても，姑息的治療*）などにより苦痛軽減に寄与すること
    ＊：病気の原因を取り除くのではなく，痛みなどの症状を和らげる治療法。
- 内視鏡治療にあたっては，「患者さんのご家族に寄り添い支える」ことも重要な業務として，ベストの医療を提供することが大前提となる。

4.4.1 検査の専門性はこう活かす

● 1. はじめに

　内視鏡チームは，患者を中心に（医師・看護師・臨床検査技師という構成に，事務・洗浄員を加えて）考えることが一般的である。施設によっては，臨床検査技師がいない場合も少なくない。日本消化器内視鏡学会において消化器内視鏡技師の認定制度があり，内視鏡検査に従事する多くのコメディカルがその認定を取得している。

　内視鏡技師（多職種全般）の仕事は多岐にわたり，内視鏡検査の説明・準備・介助，機器の点検やメンテナンス，処置具の特性，感染管理などの専門知識をもち，内視鏡検査・処置を安全かつ円滑に遂行することが求められる。大別すると看護的業務・技師的業務・事務的業務に分かれる（表4.4.1）。

　本項では，現場で臨床検査の専門性がどのようにして活かされているのかを，内視鏡技師（臨床検査技師）の違い・特性について考えてみたい。

● 2. 消化器内視鏡技師として

　難易度の最も高い検査介助の1つに，内視鏡的粘膜下層剥離術（endoscopic submucosal dissection；ESD）がある。

表4.4.1　内視鏡技師の主な業務

	消化器内視鏡従事者の業務
①看護的業務	患者介助・看護・管理，検査前処置説明，検査後の生活指導，鎮静剤使用者の安全管理，洗腸剤投与，看護記録などの記録 ・バイタルサインのチェック，<u>鎮痙剤の注射</u>，消泡剤の投与 ・<u>塩酸リドカイン・スプレーの噴霧またはビスカスの投与</u> ・鎮静前などの静脈注射，パルスオキシメータの装着 ※下線項目については，臨床検査技師は注射を行うことはできない。ほかは施設による。
②技師的業務	検査・治療介助，保守点検，洗浄消毒と洗浄履歴など感染管理 ・内視鏡下生検の鉗子操作，異物摘出のための鉗子の操作 ・色素散布における色素の準備とカニューレによる散布 ・注射針による薬物の投与（止血，EMR，硬化療法など） ・ポリペクトミースネアの絞扼操作，クリップ装置の操作 ・大腸内視鏡検査挿入時の腹部圧迫または二人法での大腸内視鏡の保持・挿入介助 ・食道静脈瘤結紮療法（EVL）での結紮具の操作，消化管拡張術のバルーン操作 ・内視鏡的逆行性膵胆管造影（ERCP）の造影剤注入 ・内視鏡的乳頭切開術（EST，パピロトミー）ナイフの操作 ・内視鏡下乳頭バルーン拡張術（EPBD）でのバルーン操作 ・内視鏡下消化管ステント術でのステント操作 ・内視鏡・処置具の洗浄消毒操作と品質の管理，洗浄履歴の作成 ・経皮的内視鏡的胃瘻造設術（PEG）での造設・交換の介助 ・カプセル内視鏡の準備・検査実施（前処置・カプセル服用からデータ収集・読影など） ・光源装置・周辺機器の保守管理
③事務的業務	予約受付，画像管理，履歴管理，医事連携

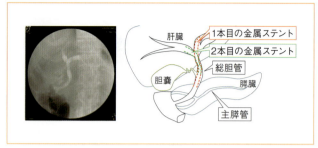

図4.4.1　左右胆管への金属ステントの留置

内視鏡技師が，電気メスの設定，処置具の取扱い（電気メスにおける針先の長さ調整を含む），モニターの監視（協働）などを行い，ときには処置具の選択や取扱いなどの助言を行うこともある．あらかじめ知り得るデータにおいて，血小板が低い，または凝固機能異常などを認めた場合，電気メスの出力設定の変更や，処置具の取扱い（切開速度）について，あらかじめ医師と協議するなど，凝固機能検査についての知識が必要となる．1時間以内で終わる手術もあれば，まれに10時間を超える手術もあり，終了まで気を抜けない．緊張しているからと黙っているのではなく，状況に合わせてディスカッションしながら施行している．医師の過度の緊張をほぐすために，医師に合わせた声かけを行うことも，重要なテクニックであると考えている．

そのほか，内視鏡的逆行性胆管膵管造影法（endoscopic retrograde cholangiopancreatography；ERCP）における胆管ステントなどの処置具の選択なども医師と協議しながら決定し，処置に臨むことも多い．

処置時に，リリースポイント（処置具を挿入し留置する場所）を話し合いながらデバイス操作（図4.4.1）することもある．これらの協働作業を行うためには，超音波画像はもちろんのこと，CT，MRI画像を読影する能力は必須条件である．

また，単純に見える生検鉗子操作についても，具体的に生検を行う箇所を提案するなどの提案型介助を行う場合の知識の裏づけとして，病理組織診断や検体検査の知識が活かされる．

3. 臨床検査技師として

臨床検査技師がもっている知識・技術はたいへんにすばらしい．少し離れた立ち位置から見ると，そのことがよくわかる．筆者自身は，内視鏡検査業務を行いながら，上司の計らいで超音波検査も行っていた時期があり，腹部の超音波検査士を取得している．その能力を，医師とともに画像診断を診る場合や，とくに超音波内視鏡診断時に遺憾なく発揮している．

特殊な検査ではあるが，超音波内視鏡下穿刺吸引細胞診（endoscopic ultrasound-fine needle aspiration；EUS-FNA）においては，医師・臨床検査技師が協働して超音波検査診断を行い，病理検査室からは細胞検査士スタッフがベッドサイドまで出向き，吸引した細胞の標本作成を行い，その場で鏡検を行っている．現場で迅速診断した結果が得られることにより，必要最小限の穿刺回数で検査を終了することができ，患者負担も最小限となる．まさに，臨床検査技師の仕事が輝くときである．筆者の知る施設においても，超音波を含めた生体検査，病理検査，輸血・検体検査から内視鏡室に主業務を移して内視鏡技師業務を行っている臨床検査技師も多く，皆が一様に臨床検査技師の特性（診断に寄与しようとする特質）を活かした仕事をしている．

4.4.2　チームアプローチだからできること

1. はじめに

チーム医療においては，情報共有や医師の負担軽減に重点をおく「情報共有型チーム」と，専門職種が課題に応じてチームを編成する「専門部隊型チーム」に大別できるが，内視鏡チームは後者となるであろう．

「専門部隊型チーム」は，常にすべてのメンバーが内視鏡現場にいる必要はなく，ときとして参加する特殊任務を担う人員も含めたチームであると考えている．前述した超音波内視鏡時の診断であるが，そのつど臨床検査技師が超音波検査室から出向き，医師とともに診断補助を行うことも可能ではないだろうか．病理検査についても前述したとおりである．また，アメーバ赤痢の生検時に，一般検査室から恒温しておいた生理食塩水入り採取管を持参して，生検検体を採取し持ち帰って迅速診断を行っている施設もある．

最初の取りかかりは何でもよく，まずは現場に出向くこと，認知してもらうことが重要であり，技術提案などがあれば，喜んで受け入れられると考える．

2. テクニカルスキルとノンテクニカルスキル（表4.4.2）

「専門部隊型チーム」にとって大事になる視点は，テクニカルスキルよりも，むしろノンテクニカルスキルにあると考える．テクニカルスキルについては，必要性が明確であり自己研鑽の方法も見つけやすい．しかしながら，その専門的なテクニカルスキルを協働して安全に活かしていく

表4.4.2　ノンテクニカルスキル

- 効果的なチーム形成・維持
- 仕事の配分
- 状況認識
- 問題解決（意思決定）
- コミュニケーション

（第60回日本職業・災害医学会学術大会 小林宏之氏 講演「チーム医療に必要なノンテクニカルスキル」より）

ためには，ノンテクニカルスキルの習得が欠かせない。

車の運転にたとえるならば，テクニカルスキルがアクセルやハンドルテクニックであり，ノンテクニカルスキルはブレーキとなる。われわれ医療職はその両方を巧みに使い，安全に，できる限り乗り物酔いもなく，目的地（社会復帰）へ到着する使命がある。乗せている人は患者であることはいうまでもない。

ここで，チームアプローチをノンテクニカルスキルの視点から考えてみたい。筆者は，第60回日本職業・災害医学会学術大会における，日本航空機操縦士協会副会長の小林宏之氏の講演でこの概念の詳細を知った。

(1) 効率的なチーム形成・維持

当内視鏡室は，平成11年までは医師と看護師のみで運用されていた。筆者が内視鏡室配属となった当時を思い返すと，医師と看護師の業務は完全に分離されており，互いの業務について知らないし，極力関わらないというような風潮があったように思う。そのような状況の中に臨床検査技師が参入したことで，何がどのように変わったのか。

まずは，医師や看護師が個々に学習していた，共有されないままであった情報を集約し，整理，選択して医師や看護師に伝えることにした。臨床検査技師にとっては習性というべき性質であるが，このことから始めた。気づけば医師・看護師ばかりでなく，事務（医事や会計），メーカーのMRから，内視鏡に関わる情報（臨床検査情報，新しい処置具の情報，内視鏡検査全般のトピックス，医事連携など）の集約がなされた。まとまった情報がいつでも閲覧，もしくは問合わせ可能となったことが，チームの構成メンバーに加わっていった第一歩であった。

数年前に，大阪市内の市中病院・内視鏡センターに見学に行く機会があった。ともに見学に行った医師がセンターの特徴を聞いたところ，そのときの看護師長から，「うちは臨床検査技師さんがいるので，たいへん管理が行き届いているんです」との回答があった。「臨床検査技師のいない内視鏡センターは考えられない」とも言われた。臨床検査技師がチーム形成に大きく貢献しており，筆者も心から誇らしく感じた。

(2) 仕事の配分

内視鏡技師（臨床検査技師）の多くが，内視鏡施行前に依頼内容と前回の所見，検査データ（とくに凝固機能）を予習している。医師が施行時に行う検査・処置と同じ目線で介助を行うためには欠かせない。それに伴って，必要な処置具の事前準備や，禁忌事項の確認も行っている。医師は正確な診断を望むあまりに，禁忌事項などを忘れることがあるためである。特殊な処置具の準備などは，メーカーや卸業者の協力も得ながら，医師の負担軽減に努めている。

(3) 状況認識

状況認識には限界があり，主に3つのバイアスが働くとされている。

①サンコクストの呪縛（かかった経費と時間を惜しむ）

たとえば一度使い始めた処置具に固執してしまうことや，ときとして引き際を見失ってしまうことである。

②自信過剰バイアス（自己の技術の過大評価）

医師だけでなくすべての医療職が気をつける必要がある。

③直近バイアス（前回の成功例などに影響を受ける）

うまくいった経験が鮮明に残ることにより，影響を受けてしまうことなどがある。

これらのバイアスを回避するためには，意見具申（recommendation）が非常に重要となる。これは，筆者も看護師とともに何度も復唱して覚えた状況報告のコミュニケーションテクニックの1つ，「SBAR」のRを意味する。

内視鏡手術を例に考えると，医師・看護師のみで行うチームであった場合，看護師は患者状況の把握と，周辺機器環境にも気を配る必要がある。医師は手術に集中しながら，機器や患者の状況にも気を配る必要性が生じる。患者状況に問題がある場合は，看護師からの具申があるかもしれないが，看護師から手術に関する提案などを期待することは難しいかもしれない。そこに臨床検査技師が加わった場合はどうであろうか？　医師は手術に，臨床検査技師は周辺機器や処置具の取扱いと患者状況（主に体動）に，看護師は患者状況（モニタリング）に集中することができる。臨床検査技師は，手術の状況について提案することができ，看護師は患者状況についての医師への提案が容易となる。

(4) 問題解決（意思決定）

最近では，多くの施設がブリーフィング・ハドル・ディブリーフィングという情報共有を行うようになった。ブリーフィング（目的や役割を明確に）し，ハドル（業務途中で業務変更の必要性や発生した問題を協議する，チーム全員の再確認）を取り入れ，ディブリーフィング（業務結果を評価）する。通常内視鏡手術では，一定時間に一度中断する時間を取って，患者の褥瘡対策を行う。このときには，

必ず処置具の選択の確認や，以後の進行・終了時間の確認が行われる。それまでにもタイミングを計り，看護師は患者状況に対する提案を，臨床検査技師は処置具や電気メスの設定などの提案・確認を医師に対して行う。また，逆に医師から相談されることもあり，そのことが適切な"問題解決（意思決定）"へとつながっていく。

(5) コミュニケーション

コミュニケーションの能力を高めることは，協働する場合に大切であることは知られている。具体的にどう高めていくのか，そのツールを知り実践することが，ひるがえって安全に，事故を起こさずチーム医療を行う根幹をなしていることを明記しておきたい。

● 3. 看護師から学んだこと

チーム医療を行ううえで，他職種から学ぶことはたいへん多い。前述したノンテクニカルスキルの実践についても，そのほとんどが看護師から学んだことである。

また，内視鏡チームでは，吐血に対する緊急内視鏡を行う場合があるが，ときとして期待にそぐわない結果となることもある。そのときは救命措置に移行することがあるが，医師と看護師がチームとして連携する中，臨床検査技師の行うことのできる医療行為は限定されており，無力感とともに，「自分にできる最大限のことは何か？」と自問した。

『患者をみる』
- 見る……………眺める
- 観る……………観察する
- 診る……………診察する
- 看る……………看護する

図4.4.2　患者をみる

これは，内視鏡を経験した多くの臨床検査技師からも，同じような体験と，心境の変化を聞くことができる。現在では，できる（救急救命の方法手順を知ることで，先回りができ，準備や環境整備をする）ことも学んだ。

患者をどうみるかであるが，内視鏡室に移った当初は，「眺める」しかできなかった。今だから話せるが，内視鏡画面に生検で出た血が映るたびに気分が悪くなり，3日目には真剣に異動希望を提出することも考えた。そんなときに，定年間近の同僚看護師に言われたことが忘れられない。「少しずつ患者さんのことをみられるようになってくるからがんばってくださいね」と言われたが，わからない。「見ていますが…」と思って聞き返すと，図4.4.2に示すような内容を教えてくれた。次の日からは，患者を"看よう"とした。不思議と前日とは違う自分自身に変わっていた。それからは，看護師見習いの気持ちで，多くのことを学ばせていただいた。チーム医療の実践は，他職種から学ぶ場でもある。

4.4.3　カプセル内視鏡

● 1. はじめに

現在保険適用されているカプセル内視鏡の種類は，小腸カプセル内視鏡・大腸カプセル内視鏡に加え，パテンシーカプセルが存在する。

MEMO

パテンシーカプセルとは
「消化管の狭窄または狭小化を有するまたは疑われる場合」において，カプセル内視鏡検査前に開通性を評価するための崩壊性カプセル。

● 2. カプセル内視鏡の基本原理

カプセル本体を飲み込むことで検査がはじまり，撮影した静止画像はワイヤレス（無線）で体外の記録装置（レコーダ）に送られ，専用のソフトにより動画のように変換されたビデオ画像を読影して診断を行う。

小腸カプセルの場合，カプセル本体は腸液が充満した小腸内を蠕動によって進む。撮影されている画像は腹部に貼り付けたセンサアレイ（アンテナ）を介してデータレコーダに無線送信されている。

パテンシーカプセルについては，ボディー本体は硫酸バリウム含有ラクトース（含有率10%）により形成されており，この部分はレントゲン不透過である。全体は非溶解性のコーティング膜で覆われているが，両先端に穴が空いており，この穴から腸液が浸透することによりラクトースが溶解し，カプセルが崩壊する。嚥下後約30時間より崩壊が始まり，100～200時間で完全崩壊に至る。嚥下後30～33時間の間に自然排出の有無を確認し，排出されたカプセルの状態を確認する。原形のまま・部分の崩壊なしであれば，開通性ありとしてカプセル内視鏡施行が可能と判断する。

3. 大腸カプセル内視鏡

大腸カプセル内視鏡と小腸カプセル内視鏡との違いは、小腸カプセル内視鏡が自然と蠕動で進むのに対して、大腸カプセル内視鏡は、腸管前処置が必須であることに加え、腸管洗浄剤（ブースター）によりカプセル内視鏡を押し流すことが必要となってくる（表4.4.3）。

当センターで最も速く検査終了となった症例はおよそ2時間半であったが、最長は12時間を超えても排出されず、全大腸観察ができずに終了している。ここで問題となってくるのが、腸管洗浄剤の量が継時的に増加することであるが、状況によっては、量を調整する必要が生じることも少なくなかった。話術巧みに誘導するテクニックも、この検査には必要である。今後は、腸管洗浄方法についてさらなる検討が必要であるかもしれない。

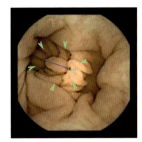
a. 大腸ポリープ疑い

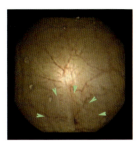
b. 大腸憩室

図4.4.3　大腸カプセル内視鏡画像

MEMO

大腸カプセル内視鏡の読影の注意点

小腸カプセル内視鏡と違うところは、①管腔が広い、②襞による死角が多い、③洗浄度（残便の状態）が影響する、④カプセルが同一領域を口側・肛門側に移動する、⑤カメラがカプセルの両端に存在するために、1症例で2回読影が必要、などがあげられる。

大腸カプセル内視鏡の画像（図4.4.3）は、大腸内視鏡を普段行っていれば見慣れていると思われるが、腸粘膜に近接した像も多いなどの違いに留意する必要がある。加えて、大腸は小腸に比較して病変が多彩であり、疾患頻度も多く種々の大腸病変についてあらかじめ理解することが必須の条件となっている。

4. カプセル内視鏡読影支援技師制度について

カプセル内視鏡検査の普及に伴い、日本カプセル内視鏡学会認定のもと、カプセル内視鏡の専門知識と読影技術を備えるカプセル内視鏡読影技師の資格認定をするために設けられた認定である。平成26年度に第1回の小腸カプセル内視鏡読影支援技師の認定申請が行われ、平成26年8月に全国で211名の小腸カプセル内視鏡読影支援技師が誕生した。平成27年度からは小腸カプセル内視鏡に加えて、大腸カプセル内視鏡読影支援技師の認定申請も行われる。資格認定者には、日本の国家認定の医療関連者法定免許取得者に加え、日本消化器内視鏡学会認定2種内視鏡技師資格取得者（准看護師）となっており、日本カプセル内視鏡学会準会員（医師以外）証明書、学会員（医師）の認定申請の推薦書、画像診断支援年間10症例の実績証明、学会が実施するカプセル内視鏡e-ラーニング受講修了証が必要となる。

この読影支援は、内視鏡技師でなくても実施可能な業務であり、実際に心電図検査室の臨床検査技師や、診療放射線技師が交代で取り組んでいる施設も存在する。カプセル内視鏡学会の医師の中には、将来的には超音波検査士のように、「臨床検査技師が所見をつけるところまでを担う」という、そんな将来像を描いている医師も少なくない。

実際に宝塚市立病院においては、内視鏡センター所属の臨床検査技師が、検査説明・準備から読影、所見の記載までを一貫して行っている。同センター所属の内視鏡技師（臨床検査技師）が中心となり、医師とともに築かれた信頼と実績の賜物であると感じる。スタッフの読影の速さと正確性には、素直に驚嘆させられる。

しかしながら、このような施設はまだまだ特別であり、カプセル内視鏡を取り巻く現状は、全国的にみて圧倒的な

表4.4.3　大阪労災病院　内視鏡センターレジメン

	時間	内容	薬剤等	服用量	液剤合計量
検査前日	昼・間食・夜	低残渣食	売店販売		
	C2嚥下15時間前	腸管洗浄	マグP　高張液		
	就寝前	緩下剤	プルゼニド錠2T		
検査当日	C2嚥下2時間前	腸管洗浄	ニフレック	1.5L	1.5L
	C2嚥下		粘液除去、消泡剤、プリンペラン、重層		
	小腸到達（1時間後）	ブースター1 蠕動促進	マグコロールP等張液、モサプリド錠4T	900mL	2.4L
	+1時間後	ブースター2	マグコロールP等張液	1L	3.4L
	+1時間後	蠕動促進	モサプリド錠4T		
	+2時間後	ブースター3	軽食+マグコロールP	600mL	4.0L
	+2時間後	ブースター4	軽食+マグコロールP	1L	5.0L
	+2時間後	坐薬	テレミンソフト		

マンパワー不足である。また，メディアにおいても，将来は年間数十万人の大腸カプセル内視鏡の需要が生じてくるのではと報道されているが，その実現には医師だけではなく，読影支援技師の存在が不可欠となる。だれが（どの職種が）その業務を担うのであろうか。われわれ臨床検査技師が適任ではないだろうか。

● 5. 未来のカプセル内視鏡（筆者の夢物語ではない）

カプセルは，何らかの方法（外部からの磁気，自走式など）で胃内においても任意に進行方向を設定し，詳細な観察が可能となるであろう（実用段階にきており，近年にはお目見えすると考える）。さらに進んで，観察の補助となる薬液放出，超音波機能にとどまらず，処置具を内在したカプセルが登場し，数種類のカプセルを飲み込み，外部のモニターで観察しながら内視鏡手術を行う時代がくるかもしれない。

MEMO

日本が世界のトップランナーに

小腸カプセル内視鏡の日本での承認は，各国と比べて時間がかかり，大きな遅れをとってのスタートであった。その後，急速に普及し現在では世界のトップランナーとなっている。

本項で紹介している読影支援技師認定制度についても，日本がリードする形で進んでいる。1症例につき数万枚の画像を撮影するため，読影にはかなりの時間がかかる。今後急速に普及する可能性のある検査であり，医師がその時間を確保することは難しいのが現状である。日本カプセル内視鏡学会所属の医師の多くが，コメディカルの力，とくに若い力を希求している。

4.4.4　わたしが知った患者心理と家族との出会い

● 1. 巷は不安でいっぱい

内視鏡検査において，「内視鏡的には大丈夫でした」との内視鏡施行医師の説明に，「何かあるはず」，「がんであるなら早く言ってほしい」と，納得しない患者がときどきいる。メディアから多くの情報が流されることにより，患者は最悪なケースを想定しがちである。メディアにも責任があるが，まれなケースであっても「身近に迫る○○」などと，巧みに不安感を利用する。ときには，ネットから拾い集めた大量の資料をもとに，「自分の症状はこれだけあてはまるので，○○と思います」と切々と話す患者も少なくない。健康をあるがままに生きていくことが難しくなってきたとつくづく思う。そのような患者に対して，どのように対応すればよいのだろうか。

内視鏡施行医師がいなくなった後，不安いっぱいに「どうでした？　私，がんではないですか？」と聞いてくる患者（当センターは外来では鎮静を行っていない）に対して，「ここでは答えられませんので，次回診察のときに主治医から聞いてください」と答えてよいものだろうか？　患者は，内視鏡検査のときまで不安でいっぱいで，さらに次回の診察（2週間先であったりする）まで待たせるのか。

当センタースタッフは医師とコミュニケーションを取りながら，通常は検査終了時までに施行医師に検査結果を耳打ちしてもらっておくことや，ときには医師に戻ってもらい説明をしてもらうなど，情報共有を行っている。検査終了時に医師から簡単な説明があるが，だいたいは患者の耳に残っていない。その内容をくりかえすことになるが，「お疲れさまです。大変でしたね。先生も大丈夫だと言っていましたよ。胃が荒れてるくらいだそうです」など，可能な限り患者が満足できる答えをすることにしている。それでも，「こんなに痛いのは，がんに違いない」と不安がる患者に対しては，粘膜病変に異常があるときほど痛みが強く出ることが多いことを，「擦りむいたとき，けっこうヒリヒリと痛いでしょう」など，もち得る話術と知識のすべてを動員する。マニュアル的な語り方ではなく，臨床検査技師の個性に合わせた検査結果説明が，実は一番患者に届く。

● 2. 会話の癒し

以前，京都の錦市場の中（大阪労災は堺）で，「もしかして，労災の先生ですよね？」とご婦人に呼び止められたことがある。いきなりであったこともあり，「あ？　はい？」とオクターブ上がった声で答えてしまった。

「内視鏡でお世話になった。○○です」と言われても咄嗟にわからなかった。名前を聞いて，筆者が関わった患者の奥様であったことを思い出した。患者と関わっていたのは，すい臓がんの内視鏡診断治療に際しての数回である。筆者は患者家族が待合室にいる場合は，処置中・処置後を問わず極力お声をかけさせていただいている。処置が終わった後にお会いしたときには，主治医の先生の処置がすばらしかったこと，ご主人ががんばっていたことなどを，短い時間ながら話すことにしている。院内でよくお会いしたことも覚えていていただいた要因であると思う。

ご婦人から，京都へはお墓参りに来ていることや，亡くなられたときのことなどをうかがった。また，処置中に部屋から「出てくるたびに深刻な顔をせず，笑顔で今の状況を説明していただいたことを，大変感謝しています」という主旨のことを言われた。

実は，筆者がこのように声かけをするように変わるきっかけとなったエピソードがある。

毎日，内視鏡検査処置が遅くまで延長し，22時を回ることもあったある日，同僚の看護師から，「遅くまで，毎日大変なのにお疲れさま。でも，患者さんと家族さんは不安な中でも，もっと大変なのにがんばっているんだから，患者さんのためにもがんばってね」と言われた。この日は，筆者が医療人として大きく成長する日となった。文句半分で仕事をしていた自分が恥ずかしく思えた。「そうか，自分は患者さんのために働いているのだ」と心が理解した。それから，笑顔の声かけを始めるようになった。

看護師は，患者とその家族の背景まで熟知して看護に臨み，ときとして同苦（同じように心配し思いやる）する。内視鏡室に配属となって，多くの患者と家族を看てきた。京都でのひとときをとおし，会話すること，笑顔での対応が何よりの癒しになることを，改めて知ることになった。

● 3. おわりに

日本臨床衛生検査技師会では，検査説明を積極的に推進している。多くの臨床検査技師が積極的に患者と会話し，理想的なコミュニケーション能力をもつ転機となることを願ってやまない。

Q カプセル内視鏡は再利用するのですか？

A 回収するが再利用はしない。

排出されたカプセル内視鏡は回収し確認するが，再利用はしない。高価なものであるが，使用は一度限りとなる。ちなみに，カプセル内視鏡メーカー各社ともリアルビュー機能を搭載しているため，リアルタイムにカプセル内視鏡画像を確認できる。

Q カプセル内視鏡の読影には，どのくらいの時間が必要ですか？

A 小腸で20分～1時間程度，大腸で1～2時間程度。

小腸カプセル内視鏡の読影は，医師，臨床検査技師ともに経験数が多いこともあり，経験値の違いにもよるが20分～1時間程度。大腸カプセル内視鏡の場合は，経験している症例数が少ないことや，読影に際しての注意点も理解しておく必要があり，1～2時間程度になる。読影解析に際しては，赤色検出機能や独自のアルゴリズムにより類似画像を減じてビデオ化するなど，読影者の負担軽減につながるソフトウェアが各社搭載されており，それらを駆使して読影する。

▶「1.5次検診」として期待される大腸カプセル内視鏡検査

大腸がん検診の受診率は30％にも満たない（2010年男性28.1％，女性23.9％）のが現状である。加えて，便潜血陽性となった場合の受診率はその半分である。2次検診には大腸内視鏡が主流であるが，大腸内視鏡（2次検診）を行う前の「1.5次検診」として，大腸カプセル内視鏡検査の普及が期待されている。

> **Q カプセル内視鏡が出てこない場合はどうなりますか？**
>
> **A カプセルを回収する。**
>
> 　消化管内において滞留（retention）の定義は，「カプセルが体内に2週間以上留まること」となっている。その場合，レントゲン撮影やCT撮影により，滞留している場所を特定するとともに，滞留部周辺に腫瘍など病変がないか確認する。当センターにおいても，滞留により小腸病変が見つかり，病変とともに摘出手術に至ったケースもある。
>
> 　通常は，ダブルバルーン内視鏡など，小腸まで到達できる内視鏡により，カプセルを回収する。それでも回収が難しい場合は，手術による回収も検討されることになる。しかしながら，これはかなりまれである。

［出野憲由］

参考文献

1) 日本消化器内視鏡技師会ホームページ　http://www.jgets.jp/
2) 田村君英：技師＆ナースのための 消化器内視鏡ガイド―検査・治療・看護，学研メディカル秀潤社，東京，2010．
3) 日本カプセル内視鏡学会（JACE）アトラス作成委員会：動画でわかるカプセル内視鏡テキスト，コンパス出版局，東京，2014．

5章 診療現場の一スタッフとなってのアプローチの実際

章目次

5.1：病棟臨床検査技師の実際 …………94
- 5.1.1 検査の専門性はこう活かす
- 5.1.2 現場にいるからできること
- 5.1.3 現場にいるから見えた臨床検査科の強みと弱点
- 5.1.4 わたしが知った患者心理・家族心理
- 5.1.5 NICU病棟臨床検査技師

5.2：救急検査技師の実際 ………………101
- 5.2.1 検査の専門性はこう活かす
- 5.2.2 現場にいるからできること
- 5.2.3 現場にいるから見えた臨床検査科の強みと弱点
- 5.2.4 わたしが知った患者心理・家族心理

5.3：DMATの実際 ………………108
- 5.3.1 DMATとは
- 5.3.2 検査の専門性はこう活かす
- 5.3.3 現場にいるからできること
- 5.3.4 現場にいるから見えた臨床検査科の強みと弱点

SUMMARY

　近年，チーム医療の重要性が問われる中で，「多職種連携」や「検査室外検査への取組み」などといった具体的な業務を実践している施設も増え，臨床検査技師の意識の中にその必要性が芽生え始めている。

　本章では，「診療現場の一スタッフとなってのアプローチの実際」と題し，検査室の外に視点をおいた取組みを行っている施設からの実践報告として「病棟臨床検査技師の実際」，「救急検査技師の実際」，「DMATの実際」を取り上げた。チーム医療の必要性・重要性は，臨床検査技師のみならず医師・看護師・薬剤師などに向けて座学教育も実施されており，専門職の優位性を十分に発揮したうえで，「いかに患者中心の医療を担うことができるか？」がポイントとなる。そのために必要となる「スキルは何か？」に気づいていただけることをおおいに期待し，本章での実践事例を参考にしていただければ幸いである。

5.1 病棟臨床検査技師の実際

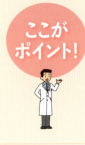

ここがポイント!

・臨床検査技師として知識と経験を活かし，専門病棟でチームとして活躍している実践の紹介。
・病棟に臨床検査技師をいかにして配置していくのか？　臨床検査科としての取組み方。
・現場スタッフ（医師・看護師）から「あたりまえの存在」と受け入れられること。
・検査説明は実体験が重要！　患者の心に伝える検査説明にも，経験と人間性が重要となる。
・患者やほかの医療スタッフから学ぶことは，医療人として計り知れない財産となる。
・病棟支援委員会の活動と医療安全は，有機的な連携が功を奏する。

5.1.1 検査の専門性はこう活かす

● 1. はじめに

近年，在院日数の短縮による検査関連リスクマネジメントが強く求められる中，医師・看護師業務がより高度かつ多岐にわたるようになってきている。そのため，病棟業務は医師・看護師だけでは対応困難な事例もあり，専門性をもつ他職種との協働（チーム医療）が必要な時代となった。

筆者の所属する豊田厚生病院においても，医師・看護師不足の声を耳にし，検査室の外に視点をおいた取組みについて模索を始め，臨床検査技師として新たな活躍の場を病棟に求めるため，平成15年7月より内科病棟に1名の病棟臨床検査技師（ward medical technologist；WMT）を専従配属した。平成19年4月には臨床検査科内に「病棟支援委員会」を設立し，全病棟を網羅する体制の構築に取り組んだ。その後NSTラウンドを平成19年6月から，糖尿病ラウンドを平成21年5月より開始した[1~3]。

● 2. 腎・内分泌・膠原病・血液内科病棟臨床検査技師 病棟検査業務の立ち上げ経緯

当院臨床検査科のこれまでの病棟との関わりは，他施設同様，病棟検体回収，採取管の準備，糖尿病教室への参画など臨床検査科に軸足をおいた病棟支援業務が主体であった。

平成15年5月よりオーダリングシステム導入と同時に検査室の業務拡大と，かねてから看護部門より要望のあった病棟での臨床支援に対応するため「臨床検査科病棟支援協議会」を立ち上げ，平成15年7月より病棟臨床検査技師1名を腎・内分泌・膠原病病棟に専従派遣したのが始まりで

ある（平成19年4月血液内科病棟も併設）（図5.1.1）。

(1) 第1回臨床検査科病棟支援協議会（平成15年2月）
臨床検査科，病棟看護部によるキックオフミーティング。
①病棟検査業務の抽出
②臨床検査技師による病棟視察

(2) 第2回臨床検査科病棟支援協議会（平成15年6月）
①活動開始日および期間の決定（平成15年7月から3カ月間のテスト施行）
②業務内容の合意

(3) 第3回臨床検査科病棟支援協議会（平成15年8月）
①患者や病棟看護部からの評価
②業務内容確認
③残りのテスト施行期間での業務提案（テスト施行1カ月目）

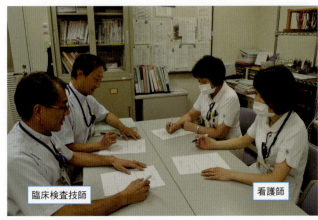

図5.1.1　病棟支援協議会の様子

(4) 第4回臨床検査科病棟支援協議会（平成15年10月）

テスト施行に対する患者や病棟看護師からの評価後，継続依頼を受ける。

● 3. 病棟臨床検査技師の意義

(1) 活躍の場が広がることによるメリット

検体検査は，検体採取から始まり，検査室での測定を経て医師に結果が報告される。今まで関わることが難しかった検体採取に病棟臨床検査技師が参画することにより，検体採取から結果報告まで精度の高い検査が可能となる。生理検査においても同様に，患者の協力が得られてこそ精度の高い検査結果を得ることができる。病棟臨床検査技師が事前の生理検査説明において，「なぜこの検査を行う必要があるのか？ この検査を行うことによって患者にどのようなメリットがあるのか？」といった点や，さらに検査にかかる時間，検査方法，注意点，そして検査に苦痛を伴うかなどについて説明し，患者から十分な理解を得ることで，スムーズで精度の高い検査が可能となる。また，POCT機器の発展により，病棟（ベッドサイド）での迅速検査の有用性も高まり，病棟臨床検査技師の活躍の場はさらに増えていくことになるであろう。

このような業務展開を重ねていくことで，病院機能としての臨床検査科の存在意義をアピールすることもできた。これは単に臨床検査科の生き残りのために行うことではなく，検査結果がどのように判断され治療に活かされているかを実践で学ぶことができる機会でもある。さらに臨床検査技師を目指す学生の実地実習では，病棟支援活動を説明したうえで実際に病棟ラウンドや集団指導に参加することで，座学では身につけることのできない貴重な体験を実感することができる。学生からは「臨床検査技師を目指す目的がはっきりしてきた」などのアンケート結果が多くなった。

(2) 病棟のニーズに合わせた対応

病棟臨床検査技師は，腎・内分泌・膠原病・血液内科病棟を担当しているため，専門医からのニーズや，関連する検査の多くが検体検査であることなどを考慮し，分析部門の経験を積んだ後，病棟検査業務に従事している。

毎朝8時30分～14時00分までは病棟検査業務を実施し，その後は検査室にて検体検査業務を担当している。また，14時00分以降も病棟臨床検査技師専用PHSにて柔軟な電話対応を図っている。また，必要に応じて再度病棟に出向き業務を遂行することができるよう配慮し，病棟のニーズに合わせたフレキシブルな対応と臨床検査科との橋渡し的な役割を担っている（図5.1.2，5.1.3，表5.1.1）。

表5.1.1　主な病棟臨床検査技師業務

・食後採血（朝8時30分以降依頼分，血液培養採血）
・採尿（計測，蓄尿容器準備など）
・血糖自己測定の個人指導と指導内容のカルテ記載
・簡易血糖測定器による血糖測定
・グルコースモニターシステム（CGMS）データ管理
・各種負荷試験の補助（医師のサポート）
・各種検査説明（検査目的や実施方法，検査結果の説明）
・血液製剤や分画製剤の搬送
・骨髄液（マルク）採取補助
・サテライトPOCT機器管理（機器動作チェック，精度管理，日常保守）
・糖尿病教室への参画，講義1回（1時間）／週
・腎臓病教室への参画，講義1回（1時間）／月
・看護学生（実習生），新人看護師，研修医への教育
・各種問合わせ対応（医師や看護師への啓発も含め，病棟と臨床検査科間で発生した問題に速やかに対処し解決に導く）

図5.1.2　病棟での検査説明の様子

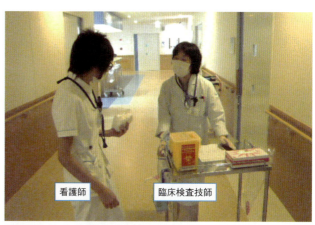

図5.1.3　担当看護師に患者状態を報告

5.1.2　現場にいるからできること

1. 検体採取の適正化

　検体採取方法は検査結果に影響を及ぼす最初の要因であるが，病棟における検体採取方法の教育は先輩看護師からの指導のみであった。長年継承される中で自己流に変化している場合があるが，看護師だけではそれを修正することが難しかった。しかし現場に臨床検査技師が加わることによって修正が可能となり，検査室には正しく採取された検体が提出できるようになった。

2. 検査データと臨床症状

　パニック値や気になるデータが得られた際は，速やかに臨床症状を現場にいる病棟臨床検査技師に確認することが可能となる。

3. 検査関連インシデントの低減

　検査関連インシデントが発生した際は，病棟臨床検査技師が臨床検査科と病棟とのクッション役となり最善の改善策を提案し，速やかな問題解決と再発防止に努めている。

4. 患者心理に触れる

　医師・看護師に代わり患者の思いや訴えを傾聴し，患者真意を医師や看護師に伝えることがある。

5.1.3　現場にいるから見えた臨床検査科の強みと弱点

1. 臨床検査技師だからできること

①検査説明において自分の体験談を交えながら説明することにより，患者の不安を軽減することができる。
②緊急採血時に，採血管の準備，主治医が直接検査依頼入力できない場合の検査依頼代行入力，検査内容の確認などを迅速かつ的確に行うことができる。
③検査項目内容から最低必要採血量を計算し，採血困難な患者にも可能な限り負担をかけることなく検査を行うことができる（図5.1.4）。
④血液製剤などの取扱いに不安を抱く看護師へていねいな説明を行うことで，輸血実施へのストレス軽減が図れる。
⑤患者の容態や医師の業務に合わせ，タイムリーな検査を実施できる（輸血・骨髄穿刺・負荷試験など）。

2. 臨床検査技師に欠けている部分

①病棟ではさまざまな病気への不安，家庭や金銭面の諸事情など多種多様な患者の気持ちを受け止めるスキルが必要である。病棟では検査知識，技術だけでなくコミュニケーション能力の高い臨床検査技師が求められている。
②負荷試験時の頻回なルート採血など臨床検査技師法の制限により，臨床検査技師ではできない行為がある。

3. 病棟支援委員会の活動と医療安全

　病棟臨床検査技師業務の経験から，さらなるチーム医療活動を模索し臨床検査科内に「病棟支援委員会」を設立し，全病棟を網羅する体制の構築に取り組んだ（表5.1.2）。
　各病棟に1～2名の担当技師を選任し，専用PHSを携帯させ，担当病棟からの問合わせに責任をもって対応している。また，毎月定例で行われている病棟会議に出席し，日常業務の問題点について改善を図っている。改善点は「検査科Q＆A集」に記載し全病棟に配布すると同時に，院内ホームページでも随時更新し，24時間閲覧可能な体制

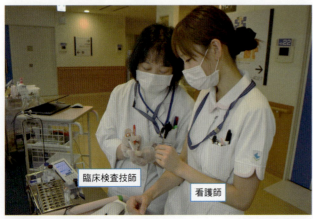

図5.1.4　採血量の確認

表5.1.2　主な病棟支援委員会業務

・病棟会議（日常業務の問題点について改善）
・DPC対応クリティカルパスの作成協力
・病棟保管検体採取管の在庫管理（在庫総入替　2回／年）
・採血／輸血検査手順の勉強会（研修医・看護師／毎年）

を構築している(図5.1.5, 5.1.6)。臨床検査技師が検査室と病棟とのクッション役となり最善な改善策を提案し，速やかな問題解決と再発防止に努めている。

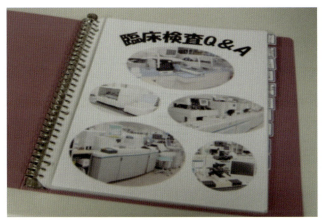

図5.1.5　検査科Q＆A集

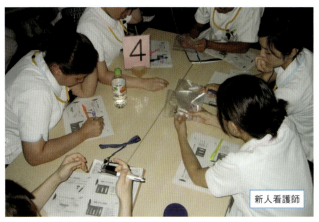

図5.1.6　新人看護師対象採血勉強会の様子

5.1.4　わたしが知った患者心理・家族心理

● 1. 患者の声に耳を傾ける

患者は病気からくる痛みや苦しみ，将来への不安などさまざまなストレスを抱えており，その思いを誰かに聞いてもらいたい，訴えたいと強く思っていることがある。医師・看護師だけでなく臨床検査技師もチームの一員として，患者の声にはしっかりと耳を傾け，どんな些細なことでも安心して話していただけるよう心がける。患者から得られた情報はチームの中で共有し，最善の医療が提供できるように努めなければならない。患者は，医師の前では自分の気持ちや思いをうまく言葉に表現できないこともあり，そのようなときこそよい聞き手になれるよう心がけたい。

● 2. 医療スタッフからの意見

「病棟支援協議会」では定期的に病棟臨床検査技師の評価や業務内容の見直しを図っているが，病棟スタッフを対象に実施したアンケートより，いくつかの具体的な支援効果を確認できた。その中でも「看護業務の負担軽減による患者との対話時間の増加」，「臨床検査技師が検査説明を行うことによる，説明不足に起因するトラブルの減少」，「教育による検体採取ミスの減少と，医師・看護師の検査知識向上」など，直接的，間接的な支援効果を実感する事項も多く，病棟臨床検査技師配属の有用性が認識できた。もちろん病棟支援効果は，実施をすれば直ちに得られるものではなく，病棟臨床検査技師の病棟スタッフや患者との積極的なコミュニケーションが保たれてはじめて目的(病棟支援)達成に向けての第一歩が踏み出せるのであり，その活動をサポートする臨床検査科全体の協力が重要となる。よって，他職種との協働による「コミュニケーションスキルの向上」と「医療人としての自覚向上」は，臨床検査技師自身のためになっていることも実感できる。

● 3. 病棟スタッフからの声(本音)

病棟に臨床検査技師が配属されてよかった点は？

- 臨床検査技師による食後採血施行によって，看護師の早朝採血の負担を軽減した。
- 特殊検査(採血)などの確認が迅速にできるようになった。
- 患者への事前検査説明により検査出しがスムーズとなった。
- 輸血関連検査の採血や血液製剤の確認により安心できるようになった。
- 骨髄液採取などの病棟実施検査のタイムスケジュールが立てやすくなった。
- 臨床検査科とのパイプ役を担ってもらい，看護業務のレスポンスが向上した。
- 生理検査を実際に体験(被検者として)し，検査内容や検査時の苦痛などが理解できたことで，自信をもって検査説明ができるようになった。
- いつでも質問や相談ができることで不安が軽減され，医療事故防止につながった事例もある。

上記のように，看護業務効率化を直接実感できる事項が多く，臨床検査技師であるがゆえに実施できる業務であることが，これからの展開に活かせる部分と強く感じている。

> **病棟臨床検査技師配属を継続するうえでの希望内容は？**
> ・性別は男女どちらでもかまわない。
> ・年齢（経験年数）は新人でなければとくに問わない。
> ・患者やほかのスタッフに気配りができ，コミュニケーション能力の高い臨床検査技師。
> ・スキルの高いスペシャリストよりも，検査全体を広く理解し臨床検査科との橋渡しとなる臨床検査技師。
> ・配属期間は1〜2年のローテーションでも可能。

> **追加実施してほしい病棟業務はありますか？**
> ・早朝採血管の準備（追加検査）と採血リストとの照合。
> ・病棟保管検体採取管の日常的な在庫管理。
> ・早朝採血（食前）。
> ・検査のための車椅子，ベッド搬送の補助。

　上記のように高度な要求事項は少なく，われわれも計画的なローテーションが可能であると認識できたので，なるべく多くのスタッフに病棟臨床検査技師としての経験を積んでいただき，チーム医療職としての臨床検査を実践し，患者心理を学ぶことのできる機会としたい。

　上記は臨床検査科のマンパワーの問題もありすべてを実施に移すことは難しいが，夜勤看護師への業務負担軽減に向けての取組みについて考える気づきとなった。

5.1.5　NICU病棟臨床検査技師

● 1. 新生児臨床検査の特徴

　新生児臨床検査では，重症患児および新規入院患児の診療時や感染症が疑われる場合など，速やかな検査と検査結果に応じた迅速な対応が求められることが多い（図5.1.7）。また，早産児／低出生体重児の検査においては，可能な限り採血量を抑えることが求められる（図5.1.8）。ここで，医師・看護師に代わり臨床検査技師が検査業務を担当することは，単に業務軽減へのサポートにとどまらず，精度管理や検査機器保守も含め，総合的な検査精度保証を担保しつつ，迅速な結果報告と結果管理を行うことにつながる[4]。

● 2. NICU病棟での検査業務

　「総合周産期母子医療センター」とは重度の低出生体重児，外科治療を必要とする新生児，合併症妊娠・重症妊娠中毒症・切迫早産・胎児異常など，母体または児におけるリスクの高い妊娠があり，緊急の治療を必要とする妊婦に対する高度の治療機能をもつ医療施設であり，都道府県が指定する施設である。母体・胎児集中治療管理室を含む産科病棟，および新生児集中治療管理室（neonatal intensive care unit；NICU）を含む新生児病棟を備えている。そのため，ここで活躍する臨床検査技師の業務は多岐にわたる（表5.1.3）。

表5.1.3　NICU病棟専任技師の主な検査業務内容

検体検査
血液ガス分析，Bil，CRP
生理検査
脳波検査（定期・緊急，aEEG），A-ABR，心電図
管理業務
・各検査機器のメンテナンス，試薬管理，精度管理 ・検体検査データ入力および成績管理 ・血糖測定器の貸出および精度管理 ・入院時の患者検体保存，管理 ・エコー画像の送信，削除

図5.1.7　新生児臨床検査の特徴

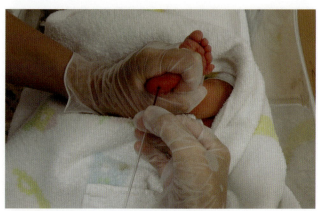

図5.1.8　早産児／低出生体重児採血の風景

3. 1日の検査業務の流れ

筆者の知る安城更正病院のNICUでは，2015年2月現在5名の臨床検査技師が1名ずつ数カ月交代でローテーション勤務にて担当している。表5.1.3のとおり業務内容は大きく分けて3つに分類され，午前中は検体検査を中心に結果の迅速報告に専念し，昼から午後にかけては時間を要する生理検査業務を実施している。また精度管理や電子カルテへの結果送信，検査機器のメンテナンスなどの管理業務は随時行っている。午前8時30分～10時30分は，医師や看護師が採血した検体で，血液ガス分析，CRP，Bilの測定を実施し，結果の迅速報告と電子カルテへの結果入力を行っている（図5.1.9）。午前10時30分以降は脳波検査を中心に実施し，A-ABR，心電図もNICU病棟にて検査を行う（図5.1.10）。

4. 病棟臨床検査技師の思い（強みと弱み）

NICU病棟の専任技師として，医師が知りたい検査情報をより迅速かつ正確に提供できることで，適切な処置が目前で速やかに施されるとき，チーム医療への参画・役割を実感する。検体検査では，検査に適した検体ばかりが得られるとは限らず，採血直後に検査するため，検体不良が判明したときなどの対応が迅速にでき，直ちに担当看護師に検査結果を報告し，再検査の必要性を医師に直接確認することもできる。また，検査機器の不調・故障時には，機器メーカーへの連絡や臨床検査科との連携により検査結果遅延を最小限に抑えることができる。脳波検査では，電極の装着・データ送信のみでなく，記録中も脳波を確認しているため，脳波異常や発作の様子などを迅速に医師に報告できる。このように，速やかに的確な対処ができることこそ病棟臨床検査技師の役割であり，これは，臨床検査技師にとっても責任性の向上と協働業務を実感するときである。

反面，NICU病棟で重症患児への処置が始まり，非常に緊迫した状況においても，検査以外の仕事を担うことができないため無力感を覚えることもある。また患児家族に病棟看護師だと思われ話しかけられるが，「担当看護師に代わります」と答える以外，積極的に患児家族と直接会話をしない規則になっている点は，今後の課題と認識している。

5. 他職種との関わり

当院のNICUは，医師，看護師，薬剤師，臨床検査技師，臨床工学技士，事務員が常駐しており，臨床心理士，ソーシャルワーカーも常時介入できる体制をとっている。

月1回開催される新生児センター運営会議では，それぞれの代表者が参加し，現状報告や他部門への要望・提案を出して話し合う場が設けられている。当初は知らない空間に入っていくことに不慣れな点ばかりであったが，検査を通じて小さな命と向き合い，新生児医療という共通の目的を掲げることで職種の垣根を越えたつながりが築けると思う。これからも，チーム医療の一員として連携を強化し，当院が目指す総合周産期医療の一翼を担うよう活躍が期待される。

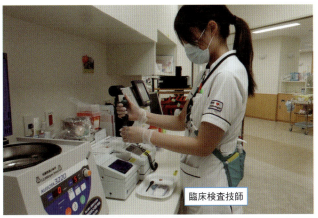

図5.1.9　NICU病棟での検査風景（検体検査）

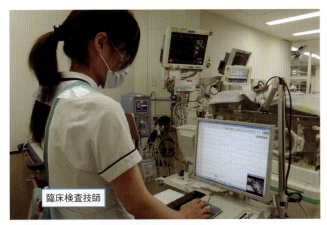

図5.1.10　NICU病棟での検査風景（脳波検査）

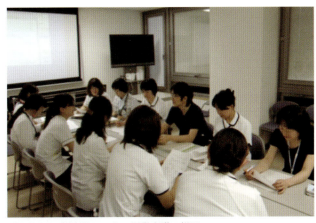

図5.1.11　新生児センター運営会議の様子

● 6. おわりに

われわれが実践してきた病棟支援業務も配置当初はなかなか受け入れられなかったが，病棟臨床検査技師の努力と臨床検査科のサポートを続けることで徐々に変化し，現在では病棟臨床検査技師の配置は病棟スタッフにも広く認知され，チーム医療の一員として活躍している。いずれにしても，病棟へ出て行く"はじめの一歩"が肝心であり，頭で考えるのではなく行動することが重要だと改めて痛感している。今後，病棟業務への関わりを検討する際は，途中で息切れ（中断）してしまうような計画では逆効果となりかねないため，自施設（臨床検査部門）の環境・状況に合わせた展開方法を検討することが重要と考える。決して一足飛びに結果を求めず，共感・理解していただける医師・看護師と長期計画的に取り組むことが肝心であり，その行動はおのずと患者・病院・われわれ臨床検査技師のためになっていることが認識できるはずである。そしてその経験を活かし，さらに地域に根ざした臨床検査科，"開かれた臨床検査科"創りに挑戦していただきたい。

Q 今後，病棟臨床検査技師業務の広がりの可能性は？

A ニーズはこれまで以上に高まると思われる。

すでに内科病棟，外科病棟，新生児病棟，救命救急センターなどで実践している施設からの活動報告例も増えており，医師・看護師をはじめとする医療スタッフからのニーズはこれまで以上に高まってくると思われる。日本臨床衛生検査技師会も，実践病院における実態調査に取りかかり，医療スタッフや患者を対象としたアンケート調査を行い，上位機関へのさまざまな働きかけを始めている。

Q どの部門に臨床検査技師を派遣させることが最善ですか？

A 段階的に始めることが基本。

最善がどこの部門かはいい切れないが，自施設の臨床検査科が得意とする分門（ほかの医療スタッフと日常的な共有が図られている部門）や，臨床が強く望んでいる部門から段階的に始めることが，継続できる基本と考える。

▶**病棟での業務経験が生み出すもの**

検査室内で検査を実施しているときと，患者を目の前にして検査を実施し説明するときとでは，自分自身への責任の重さ（技術力・説明力・傾聴力）が違う。また，病棟で担当した患者から外来で声をかけていただいたときは，何ともいえない"喜びと安堵な気持ち"を体験でき，"臨床"検査技師であることの"新たな目覚め"を発見することができる。

［中根生弥］

参考文献

1) 山田幸司：チーム医療と臨床検査，第2章 チーム医療 各論 6.病棟業務運用事例(1)，臨床病理レビュー特集，2009；144号：192-194．
2) 中根生弥，他：「病棟臨床検査技師」としての活動とその意義—"はじめの一歩"を踏み出そう，Medical Technology，2011；39：966-968．
3) 中根生弥：病棟技師業務 開始12年目の評価，THE MEDICAL&TEST JOURNAL，2014；1288(2)．
4) 佐藤亜紀，他：NICUにおける臨床検査技師の役割，周産期医学，2012；42：747-750．

5.2 救急検査技師の実際

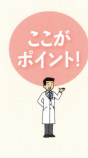

ここがポイント！

- 救急医療における臨床検査は，搬送患者の病態把握および治療指針決定のために実施される。
- 救急医療に携わる臨床検査技師には，さまざまな疾患に対応するための幅広い臨床検査知識や技術のほかに，救急医療の基礎知識および技術の習得が必須である。
- 救急搬送患者の情報を得ることが，救急医療における臨床検査を実施するうえで重要である。
- 検体採取が不適切であると，患者病態を反映しない誤った検査結果となる可能性がある。
- 臨床検査技師の高い専門性を救急医療の現場に活かすことが重要である。

5.2.1　検査の専門性はこう活かす

● 1. 救急医療とは

　救急医療とは，救急患者を診察し，医学的な介入や施術をもって病態の悪化を阻止する救急診療を支援する仕組みであり，傷病者の搬送や病院選定，および病院内外での救急診療などの医療サービスが包括的に提供される[1]。

　わが国における救急医療の需要は年々増加しており，救急搬送患者数は過去10年間で3割以上の増加を示し，平成24年の年間救急搬送患者数は全国で約525万人に上る[2]。この傾向は今後も続くものと考えられており，地域の救急医療機関が連携し，すべての救急患者に対応できる救急医療体制を構築することが重要である。

　現在の救急医療機関は，初期救急医療機関，二次救急医療機関および三次救急医療機関に分類され，重症度，緊急度および疾患特異性により搬送先が決定されている（表5.2.1）。

表5.2.1　救急医療機関の区分

初期救急医療機関	二次救急医療機関	三次救急医療機関
独歩で来院する軽度の救急患者への夜間・休日における外来診療を行う。	救急患者への初期治療を行い，必要に応じて入院治療を行う。	二次救急では対応できない重篤な疾患や多発外傷に対応する。
在宅当番医，休日夜間急患センターなど	救急告示病院，病院群輪番制など	救命救急センター，高度救命救急センターなど

● 2. 救急医療で求められる臨床検査とは

　救急医療における臨床検査には高い迅速性が要求されるため，「緊急検査」と呼称して一般診療における臨床検査と区別している施設が多い。緊急検査とは「患者急変に対する速やかな診断および治療方針の決定のために用いられる検査」と定義されており，担当する検査室は救急診療部門に近接し，24時間稼動することが必要とされている[3]。

　救急医療における臨床検査は，搬送患者の病態把握および治療方針決定のために実施されるものであり，確定診断のための要素は少ない。結果報告時には，救急医療に携わる臨床検査技師が「今，医師が最も必要としている検査結果は何か？」を推測し，医師が求める的確な検査項目についての結果を報告することが重要である。

MEMO

出動件数
　平成24年中の救急出動件数は約580万件であり，約5.4秒に1回の割合で出動しており，国民の約24人に1人が搬送されたことになる。

高度救命救急センターとは
　三次救急医療機関である救命救急センターのうち，広範囲熱傷・指肢切断・急性中毒などの特殊疾患患者に常時対応できる十分な設備とスタッフが整った施設。

救命救急センター
　平成24年現在全国に272施設が設置されており，そのうち高度救命救急センターは32施設である。

3. 救急医療で求められる臨床検査技師とは

　救急医療に携わる臨床検査技師には，さまざまな疾患に対応するための幅広い臨床検査の知識や技術のほかに，救急医療の基礎知識および技術の習得が必須である。

　救急医療に携わる臨床検査技師が自らの専門性を活かし，搬送患者の重症度および緊急度を判断し，
- 医師が今知りたい検査項目は何か？
- 思いもよらぬ基礎疾患や損傷部位が隠れていないか？
- この後どのような処置をするのか？
- それにより検査結果はどのように変化するのか？
- その変化は想定どおりなのか？

などについて常に意識し，刻々と変化する処置内容を把握する必要がある。

　さらに，医師や看護師が本来業務に集中できるように，臨床検査技師が患者移動や静脈路確保の補助などを行うことも，臨床検査技師が救急医療へ参画する意義の1つである。

　また，初療時には病態把握を目的として，胸腹部超音波検査や心電図検査などの生理機能検査が実施される場合がある。この際，高度な超音波検査技術を会得した臨床検査技師や，心電図判読能力の高い臨床検査技師が対応することで，より迅速な病態把握に寄与することができる。

4. TATからTTATへ

　turn around time（TAT）は，「検体到着から結果送信までの検査室内における経過時間」を表しており，検査室はTATの短縮に努めている。筆者らは，TATに測定前フェーズおよび測定後フェーズを含めた時間，すなわち医師による検査依頼の発生から結果確認までの時間をtherapeutic turn around time（TTAT）と定義した[4]。救急医療ではTTATの短縮が極めて重要であり，臨床検査技師が専門性を活かして積極的に救急医療へ参画することで，TTATを短縮することができる。

5.2.2　現場にいるからできること

1. 救急初療室での臨床検査技師

　筆者らの施設では，救急患者搬入前に救命救急センター担当の臨床検査技師1名が救急初療室で待機し（図5.2.1），搬入予定患者の情報収集，搬入患者の状態把握，初期治療準備のために実施される静脈路確保の補助，ストレッチャーへの患者移動の介助，必要採血量の指示，必要採血管への分注および簡易検査機器による分析を行っている。

　その後，検体検査室にて臨床検査を実施し，検査結果を医師へ直接報告している。また必要に応じて着衣の脱着や，CTおよびMRIなどへの患者移動の介助も行う。従来は，医師および看護師により提出された患者検体に対し，検査室内で検体検査を実施してその測定結果を迅速に報告するのみであった。このため救急医療の現場ではどのような処置や治療が行われているのか，どのように臨床検査結果が治療へ反映されているのか，どのような検査関連業務が存在しているのかについても，臨床検査技師は把握できていなかった。しかしながら，前述のように臨床検査技師が救急医療における初療に直接関与することで，医師が検査結果を確認するまでの所要時間を大幅に短縮し，医師および看護師の業務負担の軽減に一定の効果が認められた[5]。とくに蘇生処置中や多発外傷症例では，ベッドサイドでの口頭報告により，救急初療チーム全員が処置治療方針を決定するための検査情報を同時に共有できるため，積極的に口頭報告を行うことが有用である。

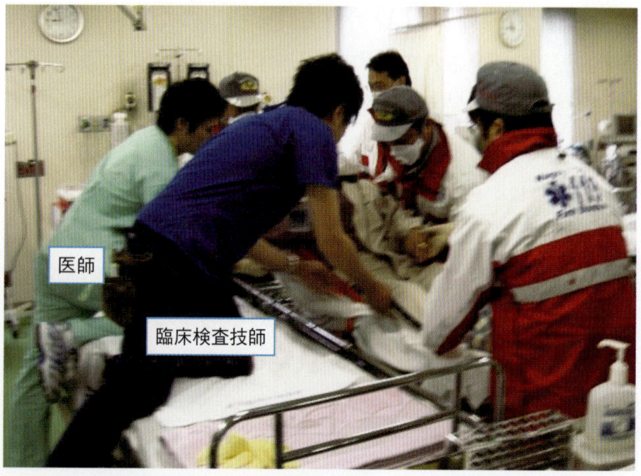

2. 迅速報告のために

　通常の検体検査では，著しい異常値が見られた場合には検査過誤や検体性状を確認し，再検査を行う。しかし刻々と患者病態が変化する救急医療においては，患者病態を把握するために臨床検査を実施しており，結果報告には迅速性が求められる。このため，いたずらに再検査を実施して結果報告の第一報までに要する時間を遅らせるべきではない。臨床検査技師が救急医療の現場において，搬送患者の情報収集や病態の経時的変化，および処置治療の進行状況を把握することで，患者病態と異常値とを照合することが

図5.2.1　救急初療室での臨床検査技師

でき，再検査前であっても検査結果を報告することが可能となり，迅速な診断，治療に寄与することができる。

現在では，多くの施設で電子カルテなどのhospital information system（HIS）でのオンライン報告が行われているが，救急医療においては，医師が処置などを優先するために速やかに検査結果を確認できない場合がある。臨床検査技師が救急医療の現場にいない施設の場合，異常値やパニック値を認めた際には電話連絡などの別手段によって直ちに医師へ報告すべきである。この連絡時に医師より患者病態を聴取し，異常値やパニック値と病態を照合することで再検査前の結果報告が可能となる。また，検査結果と病態がミスマッチした場合であっても，検査過誤や検体採取時のエラーを否定して再検査する旨を伝えることで，誤報告を防止することができる。

3. 救急医療に携わる臨床検査技師に必要なこと

臨床検査技師が救急医療の現場で業務を行うことには多くのメリットがある。しかしながら，検査室内で一般的な臨床検査のみを行っている臨床検査技師が，救急医療についての知識をもたずに救急医療の現場に介入しようとした場合，不必要な混乱や誤解を生じさせる可能性がある。救急医療に携わる臨床検査技師には，さまざまな疾患に対応するための幅広い臨床検査知識や技術のほかに，救急医療の基礎知識および技術の習得が必須である。また，医師および看護師とともに業務を遂行するにあたり，臨床検査技師に関する法律の定める業務範囲を遵守することが極めて重要であり，関係法規の知識を習得することも必須である。

臨床検査技師を含めた救急医療に携わるすべての職種が行う緊急度の高い医療行為は，患者の生命維持に多大な影響を与える可能性が高く，十分に準備してさまざまな状況変化を的確に予測しなければならない[6]。そのためにも，救急検査認定技師，american heart association（AHA）認定のbasic life support（BLS）プロバイダーや，advanced cardiovascular life support（ACLS）プロバイダー，日本救急医学会認定のjapan prehospital trauma evaluation and care（JPTEC）プロバイダーなどの認定資格の取得をとおして救急医療の基礎知識および技術を習得し，救急初療チームの一員として治療の方向性を理解することが重要である。

4. 検体採取

救急医療に限らず，すべての医療における臨床検査は，検体採取からスタートしているといっても過言ではない。なぜならば，検体採取が不適切であると，患者病態を反映しない誤った検査結果となる可能性があるからである。救急医療の現場では，病態の把握や安定化と同時に検体採取が行われることが多い。また，複数の救急患者を受入れている状況では，少数の医療スタッフが複数の患者を担当することとなる。医師や看護師がこのような多忙な状況下において検体を採取する場合，採血量の過不足や採血管の間違いなどが発生する可能性がある。救急医療の現場に臨床検査技師がいる場合には，検査の専門家である臨床検査技師が検体を採取し，適切な管理を行うことで，このような検体採取に関するエラーを減らすことができる。

救急医療における代表的な検体は血液であり，血液採取のために採血が行われる。外来診療では一般的に真空採血法が行われるが，救急医療では点滴のための静脈路確保と同時に注射器を用いた採血が実施されることが多い（図5.2.2）。採血後は，注射器内の血液を直ちに必要な採血管に分注する。注射器での採血から検体分注までが速やかに行われないと，検体凝固や血小板凝集などが発生し，誤った検査結果となる可能性がある。

以下に，不適切な採取が疑われる検体例を示す。

(1) 検体凝固

抗凝固剤の加えられた採血管内で凝血した状態であり，

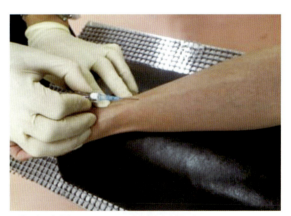

a 静脈に留置カテーテルの穿刺針を刺入する。

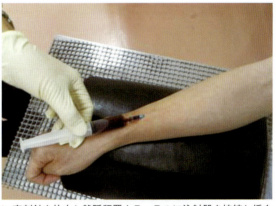

b 穿刺針を抜去し静脈留置カテーテルに注射器を接続し採血する。

図5.2.2　静脈路確保時の注射器による採血方法

採血後の転倒混和不足や注射器から採血管への分注遅れが大きな要因である。採血困難な症例では，抗凝固されていない翼状針ルート内や注射器内の血液滞留時間が長くなり，検体凝固が発生しやすい。

(2) 検体量の過不足（図5.2.3）

検体量が規定量に満たない場合は，採血困難であった可能性がある。検体量が規定量を超過している場合は，注射器採血後の採血管への分注量を誤った可能性がある。検体量の過不足は検体凝固の要因となるため，前述のように検体凝固の有無をよく観察する必要がある。

(3) 希釈

輸液点滴側の同側から採血した場合，輸液が混入し希釈される可能性がある。また動脈路から採血した場合，脱血量不足によりヘパリン加生理的食塩水が混入し希釈される可能性がある。全血の状態で希釈を判断することは困難である。

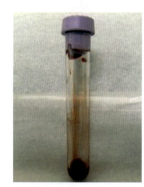
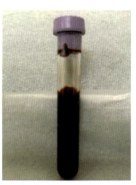

a 検体量不足　　　b 検体量超過

図5.2.3　検体量の過不足

(4) 溶血

注射器を用いた採血時に，強い陰圧をかけて無理に吸引した場合，赤血球崩壊により採血管内で溶血する可能性がある。全血の状態で溶血を判断することは困難であり，遠心分離した際に上清の色調から溶血の有無を判断する。

5.2.3　現場にいるから見えた臨床検査科の強みと弱点

● 1. 検査室から患者が見えない

前述したように，筆者の施設では臨床検査技師が救命救急センターに常駐し，救急搬送患者の初療に直接関与しているが，このような施設は現状では一般的ではないと思われる。多くの医療施設で24時間検査体制が構築され，救急医療の現場から提出された検体を検査室内で受け取り検査を行っている。このため，提出された検体がどのような救急患者の検体なのか，その患者情報を得られない状況で検査を行っており，この「検査室から患者が見えない」ことが救急医療における検査室の弱点といえる。

救急初療室から検体が提出された際，「救急患者＝重症患者」との意識から，その検査を最優先に実施する場合が多いものと考えられる。実際の救急搬送患者には一次救急や二次救急医療に該当する患者が多数含まれており，緊急度や重症度の高い三次救急患者は当院においては15％程度である。したがって，「すべての救急搬送患者＝緊急度・重症度が高い」という認識は誤りである。

本義的には救急搬送患者の病態や症状を把握し，検査の優先度を決定すべきであるが，多くの施設では臨床検査技師による救急搬送患者の情報入手が困難であろうと推察される。チェックシートなどを用いて簡略化された患者情報を検査室へ伝達している施設もあり，施設ごとに患者情報を得る努力や工夫をすべきである。情報入手が困難な場合には，重症患者が含まれている可能性があるため，すべての救急搬送患者の検査を優先的に行う必要がある。また，施設により救急搬送区分が異なるため，まずは自施設の救急診療体制を理解し，どのような患者が検査対象となっているのかについて把握することが重要である。

● 2. 専門知識を活かす

臨床検査技師の専門資格として，関連団体や学会が認定する専門技師制度が普及し，各分野の臨床検査に精通した臨床検査技師が育成されている。

救急医療においては，平成26年に救急検査認定技師が誕生し，今後，救急医療の現場で活躍する臨床検査技師が増えていくものと思われる。専門領域を学んだ臨床検査技師の知識や技術は高く評価されており，専門医と連携して診断の一助となっている。これらの高い専門性は，救急医療の現場に活かすことのできる重要な検査室の強みである。超音波検査士が搬送患者の症状にもとづき胸部や腹部の超音波検査を行い，その所見を救命救急医が確認することで，より迅速な診断・治療に寄与することができる。また外傷などで多量出血を来している患者に対し，認定輸血検査技師が速やかに血液型や輸血適合検査を行って輸血製剤を準備することは，患者の生命予後に直結する重要な要因となる。

3. 多職種連携

臨床検査技師は，感染制御チーム（infection control team；ICT），栄養サポートチーム（nutrition support team；NST），呼吸療法サポートチームおよび糖尿病療養指導チームなどの多職種が参加するさまざまな医療チームの一員として活動している。専門性を活かし，臨床検査室外における他職種と連携したさまざまな活動に参加することも，臨床検査室の重要な役割である。筆者らは，救急医療の現場以外においても，救急医療と関連する集中治療室や血管治療撮影室などで，臨床検査技師としてさまざまな業務を行っている（図5.2.4）。

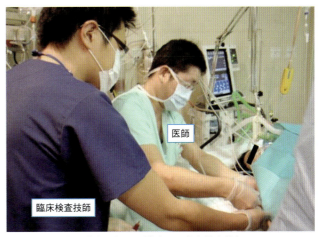

図5.2.4　集中治療室で処置を補助する臨床検査技師

5.2.4　わたしが知った患者心理・家族心理

1. 患者や家族から見る臨床検査技師とは

救急搬送された患者やその家族は，大きな不安をもって医療機関を訪れている。患者や家族は，臨床検査技師も救急医療の専門スタッフの一員としてとらえ，医師や看護師と同様に不安や疑問を訴えることがある。われわれは常に救急医療に携わる医療スタッフとしての自覚をもち，心理的動揺の大きな患者や家族と接する心構えをもつ必要がある。

Q　救急医療で必要とされる検査項目は？

A 筆者らの施設では，表5.2.2の検査項目を緊急検査項目としている。

表5.2.2　緊急検査項目の一例

血球算定	生化学		血液ガス	凝固線溶	血中薬物	迅速検査	その他
WBC	TP	AST	pH	PT	リドカイン	トロポニン	血液型
RBC	Alb	ALT	pCO_2	APTT	カルバマゼピン	BNP	交差適合試験
Hgb	T-Bil	ALP	pO_2	Fib	ジゴキシン	インフルエンザ	心電図
Hct	D-Bil	LD	HCO_3^-	FDP-DD	フェノバルビタール	RSウイルス	髄液検査
MCV	UN	CK	BE	AT	フェニトイン	尿中肺炎球菌	
MCH	UA	CK-MB	SO_2		テオフィリン	尿中レジオネラ	
MCHC	CRE	ChE	Hgb		バルプロ酸Na	ノロウイルス	
PLT	Na	AMY	Na		バンコマイシン	マイコプラズマ	
	K	p-AMY	K		エタノール	妊娠反応	
	Cl	GLU	Cl		アセトアミノフェン	血清浸透圧	
	Ca	NH_3	ion-Ca		タクロリムス	尿浸透圧	
	Mg	CRP	GLU		シクロスポリン	有機リン定性	
	Mb		Lactate		メトトレキサート	尿中乱用薬物	

▶**血液ガス分析**

血液ガス分析は，呼吸状態および酸塩基平衡を把握するために実施される。これらに加え，電解質，ヘモグロビン，血糖および乳酸の値が同時に測定でき，1分程度の短時間で患者状態を評価することが可能であるため，救急初療室や手術室に血液ガス分析装置を設置する施設も多い。

▶**血小板数の偽低値**

採血時の混和が不良であると，フィブリンが析出し血小板を巻き込み凝集する。これにより血小板が偽低値となる。

Q 救急医療で必要とされるPOCT項目は？

A POCTは，「被検者の傍らで医療従事者が行う検査であり，迅速かつ適切な診療に寄与する検査」と定義される．救急医療で重要性の高いPOCT項目を以下に記す．

全身状態の検索
血液ガス分析（呼吸状態，ガス交換，酸塩基平衡の把握），血糖（意識障害の原因検索），乳酸（血行動態の把握），尿中HCG（妊娠の有無）

感染症
インフルエンザ，RSウイルス，肺炎球菌，レジオネラ，マイコプラズマ，クロストリジウム，ロタウイルス，アデノウイルス，A群β溶血レンサ球菌，プロカルシトニンなど

急性冠症候群
トロポニン，CK-MB，H-FABP，BNP（心不全）など

毒劇物中毒
尿中乱用薬物検出キット（フェンシクリジン類，ベンゾジアゼピン類，コカイン系麻薬，覚せい剤，大麻，モルヒネ系麻薬，バルビツール類および三環系抗うつ剤の検出），有機リン定性キットなど

▶参考情報
POCT (Point of care testing) の詳細は，2.5.1「POCT運営委員会における役割」および8.2「POCコーディネータの活動」参照．

▶参考情報
緊急度・重症度の高い症例では，「高値・低値」という定性的な結果であっても，処置治療に有効なことがある．

Q 臨床検査技師が心肺蘇生法を習得する必要はありますか？

A 習得する必要がある．

心停止などの生命の危機的状況に陥った患者を救命し，社会復帰に導くためには，「救命の連鎖」とよばれる4つの要素が必要となる．蘇生に関するガイドラインである「JRC蘇生ガイドライン2010」では，この救命の連鎖を，①心停止の予防，②早期認識と通報，③一次救命処置，④二次救命処置と心拍再開後の集中治療としている．心肺蘇生法は一次救命処置であり，蘇生を開始しないと極めて短時間で転帰が悪くなる．病院には心停止を来す可能性のある患者が来院しており，医療従事者である臨床検査技師は心肺蘇生法を習得する必要がある．

▶参考情報
一次救命処置をBLS (basic life support)，二次救命処置をALS (advanced life support) という．

Q 救急搬送患者の内訳は？

A 総務省消防庁の「平成25年度版救急・救助の現状」によると，救急出動理由では，急病62.9％，一般負傷14.3％，交通事故9.4％，その他13.4％であった．救急搬送患者の年齢区分は，高齢者53.1％，成人38.0％，子供8.7％であった．救急搬送患者の傷病程度は，死亡1.5％，重傷9.1％，中等症38.9％，軽症50.4％であった．

▶ドクターヘリコプター
ドクターヘリコプターとは，救急疾患に対応できる医師および看護師を迅速に患者発生現場へ到達させ，速やかに適切な処置および治療を開始するために用いられる救急医療用ヘリコプターのことである．全国36カ所に43機が配備されている．

Q 臨床検査技師が取得できる認定資格は？

A 救急医療に関する認定制度は，「救急検査認定技師」（日本救急検査技師認定機構），「緊急臨床検査士」（日本臨床検査同学院）などがある。

臨床検査技師が取得可能な主な認定資格について以下に示す。

日本臨床衛生検査技師会（日臨技）の会員であることが取得要件となる認定

○日臨技認定センター管轄

認定一般検査技師，認定心電検査技師，認定臨床染色体遺伝子検査技師，認定病理検査技師，認定臨床化学・免疫化学精度保証管理検査技師，認定認知症領域検査技師，認定管理検査技師，認定監理検査技師

臨床検査技師が取得要件となる認定

認定血液検査技師，認定輸血検査技師，認定臨床微生物検査技師，細胞検査士，超音波検査士，心臓リハビリテーション指導士，日本糖尿病療養指導士，栄養サポートチーム専門療法士，認定CRC，救急検査認定技師，緊急臨床検査士，二級臨床検査士，一級臨床検査士，認定サイトメトリー技術者，健康運動指導士，第一種・二種消化器内視鏡技師，血管診療技師，磁気共鳴（MR）専門技術者　など

臨床検査技師の知識技術が活かされる認定

診療情報管理士，医療情報技師，不妊カウンセラー・体外受精コーディネーター，認定臨床エンブリオロジスト，第一種・二種ME技術実力検定，臨床細胞遺伝学認定士，認定臨床化学者，一級動物実験技術士，電子顕微鏡一般技術認定　など

※認定に関する本Q&Aは日臨技のまとめによる

▶参考情報

「救急検査認定技師」（日本救急検査技師認定機構）の認定制度については，平成27年度認定より，日臨技認定センター管轄の認定に移行する予定である。

[森谷裕司]

参考文献

1) 日本救急検査技師認定機構・日本臨床救急医学会：救急検査指針，日本救急検査技師認定機構テキスト編集委員会，へるす出版，東京，2013.
2) 総務省消防庁：平成25年度版救急・救助の現状
3) 日本臨床検査自動化学会編集委員会編：緊急検査実践マニュアル検体検査編 ver1.4. 日本臨床検査自動化学会，2007.
4) 森谷裕司，他：TTAT短縮を目的とした高度救命救急センターにおける臨床検査技師の活動，医学検査　2007；56(4)：706.
5) 末廣吉男，他：救急医療における臨床検査技師の専門性，日本臨床救急医学会雑誌　2010；13(3)：375-379.
6) 福田篤久，他：チーム医療としての救命救急を考える —あなたはチーム医療の一員？—，日本臨床検査自動化学会会誌　2007；32(4)：387.

5.3 DMATの実際

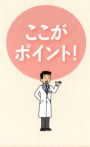

ここがポイント！
- 災害時には検査の専門性にとらわれることなく臨機応変に診療補助や災害対応を行う。
- DMATにおいて臨床検査技師が属する業務調整員の任務は，DMAT活動を支える。
- 臨床検査の高い専門性を災害現場で活かす。
- 日頃から災害対応訓練を実施し，有事に備える。

5.3.1 DMATとは

1. はじめに

災害派遣医療チーム（disaster medical assistance team；DMAT）とは，大地震などの大規模災害や航空機・列車事故など，一度に多くの傷病者が発生した際に，現場に迅速に駆けつけ，おおむね48時間以内の急性期治療を行うための，専門的な研修や訓練を受けた機動性のある医療チームである。

発足のきっかけとなったのは，1995年の阪神・淡路大震災である。震災では多くの傷病者が発生し医療の需要が拡大する一方，病院も被災し，ライフラインも途絶，医療従事者の確保困難などにより，被災地内で十分な医療も受けられずに死亡した，いわゆる「防ぎ得る災害死」が大きな問題となった。これらの教訓から，一人でも多くの命を救えるよう体制の強化を図る目的でDMATは発足した。

DMATには，厚生労働省が研修を行い所管する日本DMATと，都道府県レベルで独立したDMATをもつ自治体などがある。

日本DMATの資格を得るには，災害拠点病院またはDMAT指定医療機関の所属であることが条件とされる。そして厚生労働省が実施研修する「日本DMAT隊員養成研修」を修了し，厚生労働省から認可登録されなければならない。また，都道府県単位でのDMATは日本DMAT研修よりも研修期間は短いものの，ほぼ同様の研修を受講し，都道府県知事から認可されることとなる。

DMATの隊員は，医師，看護師，業務調整員で構成されている（平成26年3月時点で医師2,637名，看護師3,387名，業務調整員2,303名の合計8,327名）。われわれ臨床検査技師は業務調整員に属し，業務調整員には固定の職種はない。業務調整員はわれわれ臨床検査技師だけではなく，ほかに薬剤師，放射線技師，理学療法士，救命救急士の医療職，また病院事務員などさまざまな職種から成り立っている。DMATで活躍している臨床検査技師は業務調整員全体の4％，86名である（図5.3.1）。

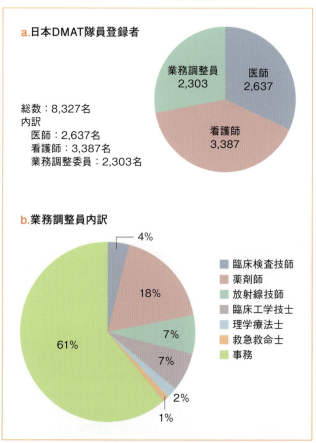

図5.3.1 DMAT人員数・内訳（平成26年3月31日現在）
（厚生労働省DMAT事務局資料より）

2. DMAT派遣の流れ

災害時の実際の派遣要請については,「被災地県」→「厚生労働省」→「全国都道府県」→「DMAT隊員」の流れで要請があり,また隊員への活動に関する具体的な指示は都道府県をとおさず,厚生労働省またはDMAT事務局からEMIS(広域災害救急医療情報システム)とよばれる緊急連絡網を通じて全国の隊員に出される。

このシステムでの伝達手段としては,まず隊員個人の携帯電話にメール送信によって派遣要請の指示が出されるため,災害の超急性期にレスポンスよく全国の隊員が活動を開始することが実現されている。

3. DMAT活動について

(1) 活動現場

DMATの活動現場は,東日本大震災(図5.3.2,図5.3.3)のような大規模災害や,今後推定される東南海トラフ地震など広範囲での災害があげられる。しかしながら,近年は近隣地域での災害や事故においての活動も多く行っている。近年の活動例をあげると新潟県中越地震,JR福知山線脱線事故,中央自動車道笹子トンネル天井板落下事故,広島県土砂災害,御嶽山噴火災害など,地震災害だけではなく多岐の災害や多重事故においても活動を行っている。

(2) 主な活動内容

DMATの主な活動内容は,被災地内でDMATや他機関との調整を行う「医療調整本部」や,災害現場で行う「トリアージ」や「救護所診療」,そして被災地内の「病院支援」や「医療搬送」,また被災地外への患者搬送を行う「広域医療搬送」など多方面にわたる。この多岐にわたる活動の中で,われわれ臨床検査技師はほかの職種同様の業務調整員として任務を行うため,臨床検査に特化したものは少なく,主な業務として,災害現場での活動補助および記録,必要資機材の手配・管理,活動スケジュール管理・環境整備,各種関係機関・他のDAMTとの連携のための通信確保,隊員の安全・健康管理などの災害活動の土台の部分を担うロジスティックの業務が要求される。

DMATは医療支援が主たる活動であるが,通常の医療システムが崩壊した現場において有効な医療支援を行うためには,時間・人員・物品・資金・安全・情報などの管理がたいへん重要となる。この重要な情報管理を行うことが業務調整員の任務となり,情報の管理ができなければ,有効な医療支援が行えないだけではなく,二次災害を引き起こす要因ともなる。

業務調整員には,任務を遂行するための情報収集・解析能力,およびDMAT活動に必要な環境提供能力をもつことが要求される。災害現場では,すべての活動を限られた情報・資機材の中で行わなければならない。非日常的な環境の中で可能な限り収集した情報・資機材を解析・提供し,いかにチームの能力を最大限に発揮させることができるか,あるいは,いかに有効な活動を行うための環境を提供できるかが重要となる。ゆえに,業務調整員がDMAT活動を支えているといっても過言ではない。

そのため,DMAT隊員となっても実災害に備え訓練や講習会にて技能を維持することが重要となる(図5.3.4)。とくに医師や看護師が行う医療行為と違い,業務調整員が与えられた業務内容を行うには,非日常の業務内容であり技能を維持することは容易ではない。

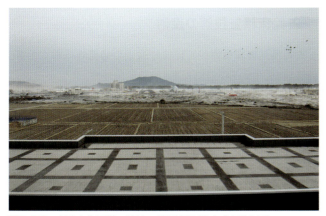

図5.3.2 東日本大震災・津波の様子(2011年3月11日)

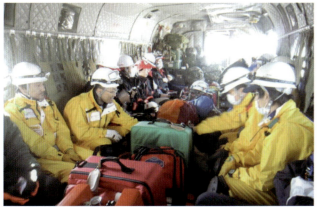

図5.3.3 東日本大震災時の自衛隊機内

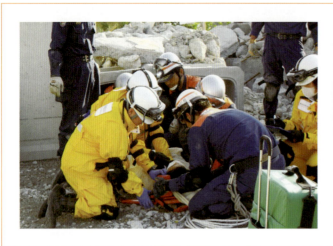 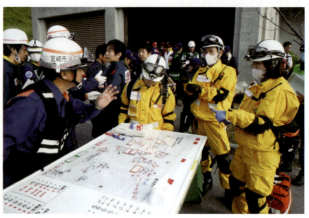

図5.3.4　DMAT訓練

5.3.2　検査の専門性はこう活かす

● 1. 臨床検査技師が活かせる知識

災害発生時の医療支援において，医師と看護師は患者の治療やケアに直接従事するが，臨床検査技師は前述のように業務調整員として活動を行うため，検査に特化した業務は少ないと考えられる。災害医療において発災から48〜72時間の超急性期を担当するDMATの医療活動は，外傷や出血の有無，意識の状態を確認するトリアージや，疾患に応じた止血や輸液などの応急処置にて患者の症状を安定化させることで，多くの救える患者を後方の病院へ搬送することが主な役割となる。しかしながら，その中の医療活動には超音波検査による外傷時迅速超音波検査（focused assessment with sonography for trauma；FAST）は欠かすことのできない検査であり，医師の代わりとして検査を行えることはほかの業務調整員にはできない大きな強みとなり得ると考える（図5.3.5）。

また，FASTの超音波検査だけではなく，心臓や下肢静脈の超音波検査，POCT機器を用いた血糖や血液ガス測定など臨床検査技師が携わることもあり（図5.3.6），検査機材の管理や使用に関して臨床検査技師としても大きく貢献できると考える。筆者はDMATでの経験はないが，同様の国際災害にて超音波検査装置やPOCT機器を使用した経験から，災害時にも臨床検査技師の専門性を活かすことができると感じている。

● 2. 臨床検査技師の役割

大規模災害発生直後には臨床検査の必要性は薄くとも，急性期（発生から1週間程度）から亜急性期（発生から2〜3週間）・慢性期（発生から2〜3年）へ移行する中で疾病構成にも経日的に変化が生じる。また，避難生活なども長期化することから，長期にわたり支援が必要となる。そのため臨床検査の需要も疾病構成とともに変化し，検査需要が発生する。しかしながら大規模災害の際には，被災地の医療施設自体もライフラインの途絶や検査機器・人材不足などの影響により，臨床検査も行うことができないのが現状で

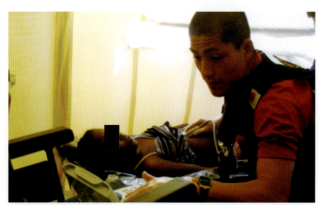

図5.3.5　超音波検査の使用（2010年ハイチ地震災害での経験）
（資料提供JICA）

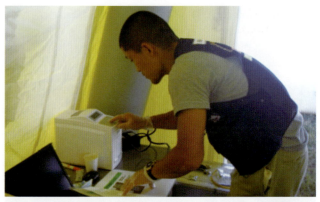

図5.3.6　POCT機器の使用（2010年ハイチ地震災害での経験）
（資料提供JICA）

ある。

その際には、DMATの業務調整員としての役割である「情報収集や人員や物品の手配」を活かし、必要となり得る臨床検査や検査機器の手配・DMATから医療支援の二次隊への引き継ぎを行うことが、臨床検査技師としての役割であると考える。

5.3.3 現場にいるからできること

● 1. 病院としての取組み

DMATの臨床検査技師は災害拠点病院に所属するため、多かれ少なかれ救急医療に携わることも多い。中には病院独自で救命救急検査士制度を立ち上げ、たいへん質の高い救急医療に携わる施設もある。筆者の所属する福岡県南部の聖マリア病院においても救命救急センターを有し、一次から三次まで年間約9,000件の救急車を含め、約65,000名の外来患者が訪れる九州屈指の救急施設となっている。

当院検査部ではマルチスキルシステムを導入しており、採血や輸血検査、緊急検査、解剖介助などの共通業務と選任業務に携わるため、日々の勤務で多くの疾患や病態を経験することができる。災害時も日々の現場での経験を活かし、疾患や病態を把握し、患者トリアージや治療についても、「何が必要か？」、「何を行うか？」など、医師や看護師の診療補助としての知識や技術を行えることは、日々現場にいるからこそ活かせることであると考える。

実際に筆者が経験したDMAT活動として、東日本大震災時に、宮城県にある陸上自衛隊霞目駐屯地にて行った広域医療搬送のための医療活動がある（図5.3.7，5.3.8）。訪れた患者は少なかったが、聖マリア病院チームとして担当した患者の処置にも対応した。

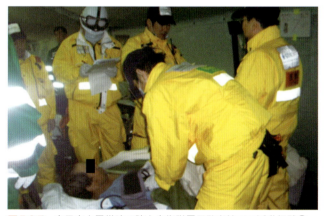

図5.3.7　東日本大震災時の陸上自衛隊霞目駐屯地での活動経験①

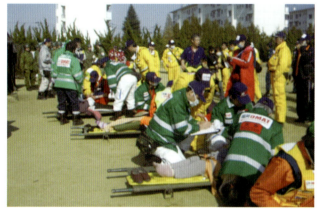

図5.3.8　東日本大震災時の陸上自衛隊霞目駐屯地での活動経験②

5.3.4 現場にいるから見えた臨床検査科の強みと弱点

● 1. 臨床検査科の弱点

災害時には人員・物・情報の不足などさまざまな問題が発生し、検査の機能だけではなく病院機能も著しく低下する。しかしながら、臨床検査技師においてはDMATなどの災害医療や災害対策マニュアルでの訓練、また実践での経験がある者は非常に少ない。ゆえにわれわれ臨床検査技師は、災害に対する知識が不足している。通常勤務においては医師からの検査依頼を受けて検査を行うが、災害時には臨機応変にトリアージや医師・看護師の補助などを積極的に行い、患者の傍らで活動する必要がある。これはほかのコメディカルと同様である。

臨床検査技師も枠にとらわれることなく、病院職員として避難誘導や安全管理、情報収集、診療補助など、実施すべきことはたくさん存在する。しかし、経験不足から臨床検査技師の大部分は足踏みをする。この経験不足を解消するためには、日頃の災害訓練やアメリカ心臓病協会（american heart association；AHA）の一次救命処置（basic life support；BLS）や外傷病院前救護（japan prehospital trauma evaluation and care；JPTEC）などの認定を取得することで、患者急変や応急処置に関する知識が増し、経験不足による不安は解消することができると考える。

2. 臨床検査科の強み

前述したように，臨床検査技師は緊急な病態把握や即時治療に重要な輸血や血液ガス，生化学検査，超音波検査などに携わり，誰よりも早く緊急異常値の確認や報告を行うという強みがある。また検査だけではなく，枠にとらわれず臨機応変な診療補助や災害対応を行うことができれば，ほかの職種には負けない知識や技術を有していると考える。

MEMO

DMAT活動を維持するためには

本文で述べたように，DMATの技術を維持するためには日頃から訓練なども多く，また年に数回ある技能維持講習会への参加も義務づけられている。ゆえに，自身の病院での選任業務もしばしばDMATの行事により，制限が生じることは否めない事実である。

また，DMAT隊員であることで，災害に対する義務や指示も発生する。実災害では所属部署を数日にわたり離れることとなり，日頃からの所属部署の理解と協力が得られないと成り立たない。また，職場だけではなく，自身の家族にもこれらのことは当てはまり，筆者自身も双方の協力なしでは，このようなDMATの活動を維持し続けることは困難であったと感じている。

Q テレビドラマのように，DMATはがれきの中で医療活動を行うことが多いですか？

A 基本的には多くない。

DMATは多くの人々を助けることが最優先とされる。よって，多くの重傷患者が集まる病院や患者集積所で活動を行うことが多い。いわば活動場所のトリアージである。

がれきの中の患者は少数であり，がれきの中に不慣れな医療者が入ることは自らの身を危険にさらし，また救出には多くの時間を要するため，基本的にはがれきの中で活動を行うことは多くない。多数傷病者の治療が落ち着き人員に余裕が生じた際に，がれきの中で医療活動を行うことはある。

▶トリアージとは

トリアージの概念は，通常規模の人員や物資の資源で対応ができなくなった緊急状態下で，最良の結果や効率化を行うために優先度（優先順位）を選別することであり，医療においては重症度や治療の緊急性などにもとづいて治療の優先順位を決定し，搬送，治療にあたることをいう。

大規模災害が発生した場合などでは多くの負傷者が発生するため，最大限の救命を行うためにトリアージの考え方が重要となる。

［南島友和］

参考文献

1) 日本集団災害医学会：DMAT標準テキスト，日本集団災害医学会監修，へるす出版，東京，2012.
2) DMAT事務局 研修プログラム検討委員会編：日本DMAT隊員養成研修受講生マニュアル(Ver5.1).
3) 災害と医療：最新医療情報誌アニムス，LSIメディエンス，2011；68.

6章 医療スタッフへの支援の実際

章目次

6.1：検査相談室の実際 …………… 114
　6.1.1　相談者と相談内容の実際
　6.1.2　検査の専門性を活かした相談の実例
　6.1.3　検査情報発信の実例
　6.1.4　苦情（クレーム）処理の実例

6.2：医師からの問合わせ対応事例
　　　　（検査センター編） …………… 124
　6.2.1　問合わせ対応時の注意点
　6.2.2　問合わせ対応の事例

6.3：個々の検査部門の実際 …………… 130
　6.3.1　絶対に見落としさせないための報告術の実例（検体検査における異常値報告）
　6.3.2　適切な治療抗菌薬を選択していただくための細菌検査結果の情報提供の仕方
　6.3.3　検査過誤につながらないための情報収集の仕方（採血，患者間違いなど）
　6.3.4　見落としてはいけない超音波検査の一例と対応の仕方

6.4：24時間(365日)検査体制の実際 … 141
　6.4.1　24時間(365日)検査体制のあり方
　6.4.2　休日・夜間検査の特徴
　6.4.3　休日・夜間検査の精度保証

SUMMARY

　臨床検査に関する情報を医師や看護師，他の医療スタッフへ提供することは，臨床検査技師の任務の1つである。臨床検査の専門家として，各検査の意義や結果の解釈，検体採取方法やその注意点，生理的意義と病態との関係，ピットホールなどについて，詳しく情報提供するとともに，教育と啓発を行うことが求められる。さらに，患者や健診受診者へも直接臨床検査に関する情報を提供し，わかりやすく説明できるスキルを獲得しておくことが求められている。臨床検査技師が検査室にとどまって仕事をしているスタイルはすでに過去のものとなりつつあり，診療現場へ進んで出ていき，率先して臨床検査を実践するとともに，地域住民へも臨床検査の啓発活動を行っていくことによって疾患の早期発見と予防が充実してくるものと思われる。
　本章では，検査相談室の実際や検査に関する問合わせ事例，情報提供の実例などを解説する。

6.1 検査相談室の実際

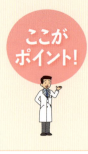

ここがポイント!
- 問合わせ内容は確実に把握する努力をする。
- 相手の言い分を鵜呑みにせず内容を必ず検証する。
- あいまいな回答をせず専門家から回答させる。
- 不可能な要望に関しては代替案を提示する。
- 誤解を避けるため文書によるやり取りをする。
- 問合わせ件数の多いものは，整理して検査部から周知する。

6.1.1 相談者と相談内容の実際

● 1. 相談件数

　筆者の所属する神戸市立医療センター中央市民病院では，2007年7月に検査相談室を開設し，1年目の問合わせ件数は157件，2年目が126件，3年目が285件，4年目が336件であったが，5年目は847件，さらに6年目は902件と，開設当初に比べ約6倍の件数となった[1]。これは開設から5年目の2011年7月に，新病院移転に伴い電子カルテの導入と部門システムの更新を行ったため，検査依頼方法や結果の確認，検体の搬送方法など，システムや運用方法の変更があり，臨床検査に関する問合わせや相談が急増した結果だと思われる。また，開設当初は単純な質問が大部分だったが，近年では相談やクレーム・要望が増えた (図6.1.1)。

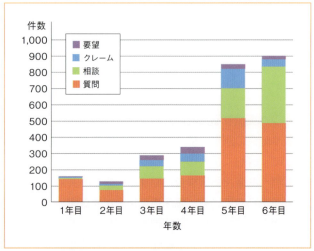

図6.1.1　検査相談室への問合わせ件数
要望：臨床検査技術部の判断で実施する項目
クレーム：現状の手順に対して疑義申し立てがあった項目
相談：検査相談室の判断で実施できる項目
質問：主に簡単に返答できる項目

● 2. 相談者の職種別の割合

　6年間の検査相談室への相談者は医師が41%，看護師が18%を占め，それ以外では臨床研究コーディネーター (clinical research coordinator；CRC)，事務職（医療情報部・診療情報部・医事課など），コメディカル（薬剤師・管理栄養士など）などであった (図6.1.2.a)。その他の職種で多いのはクラーク，外注検査業者であった。また，開設1年目は医師が68%で，看護師を加え90%以上を占めたが (図6.1.2.b)，前述のように開設5年目に新病院移転に伴い電子カルテ導入と部門システムの更新を行った影響もあり，医師・看護師以外の職種の相談が急増した。開設6年目には医師・看護師からの相談の割合は約40%に減り，それに比べ事務職，コメディカル，CRC，コンピュータSEからの相談が増え50%を超えた (図6.1.2.c)。

● 3. 相談内容

　6年間での検査相談の内容は，検査結果報告（基準範囲・単位や検査結果の解釈など）や検査依頼方法，システム関連（患者属性修正，システム不具合の指摘など）がそれぞれ約20%ずつを占めた。以下，検体採取方法・容器，治験・臨床研究に関する相談が多く，これらを合わせて全体の約80%を超えた (図6.1.3.a)。その他の中で多かった相談内容は，保険点数と検体搬送であった。また，開設1年目は検査結果報告が37%を占め，検体採取方法・容器と依頼方法を加え約80%を占め，検査相談室開設当初は比較的単純な相談が多かった (図6.1.3.b)。

　開設5年目には，変更になった運用方法やシステムに関

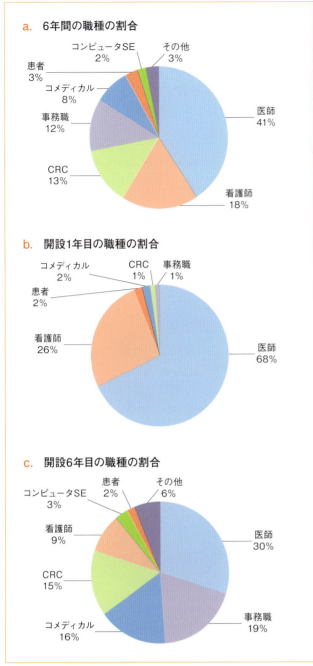

図6.1.2　相談者の職種の割合

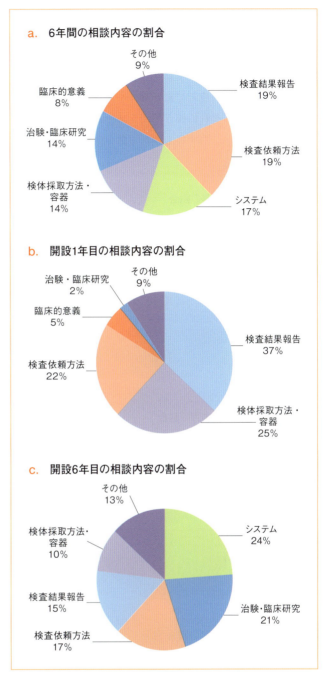

図6.1.3　相談内容の割合

する問合わせが急増した．翌年の6年目も同様の傾向で，システム関連の問合わせが24％を占めた．とくに多かったのは，救急外来での患者番号取得時に生じる，同一患者で番号を重複取得したことによる修正依頼であったが，一部には，システムの不具合か，あるいは不慣れのための手技的なものなのかを検証する必要がある事例もあり，解決までに時間を要することもあった．システム関連に加え，治験・臨床研究，検査依頼方法，検査結果報告，検体採取方法・容器についての問合わせが約90％近くを占めた（図6.1.3.c）．中でも，治験・臨床研究関連の件数が増加し21％を占めた．近年，治験により遠心分離条件や分注条件，保存条件などが複雑かつ厳密になり，取扱い材料の種類も増加した．さらに，持ち込み機器での生理検査の施行など

もあり，治験開始前には専門的に検査に関わる詳細な打ち合わせが必要になり，件数が増えたと考えられた．

● 4. 職種別の相談内容

医師からの相談内容は，検査依頼方法が32％，検査結果報告が29％であった．最近では，新規検査項目の実施依頼や臨床研究の依頼など臨床支援に関する相談が増え，治験・臨床研究に関する問合わせが16％を占めた（図6.1.4.a）．看護師からは，検体採取方法・容器に関する相談が44％を占めた（図6.1.4.b）．そこで，院内のどこからでも病院基幹システム上で検査項目から検体採取容器を検索できるようにした．

6章 医療スタッフへの支援の実際

CRCからは，検査結果報告と治験・臨床研究に関するものがそれぞれ約30％であった（図6.1.4.c）。治験での検査に関する業務が複雑になったため確認事項が増加した結果と考えられた。一方，事務職は救急外来での患者番号取得時に生じる，同一患者で患者番号を重複取得したことによる修正依頼や，それに伴う部門システムの患者属性の修正など，システムに関するものが半数を占めた。

事務職からの31％を占めたその他の中には，保険点数，保険収載の有無などがあり，事務職特有の案件が多かった（図6.1.4.d）。また，コメディカルからの相談内容は，新病院になってからのシステムの確認などの相談が32％を占め，検査結果報告が19％となった（図6.1.4.e）。これらの結果から，職種により相談内容も大きく変わっていることが明らかになった。

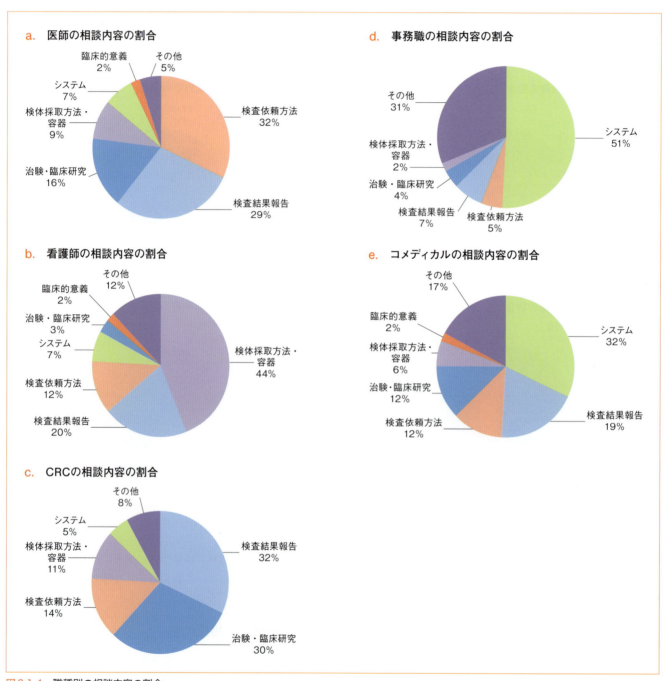

図6.1.4　職種別の相談内容の割合

6.1.2 検査の専門性を活かした相談の実例

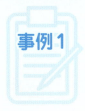

事例1

経静脈栄養療法敗血症患者の原因究明

経静脈栄養療法中の患者が敗血症を発症した。感染源がはっきりせず，カテーテル抜去で感染症状が改善されたが，カテーテル関連感染は否定された。そこで，当院微生物検査室に，静脈栄養剤使用が細菌の繁殖に関与しているか否かを確認できないかと相談があり，各静脈栄養剤中に静脈輸液感染で最も多い*Bacillus cereus* 10^2 CFU/mL 濃度を接種し，菌が増殖するか調べた。

結果

ソルデム3Aとフィジオ35では増菌することはなかったが，ビーフリードは9時間後には増菌が起こり，24時間後には血液培地一面を覆うほど増菌していた（図6.1.5）。この事実は，ビーフリードのpHが細菌増殖に適しており，糖とアミノ酸が細菌の増殖の養分として十分含まれているためではないかと考えられた。この結果から，ビーフリードは細菌感染に非常に弱いことが明らかになった。そこで，NSTと連携し，ビーフリード使用時はほかの製剤を混ぜないこと，閉鎖式回路を使用すること，8時間以上使用しないことを決定し，院内の運用ルールとした。

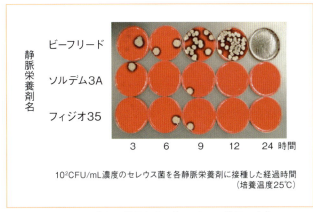

10^2 CFU/mL濃度のセレウス菌を各静脈栄養剤に接種した経過時間（培養温度25℃）

図6.1.5 各静脈栄養剤の菌接種後の経過時間と菌量の変化

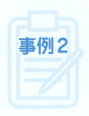

事例2

偽性高カリウム血症の疑い

高カリウム値を呈する患者について，臨床症状から高カリウム値の検査結果に対して疑義照会があった。当該患者の血清カリウム値は5.4〜5.6mEq/Lと高値で推移し，カリメート投与後も高値であった。しかし，この患者は血小板増多症であり，血小板数値が$90×10^4/\mu$L以上の高値であったことから，偽性高カリウム血症を疑った[2]。

すなわち，血清カリウム高値は血液が凝固する際，血小板よりカリウムが流出したことが原因ではないかと考え，通常の採血管とヘパリン入り採血管を同時採血し，遠心分離後の血清と血漿のカリウム値を比較した。

結果

血小板数値が$99.2×10^4/\mu$Lのときの通常採血管での血清カリウム値は5.1mEq/L，ヘパリン入り採血管での血漿カリウム値は4.1mEq/Lであり，血漿カリウム値の方が1.0mEq/L低値であった。この結果より，高カリウム値の原因は血液凝固時の血小板数増加による血小板からのカリウム流出であると検証できた。

検査結果に影響を与えるさまざまな要因として，患者の生理的因子，採血方法，検体処理や検体そのものの適・不適などがあげられるが[3]，そのことを考慮して結果を確認していくことが重要である。

MEMO

偽性高カリウム血症を疑う要因

① カリウム濃度は細胞外よりも細胞内で著しく高いため，溶血や採血後の長時間放置や冷蔵保存により，カリウムが細胞外に放出され高値となる。

② 輸液を実施している腕で採血した場合，輸液中の成分により値が変化する。すなわち輸液中にカリウムが含まれていれば高値となる。この場合は反対側の腕で採血する。

③ 血液が凝固する際に血小板や白血球よりカリウムが流出する。その場合は，通常の採血管とヘパリンリチウム採血管を同時採血し，血清と血漿のカリウム値を比較する。

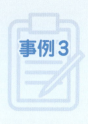

事例3　酵素結合性免疫グロブリン血症の疑い

当院のホームページの臨床検査技術部オリジナルサイトの，チーム医療／臨床支援に掲載している酵素結合性免疫グロブリンの記事[4,5]を見た他院の医師より，原因不明のALTの持続高値症例に関して相談があった。患者検体の提供を受け，酵素結合性免疫グロブリンの検索を行った。

結果

(1) アイソザイム

酵素には，分子構造が異なっても同じ酵素作用をもつものが複数存在する。臨床的には酵素活性の多様性が臓器由来を反映するため，由来臓器の推定が可能である。日常検査としてはLD，CK，ALP，AMYなどが実施されている。

(2) 酵素結合性免疫グロブリン

酵素結合性免疫グロブリンの存在は，1964年にWildingら[6]により高分子化したアミラーゼが報告されて以来，さまざまな酵素で報告されている。同時期に複数の酵素結合性免疫グロブリンが検出される場合もある。一般に酵素活性が高値を示す症例が多く，その存在を明らかにすることが遅れると，臨床の場を混乱させ，患者に余分な検査や治療を実施してしまうこともある。

(3) 酵素結合性免疫グロブリンの検索

酵素結合性免疫グロブリンの検索は，カラムゲルろ過法[7]などによる血液中の高分子酵素の確認，および酵素免疫混合法[8]などによる酵素結合性免疫グロブリンの同定等を実施する。

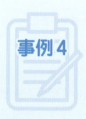

事例4　eGFRcreat値とCockcroft-Gault式値の乖離

薬剤師からeGFRcreat値とCockcroft-Gault式値が乖離する症例について問合わせがあった。
患者情報：入院中の59歳女性
身長 153.7cm，体重 86.5kg，血清クレアチニン 0.83mg/dL，尿素窒素 9.8mg/dL，eGFRcreat値 55mL/分/1.73m^2，Cockcroft-Gault式値 99.7mL/min

結果

推算糸球体濾過量(estimated glomerular filtration rate；eGFR) creat値の計算は血清クレアチニン値と年齢を用いて行い，日本人の標準的な体型に補正された体表面積1.73m^{2}で表示している。Cockcroft-Gault式値は，血清クレアチニン値と年齢に体重を加えて計算しているので表示単位が異なることを説明した(表6.1.1)。

eGFRcreat値はあくまで簡易法なので，より正確な結果が必要な場合はイヌリンクリアランスやクレアチニンクリアランスなどの糸球体濾過率を評価する検査を実施する。

eGFRcreat値は容易に腎機能を評価できるメリットがあるが，標準体型から外れている場合は正確な値が得られないことがある。

血清クレアチニン値は患者の筋肉量に影響を受け，筋肉量の少ない女性や長期寝たきりの患者に対しては，血清クレアチニン値が低値となる傾向にある。そのような患者の血清クレアチニン値を用いてeGFRcreat値やCockcroft-Gault式値を計算すると，実際の糸球体濾過率を過大評価する。

低アルブミン血症患者では，血清クレアチニンの尿細管分泌が増加し腎機能を過大評価する。

シスタチンCは糸球体で濾過され，近位尿細管で再吸収され分解される。年齢，筋肉量，食事，運動の影響を受けず，クレアチニンより腎機能を反映することができる(図6.1.6)。また，シスタチンCを用いたeGFRcysも有用である(表6.1.2)。

表6.1.1　eGFRcreat値とCockcroft-Gault式値の計算式と単位

eGFRcreat計算式 （mL/分/1.73m^2）18歳以上を対象
男性eGFRcreat = 194 × 血清CRE$^{-1.094}$ × 年齢$^{-0.287}$
女性eGFRcreat = 男性eGFR creat × 0.739
Cockcroft-Gault計算式 （mL/分）
男性CCr = {(140 − 年齢) × 体重(kg)} / {72 × 血清CRE値mg/dL}
女性CCr = 男性CCr × 0.85

表6.1.2　eGFRcys計算式と単位

eGFRcys計算式 （mL/分/1.73m^2）
男性eGFRcys = (104 × シスタチンC$^{-1.019}$ × 0.996^{年齢}) − 8
女性eGFRcys = (104 × シスタチンC$^{-1.019}$ × 0.996^{年齢} × 0.929) − 8

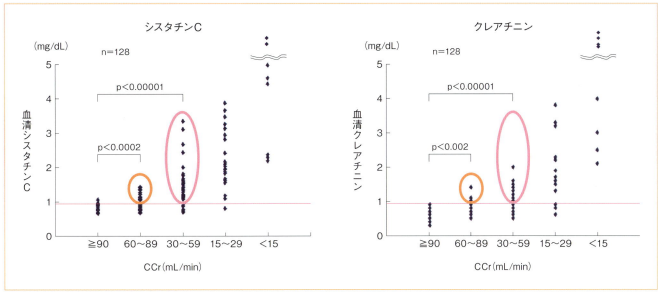

図6.1.6 血清シスタチンC値と血清クレアチニン値のCCrとの関連

6.1.3 検査情報発信の実例

1. 容器検索ツールの作成

看護師からの問合わせが最も多かった検体採取方法・容器についての対策として，病院基幹システム上の容器検索ツール（HTML）を臨床検査技術部独自で作成し，院内のどこからでも検査項目名から採取容器を検索できるようにした（図6.1.7）。

2. アメーバ赤痢の検体提出の手順書作成

内視鏡センターから，アメーバ赤痢の検体が間違えて提出されるというインシデントがくりかえし発生した。検体提出時37℃のお湯につけて速やかに搬送することなど，注意事項があることから検体提出の手順書を作成した（図6.1.8）。

アメーバ赤痢検査は，顕微鏡下で原虫を観察する鏡検と赤痢アメーバ接着因子を検出する検査がある。鏡検の場合は糞便などの検体は保温（37℃）する必要がある。

3. 蓄尿方法の一覧表作成

24時間蓄尿は，腎機能や内分泌異常などの評価に有用である。しかし，検査項目によりトルエン蓄尿，塩酸蓄尿（酸性蓄尿）など蓄尿方法が異なり複雑であり，看護師からの問合わせの多い事項であったため，一覧表を作成し各病棟に配布した（表6.1.3, 6.1.4, 6.1.5）。

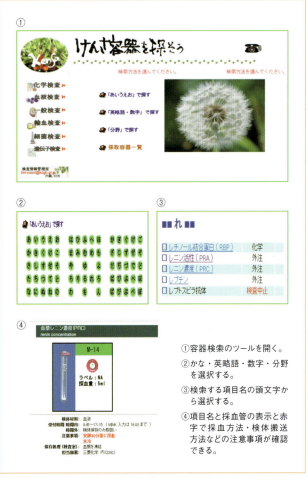

図6.1.7 容器検索ツール（HTML）の活用方法

受付時間	24時間受付。
提出場所 電話連絡	下表をご参照ください。

日勤帯

受付時間	平日9:00〜17:30
連絡先	内線■■■（一般検査室）
提出場所	2階一般検査室

15:00までに提出いただいた分は本日中に結果を報告します。
15:00を過ぎる場合，鏡検のみ当日行い，接着因子は翌日測定となります。
※結果は鏡検・接着因子両方とも出た時点で報告いたします。

時間外

受付時間	平日17:00〜翌9:00　土日祝の終日
連絡先	PHS＊■■■（検体検査室）
提出場所	3階検体検査室

鏡検・接着因子ともに翌日測定になります。
※翌日測定の鏡検は参考値になります。

提出方法　必ず37℃のお湯につけて手搬送でお願いします。
検体材料　便　※便以外の材料の場合，接着因子は参考値になります。
採取容器　コニカルチューブ。

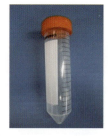

依頼方法

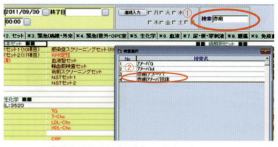

①検索の部分に"赤痢"と漢字入力していただくと，検査名が表示されます。
②『赤痢アメーバ』を選択してください。
※『赤痢アメーバ』は「鏡検」と「接着因子」のセット項目となっております。

臨床検査技術部

図6.1.8　アメーバ赤痢検体提出手順書の一例

● 4. 採血管最低量一覧表作成と採血管変更

　小児，とくに新生児では多量の採血は困難である。そこで，新生児・低出生体重児を対象に主な採血管の最低量一覧表を作成し，関係病棟に配布した。それに伴い少量採血管使用の要望があり，新生児・未熟児用として最低量250 μL採血の血球測定用採血管，および最低量1mL採血の凝固検査測定用採血管を導入した。

表6.1.3　蓄尿時の保存方法と指示のある項目

基本的な蓄尿の手順
①蓄尿開始時刻に排尿し，この尿は廃棄する。 ②蓄尿終了まで，排便時も含めすべての尿を貯める。 ③終了時刻に排尿し，その尿も貯める。 ④尿量をメスシリンダーで正確に測る。 ⑤提出時によく混和し，必要量を各容器へ分注する。
トルエン蓄尿
pHを変化させずに，雑菌の繁殖を抑え，検体の腐敗を防ぐ。 ①蓄尿の開始時より蓄尿容器にあらかじめトルエンを1〜2mL入れておき^{注)}，冷暗所にて蓄尿する。 ②24時間蓄尿後，提出時によく混和し，必要量を各容器へ分注する。 注）：トルエンは入れすぎないこと。尿の表面に薄くトルエンが膜をはる程度で十分。できる限り底より，尿を採取すること（トルエンがポリスピッツに入ると容器が溶ける）。
塩酸蓄尿
防腐効果に加え測定対象とする特定成分の変性・分解の阻止を図る。 ①6N塩酸は検査室から提供する。 ②尿1Lに対し，成人なら6N塩酸約20mL，小児なら6N塩酸約5〜10mLをあらかじめ容器に入れてから蓄尿を開始する。 ③24時間蓄尿後，提出時によく混和し，必要量を各容器へ分注する。
一日尿量が必要な検査
クレアチニン・クレアランス検査（CCr）^{注)}，尿化学，尿CPR，尿コルチゾール，外注検査など 注）：CCr依頼時は患者の身長・体重の入力。
その他尿検査の注意
尿泳動・尿B-J蛋白：できるかぎり早朝尿が望ましい。 尿化学：蓄尿か新鮮尿かは，主治医の指示に従うこと。

表6.1.4　蓄尿指示のある項目（院内検査）

検査項目	ラベル表記	蓄尿方法	備考
尿化学	蓄化	蓄尿	トルエン蓄尿の検査と同時依頼の場合，検査可能。塩酸蓄尿は検査不可。
CCr	蓄化		
糖定量	蓄化		
蛋白定量	蓄化		
尿CPR	UCPR	トルエン蓄尿	

表6.1.5　蓄尿指示のある項目（外注検査）

検査項目	ラベル表記	蓄尿方法	備考
遊離コルチゾール	外	トルエン蓄尿	
アルドステロン	外	トルエン蓄尿	
総17-KGS	外	トルエン蓄尿	
17-KGS分画	外	トルエン蓄尿	
17-KS分画	外	トルエン蓄尿	
総エストロジェン（非妊婦）	外	トルエン蓄尿	
総エストロジェン（妊婦）	外	トルエン蓄尿	
プレグナンジオール（P2）	外	トルエン蓄尿	
プレグナントリオール（P3）	外	トルエン蓄尿	
エストロン（E1）	外	トルエン蓄尿	
c-AMP	外	トルエン蓄尿	塩酸蓄尿でも可。
カテコールアミン3分画	外	塩酸蓄尿	塩酸蓄尿（pH1.0〜3.0）していないものはデータの低下がみられるため，必ず塩酸蓄尿を実施すること。
遊離カテコールアミン	外	塩酸蓄尿	
メタネフリン2分画	外	塩酸蓄尿	
バニルマンデル酸（VMA）	外	塩酸蓄尿	
ホモバニリン酸（HVA）	外	塩酸蓄尿	
MHPG	外	塩酸蓄尿	
シュウ酸	外	蓄尿	

● 5. 電子カルテに計算項目の結果の表示

　臨床の現場で検査結果を使用し，さまざまなモニタリングに必要な計算を行っているが，計算が煩雑であること，結果として保存できないなどの問題があり，計算項目の電

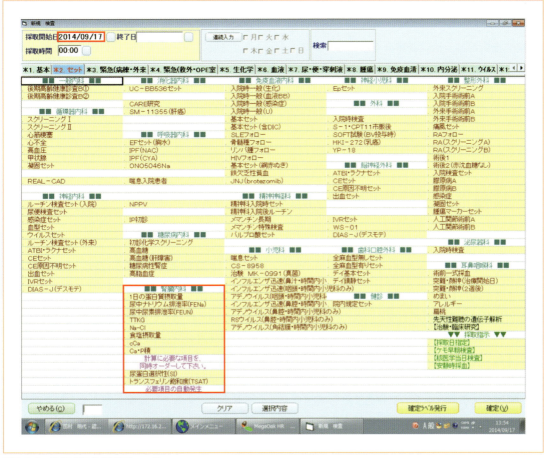

図6.1.9　計算項目依頼画面の一例

子カルテからの依頼と，ほかの検査項目と同様の結果の表示の要望があった。医師と相談を重ね，電子カルテの検査依頼画面から計算項目を選択することにより，必要検査項目を自動的に依頼したり，計算結果をほかの項目と同様に参照できるように改善した（図6.1.9，表6.1.6）。

表6.1.6　計算項目の検査名と計算方法の一覧

検査項目名	単位	計算方法
1日蛋白摂取量	g/day	［1日尿中尿素窒素排泄量（g/day）＋0.031×体重（kg）］×6.25＋1日蛋白排泄量（mg/day）／1,000
尿中Na排泄率	%	［尿中Na（mEq/L）／血中Na（mEq/L）］×［血中CRE（mg/dL）／尿中CRE（mg/dL）］×100
尿中尿素排泄率	%	［尿中UN（mg/dL）／血中BUN（mg/dL）］×［血中CRE（mg/dL）／尿中CRE（mg/dL）］×100
TTKG		［尿中K（mEq/L）／血中K（mEq/L）］×［血清浸透圧（mOsm/kg）／尿浸透圧（mOsm/kg）］注：血清浸透圧≧尿浸透圧の場合は表示しない
尿蛋白選択性		［尿中IgG（mg/dL）／血中IgG（mg/dL）］×［血中トランスフェリン（μg/dL）／尿中トランスフェリン（μg/dL）］×1,000
トランスフェリン飽和度	%	［血清鉄（μg/dL）／［（血清鉄（μg/dL）＋UIBC（μg/dL）］］×100
Na-Cl	mEq/L	Na（mEq/L）－Cl（mEq/L）
食塩摂取量	g/day	蓄尿Na（mEq/day）／17.1
補正Ca	mg/dL	Ca（mg/dL）＋［4-ALB（g/dL）］注：ALB（g/dL）が4.1以上の場合は表示しない
Ca・P積		［Ca（mg/dL）＋［4-ALB（g/dL）］］×P（mg/dL）

● 6. 髄液検査の細胞数の単位の変更

髄液検査の細胞数は従来フックスローゼンタール計算盤を使用し，/3mm^{3}の単位で報告していた。臨床側から国際単位（/μL）表示が主流ではないかと指摘され，他院の報告状況の調査などを実施し，当院各主要診療科と調整後，国際単位（/μL）表示に変更するよう当院検査部門委員会で提案し，承認・施行された。

● 7. 検体検査のパニック値の報告

従来からパニック値の報告は検査依頼医に電話連絡をしていたが，臨床側から医療安全管理室を通じ，複数の医師や診療科が診察している現状から，検査依頼医への電話連絡だけでなく，ほかの報告方法も考えてほしいとの要望があった。検査依頼医への電話連絡のほかに電子カルテ上の付箋にパニック値の項目と値を掲載し，検査依頼医だけでなく複数科受診の際の他科医師，および看護師もパニック値を確認できる仕組みにした。

6章 医療スタッフへの支援の実際

● 8. 治験管理センターからの要望

当院の臨床検査技術部は、治験業務にも参画している。検査内容は生理検査では心電図検査、超音波検査、呼吸機能検査などを実施し、病理検査では組織ブロックのスライド作成、検体検査では院内検査はもとより、院外検査を実施する検体の分離・保存を行っている。治験管理センターでは、治験依頼者から当院の検査項目の基準範囲の問合わせや、外部精度管理参加証の提示を求められ、そのつどコピーし対応する場面が頻発していた。治験管理センターから、当院のホームページにそれらを表示しダウンロード可能にできないかと要望があった。そこで、当院ホームページの臨床検査技術部オリジナルサイトに検査項目の基準範囲、外部精度管理参加証を掲載し、測定機器や試薬の変更などで基準範囲の変更があった場合の更新も行うなど臨床検査技術部で管理するようにした。

6.1.4 苦情（クレーム）処理の実例

● 1. 外来採血管の集約

複数科受診の患者が同じ日に採血する場合、同じ採血管であっても検査項目が異なる依頼があることから、複数本数採血を実施していた。患者から、「同じ種類の採血管が何本もある」、「採血量が多すぎる」などのクレームが度々寄せられた。部門システム更新に伴い、仕様書に採血管集約機能を入れ、部門システムベンダーに採血管集約機能を構築させた。その結果、外来採血時には採血管を集約して採血本数を減らし、採血量を減らすことを実現した。

● 2. 検査結果の時系列表示について

通常生化学検査の検体材料は血清を使用するが、救急外来においては結果を迅速に報告することを考慮し、採血後血液の凝固を待たずに遠心分離できるヘパリンリチウム入りの採血容器を使用し、血漿で測定している[9]。部門システム更新時にJLAC10を使用し、検体材料別の検査項目コードを設定することになったため、時系列表示が血清と血漿で別表示となり、臨床側から時系列上、救急外来受診時の検査結果が把握しづらいというクレームがあった。

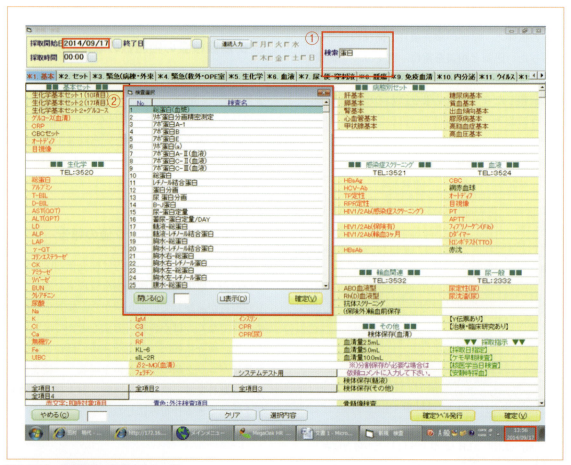

図6.1.10　検索機能の使用方法の一例
①検索の欄に項目を入力する。
②検査選択画面から項目を選択する。

検体材料によって検査結果に差がでる項目[10]があるという弊害もあるが，同時に時系列を確認できる方がよいとの医師からの要望が強く，生化学の検査結果表示は血漿，血清の区別なく時系列表示するように改善した。

● 3. 検査項目検索について

当院では，電子カルテの検査依頼画面は分野別に区別している。しかし，臨床現場で検査項目を探すのは難しく，検索機能を使用して選択しているが，検索処理でのヒット率が低いと医師からクレームがあった。

「前方一致」の条件に「中間一致」を追加したが，表示が「アルファベット・カナ・英数等」の順に表示され，必ずしも頻繁に使用する項目が上位にあるわけではなく，スクロールしないと選択できない状況にあった。そこで，血液材料を優先して材料別に表示するため，検査コード順表示に設定変更した(図6.1.10)。

● 4. 検査結果の確認方法について

医師より，検査結果報告日数の違いにより，臨床側で電子カルテ上の検査結果を確認したか確認していないかの区別ができず見落としにつながる可能性があるため，確認の有無がわかるような表示ができないかとの要望があった。

検査結果が電子カルテに送信された場合に，検査結果サマリー画面上でいったんバックが黄色になり未確認と表示し，医師が閲覧することによりバックの色がなくなる仕様に改良した(図6.1.11)。

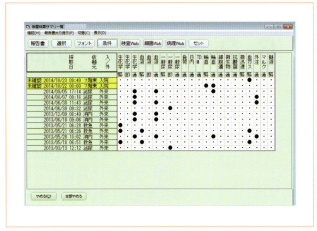

図6.1.11　検査結果サマ一覧
・検査結果未確認：黄色表示
・検査結果確認済：バック色無

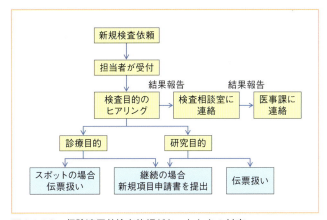

図6.1.12　保険適用外検査依頼があったときの対応

● 5. 保険適用外の検査の依頼のフロー作成

医事課から，保険適用外の検査項目の医事会計が把握できていないと相談があり，保険適用外検査依頼時に医事課と連携を取るフローを作成した(図6.1.12)。また，電子カルテの検査依頼画面の検査項目の前に「保険外」と表示し，保険適用外項目を区別できるよう設定した。

［山城明子］

📖 参考文献

1) 山城明子，他：検査相談室開設後6年間の報告，医学検査　2014；63(3)：366-373．
2) 田窪孝之：血小板の多い患者では偽高カリウム血症になる？，検査と技術　2005；33(5)：477-478．
3) 濱崎直孝，高木康：臨床検査の正しい仕方─検体採取から測定まで，宇宙堂八木書店；2008．
4) 山城明子，他：血中に高分子アミラーゼと高分子膵リパーゼが同時に検出された一症例，臨床病理　1997；45.4：391-394．
5) 老田達雄，他：同時期に高分子アミラーゼと高分子膵リパーゼが血清中に検出されたCeliac病の一例，臨床病理　2003；51：974-977．
6) Wilding P, et al：Globulin-bound amylase; a case of persistently elevated levels in serum, Ann Intern Med 1964；60：1053-1059．
7) 中山年正：酵素結合性免疫グロブリンの分子サイズ，臨床病理・特集60号　1984；60：59-67．
8) Tozawa T：Enzyme-linked immunoglobulins and their clinical significance, Electrophoresis 101989；640-644．
9) 飯塚儀明：ヘパリンリチウム入り真空採血管による測定値への影響，医学検査　2005；54-6：887-894．
10) 玄番昭夫：血清と血漿の差，臨床検査1982；26；973-974．

6.2 医師からの問合わせ対応事例（検査センター編）

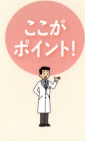

ここがポイント！

- 臨床検査に関するすべてのことについて相談・説明できる力をつける。
- 問合わせを受けた際はていねいかつ機転を利かせた対応を心がける。
- 生化学検査においては検査技術力と検査診断力に関する問合わせが多く，SOP作成，R-CPCによるスキルアップが必要となる。
- 医師が納得できない値に関しては，検査側はその値が得られた根拠を徹底的に追求する。
- 学会の動向，ガイドラインの発行には常に注視する。

6.2.1 問合わせ対応時の注意点

● 1. はじめに

　検査センター（登録衛生検査所）から見て顧客とは，医師，看護師，臨床検査技師などの医療スタッフと患者が該当する。臨床検査は患者診療にとって不可欠であり，すべての患者とその診療に責任をもつ医師および周囲の医療スタッフの要求を満たすことで最大限に活かされる。これらの顧客を支援し，信頼されるには，"臨床検査に関するすべてのこと"について相談[1]にのることができ，説明やアドバイスできる力が要求される。ただし，検査センターでは直接患者に検査説明することはまれである。医療機関に訪問した際，医師の指示のもとで患者に説明することはあるが，対応先の多くは医師が対象となる。

　医療スタッフから検査センターの検査室に入る問合わせの多くは，①検査値が病態と一致せず検査値に満足できない場合，②患者診療において検査室の知識を要求する場合の2つである。これらに対し検査室は適切に対応することで信頼を得るが，対応が十分でないと混乱を招きトラブルにつながる可能性があり，高い"検査力"が必要となる。

　本節では，筆者の勤務する検査センターの生化学検査室に寄せられた医師からの問合わせに対し，検査力を活かすことで適切に対応できた事例，課題を残した事例，および特例として患者からの問合わせに対応した事例を紹介する。

● 2. 問合わせ時の注意点

　問合わせがあった際は，懇切ていねいかつ機転を利かした対応を心がけ，要件をしっかりと聞き入れ（途中でいいわけや反論はしない），最適な対応法を考えることが大事

表6.2.1　検査力（臨床化学力）

検査力	内容
検体管理力	・患者体位と検査値との関係，輸液の影響など ・採血管，抗凝固剤の種類，働きなど ・採血手技（動脈血採取用注射器の使用法，血液透析前後の採血法，採血時のクレンチングなど）および採血手技と検査値との関係など ・採血後の検体保管方法と検査値の関係
検査技術力	・検査法の詳細（臨床的意義，原理，精度，直線性，影響物質，再検査基準，再検査方法，他項目との関連，パニック値，変動要因，参考資料など）
精度管理力	・精度管理の詳細（内部精度管理状況，測定値の分布（ヒストグラム），外部精度管理評価など）
検査診断力	・各学会の動向（ガイドライン，臨床判断値，推算式など） ・検査値診断学（疾患・病態と検査値との関係，検査値から推測される疾患・病態など）
計算力	・各種計算値の意義および式（ICG，eGFR，各種クリアランス，補正Ca，F式，LDL/HDL比など）
総合管理力	・各種付加コメントの意味（外的要因，除蛋白不良，M蛋白，マクロアイソザイムなど） ・濃度計算（用手による濃度および活性計算，単位変換mg/dL→mol/L，推算値など） ・試料の最低必要量，報告時間，報告方法など
対人力	・判断，話術，接遇

である。具体的には，相手の職種，内容の難易度から，対応する人・対応の速さ・対応の手段（電話，文書，訪問）などを即座に判断しなければならない。対応時の最初の一言ですべてが決まる場合もある。

● 3. 検査力[1]（臨床化学力）とは

　検査室は問合わせに対し検査力（臨床化学力）を備えておく必要があり，その内容を表6.2.1に示す。検査前，検査中，検査後のすべての臨床検査に関わる広い知識が要求され，検査センターであっても採血手技に関する知識，

POCTに関する知識は必要となる。問合わせとして多いのは，検査技術力と検査診断力に関する内容であり，検査室として標準作業手順書（standard operating procedure；SOP）の作成，R-CPC（reversed-clinicopathological conference）による検査値から病態を推測および判読できる力の養成が必須である。集約すると，検査力とは検体管理力，検査技術力，精度管理力，検査診断力，計算力，総合管理力と対人力（話術，接遇力）である。

6.2.2　問合わせ対応の事例

● 1. 適切に対応できた事例

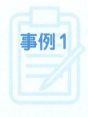

事例1　カリウム（K）値の変動要因
病院医師より，「看護師にK値が高くなる要因を説明したいので，注意点を教えてほしい」という問合わせがあった。

対応

K値が高値になる要因として真性と偽性があり，真性にはアシドーシスと血管内溶血，偽性には赤血球膜の物理的溶血（赤血球膜の破壊），長時間の駆血帯をしての採血，クレンチング，全血冷蔵保存，抗凝固剤混入，輸液混入，細胞数増多症，赤血球膜の脆弱があることを記した文書（図6.2.1）を作成し，顧客訪問時に医師に作成文書と標準採血法ガイドラインにて説明したところ，「患者の病態に反しK値が高く，採血手技が原因だと思っているので，これらを使って看護師に正しい採血法を説明する」と言われた。

MEMO

K値の上昇機序
全血を22℃で保存した場合，およそ12時間までは，赤血球の解糖系代謝で産生されたATPにより血漿中Kが赤血球内に移行し，血漿中Kは低下する。15℃以下で保存した場合，赤血球代謝は緩慢となりATP不足のため赤血球内のKは血漿中に拡散し上昇する（図6.2.2）。

平成00年0月00日
○○　○○　様
○○○○○○○総合研究所
検査一課　生化学検査係　○○○○

血清カリウム値が高値となる要因

血清カリウム値が高値になる要因として大別すると真性と偽性があります。さらに偽性を分けると赤血球膜の物理的溶血（赤血球膜が壊れること），長時間の駆血帯をしての採血，冷蔵保存，抗凝固剤混入，輸液混入，細胞数増多症，赤血球膜の脆弱に分けることができます。
以下に要因と詳細を記します。

①真性高カリウム血症
　1）代謝性アシドーシス（赤血球中Kの血清中への遊出による高K血症）
　2）菌血症（菌に赤血球破壊による高K血症）
②偽性高カリウム血症
　1）物理的溶血
　　・採りにくい患者さんからの採血

図6.2.1　血清カリウム値が高値となる要因文書

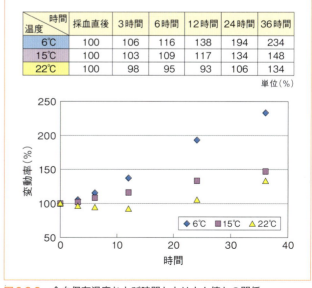

図6.2.2　全血保存温度および時間とカリウム値との関係

時間 温度	採血直後	3時間	6時間	12時間	24時間	36時間
6℃	100	106	116	138	194	234
15℃	100	103	109	117	134	148
22℃	100	98	95	93	106	134

単位（％）

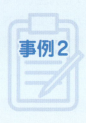

事例 2

患者病態と検査値
クリニック医師より，「患者のK値1.9mEq/Lは患者病態（下痢，腹痛はあるもののそのほかに目立った問題点は見あたらない）から判断すると，どうしても納得できない」という問合わせ（クレームに近い）があった。

対応
電話でK値が低値になる要因（嘔吐によるK喪失など）を説明したが納得に至らず，患者受診日に合わせてK測定用POCT装置を準備し顧客訪問した。患者から採血した血液を，POCT装置で測定したところK値2.1mEq/Lと当社報告値同様に低値であった。医師に測定値を提示したところ納得していただき，Kを補充治療された。

MEMO

POCT機器の活用

少量の血液で血液ガスや電解質を測定できるPOCT対応機器があり，これらを有効に活用することにより[2]，医師から信頼を得る場合がある。

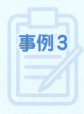

事例 3

学会・ガイドラインの動向
クリニック医師より，「日本腎臓学会からシスタチンCによるeGFRcys推算式が提示されたが，どのような計算式で，eGFRcreatと何が違うのか，CKDの重症分類にも活用できるのか」という問合わせがあった。

対応
糸球体濾過率（glomer filtration rate；GFR）の推算式は，eGFRcreat＝$194 \times CRE^{-1.094} \times 年齢^{-0.287}$（女性×0.739）＝##.#mL/min/1.73m^2，およびeGFRcys＝$104 \times シスタチンC^{-1.019} \times 0.996^{年齢}$）－8（女性×0.929）＝##.#mL/min/1.73m^{2}の2種があり，eGFRcysは患者の筋肉量が極端に少ない場合にeGFRcreatより適切であること，eGFRcysは腎機能低下が疑われた場合に，3ヵ月に1回しか算定できないこと，尿アルブミンや尿蛋白の値とeGFRcreat，eGFRcysを組み合わせることによってCKDの重症度分類に活用できることを文書化して医師に届けたところ納得していただけた。

MEMO

プラスαの情報提供

各種学会の動向，ガイドラインを注視し，同時に保険収載に関することも理解しておくと，1ランク上の情報提供が可能となり，検査を有効に使っていただける場合がある。

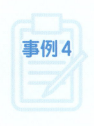

事例4 患者病態と検査値

クリニック医師より，「患者の基礎疾患が特定できなくて困っている。検査データから考えられる基礎疾患と，その基礎疾患を証明するためにどのような検査を追加したらよいのか」という問合わせがあった。
患者情報：女性，60〜70歳
長年心臓痛（＋）・筋肉痛（＋）・強い疲労感（＋），CK（993U/L）およびT-cho（334mg/dL）高値継続

対応

女性，症状，CKおよびT-cho高値の患者情報から推測して，甲状腺機能低下症を考え，甲状腺ホルモン関連検査を追加していただいた。その結果，TSH高値，T3・T4低値，TgAb高値，TPOAb高値であり，典型的な甲状腺機能低下症のパターンであった。医師より患者の基礎疾患が特定でき，適切な治療ができると筆者にお礼の電話があった。

追加検査値
TSH 165.80（基準範囲0.54〜4.54）μU/mL,
FT3 0.9（2.1〜4.2）pg/mL,
FT4 0.12（0.97〜1.72）ng/mL,
TgAb 4,000以上（28未満），TPOAb 600以上（16未満）。

 MEMO

少ない患者情報からの病態推測

検査室では少ない患者情報（症状，検査値など）から，患者病態，疾患を推測できる力が必要である。そのため，各検査の臨床的意義を理解し，さらに典型的な検査値を示す病態，疾患を理解する必要がある。

2. 難しい事例

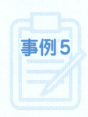

事例5 薬物による検査値への影響

病院医師より，「リウマチ患者がクリニック受診時のクレアチニン（CRE）値（当社測定値）が4.5mg/dLと高値のため，急性腎不全の疑いで病院を紹介受診されたが，病院検査室で測定したCRE値は正常で，臨床像からCRE高値は考えられない。クリニック受診時の血清が残っていれば，確認してほしい」という問合わせがあった。

対応

クリニック受診時の残血清を他社の酵素法CRE試薬，およびHPLC法にて測定したところ，すべて4.5mg/dL付近となり，当社の酵素法CRE報告値と一致し，当社測定値に問題はなかった。次に，クリニック受診時のリウマチ治療薬であるデカドロン（ステロイドホルモン）注射液のCREを測定したところ，732mg/dLと極高値であった。デカドロン注射液の添付文書には，1mL中にCREが8.0mg含有する（800mg/dL）と記載があり，原因物質が判明した。クリニックを訪問し医師に採血法を確認したところ，手首関節内に直接デカドロン注射液を注射した直後に，肘静脈から採血されており，その結果デカドロン注射液中のCREが静脈血と混ざり，一過性に偽性高CRE血症になっていた。クリニック医師に治療前に採血をしていただくことをお願いするとともに，病院医師にこれらの内容を伝えたところ，納得していただいた。

 MEMO

測定原理の理解は難題解明に必須

デカドロン注射液（ステロイドホルモン）中のデカドロンが，特異性の高い酵素法CRE試薬で反応することに疑問をもったことで，デカドロン注射液の添付文書を熟読することに至り，デカドロン注射液にCREが添加してあることがわかった。検査の測定原理を理解することは，病態と一致しない検査値の解明につながる場合がある。

デカドロン注射液によるCRE偽高値現象は，病院医師から日本腎臓学会誌[3]に，当検査室からMedical Technology[4]に投稿し注意喚起を促した。さらに，水溶性ハイドロコートン注射液，アザセトロン塩酸塩静注液にも，CREがpH調整剤として添加されていることがわかった。

6章 医療スタッフへの支援の実際

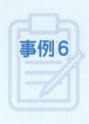

事例6

患者病態と検査値

クリニック医師より,「LDL-C 26mg/dLは考えられない。前回値の65mg/dLに比べて低すぎる。LDL-C 26mg/dLであれば完全な栄養失調状態であるが,患者はそのような病態はまったく見られない。検査室のミスではないが,直接法によるLDL-Cは検体によっては正確性に問題があるといわれている。どこの試薬を使っているのか知らないが,誤ったLDL-C値である。26mg/dLと低値に出た説明を聞きたい」という問合わせがあった。

患者情報:44歳,女性
AST 101U/L, ALT 47U/L, γ-GT 146U/L, T-cho 171mg/dL, LDL-C 26mg/dL, HDL-C 66mg/dL, TG 515mg/dL

対応

　クリニックを訪問し,私の考えを聞いてくださいと前置きし,「今回LDL-Cが低かったのは,おそらく肝臓で作られたVLDLが,慢性の飲酒による肝障害が原因(?)で代謝が緩慢となり,VLDLあるいはVLDLレムナントの状態で停滞したためと考えます。これは,AST,ALT,γ-GTおよびTGが高値であることから推測できます」と説明したが,医師からは,「代謝が悪くLDL-C 26mg/dLであれば栄養失調になっており,VLDL停滞もあり得ない。TG高値は食後採血だと考えている」と言われ,納得に至らなかった。上記説明だけでは納得に至らないことを想定して,該当検体のリポ蛋白電気泳動および基準法のβQ法にてLDL-Cを測定し,これらの値を一覧(表6.2.2)にして医師に追加説明した。

　リポ蛋白電気泳動のLDL-C値26mg/dL, βQ法のLDL-C値21mg/dLは,報告値26mg/dLと近似していることから,直接法による報告値の正確性を説明したが,「LDL-Cが本当に26mg/dLであれば栄養失調になっている。したがって,今回の値は正確性のない値である」と再度LDL-C 26mg/dLは否定され,詳細データ提示による説明でも納得に至らなかった。

MEMO

各種学会の動向に注視

　日本動脈硬化学会はF式による計算LDL-C値を推奨しており,直接法試薬によるLDL-C値の信頼性は低いが,検査側としてF式および直接法試薬の長所・短所を認識しておくことが大事である。また,non HDL-Cは高TGなどでも影響を受けない計算項目であり,LDL-Cの代用項目として使用できる。

　医師からの問合わせに対し,検査側で十分な準備のうえ対応したとしても納得に至らない場合もあるが,根拠となる詳細データを準備し提示することで理解と信頼を得ることがあるので,経費と効果を考え,試薬メーカーと協力し最大限の努力を行うことは必要である。

　疾患および病態を把握するには,基礎学問である生化学(biochemistry)の知識が必要となる。中でも各種代謝の理解は大事である。

表6.2.2　該当患者の生化学データおよび脂質詳細データ

検査項目	測定値	検査項目	測定値
TP	7.0 g/dL	アポAI	258 mg/dL ↑
ALB	4.3 g/dL	アポAII	40.7 mg/dL ↑
ChE	220 U/L	アポB	53 mg/dL ↓
AST	101 U/L ↑	アポCII	3.3 mg/dL
ALT	47 U/L ↑	アポCIII	15.7 mg/dL
ALP	129 U/L	アポE	7.0 mg/dL ↑
γ-GT	146 U/L ↑	cho分画HDL-C	37.3%, 64 mg/dL
T-cho	171 mg/dL	cho分画VLDL	47.7%, 82 mg/dL ↑
LDL-C	26 mg/dL ↓	cho分画LDL-C	15.0%, 26 mg/dL ↓
HDL-C	66 mg/dL		
TG	515 mg/dL ↑		
NEFA	0.66 mmol/L	βQ法LDL-C	20.5 mg/dL ↓
RemL-C	52.9 mg/dL ↑		

3. 課題を残した事例

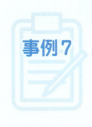

事例7

真の検査説明

クリニック院長の身内のご高齢女性から（通常，医療従事者以外からの問合わせは受けない），「当社報告値のCEAが7.5ng/mLと基準値を上回っていたため，CT，MRなどさまざまな検査をしたがすべて正常であった。正常なのに，なぜCEAが7.5ng/mLと出るのですか？ 近畿圏内の大病院で検査しても同じような値が出た。主治医に質問しても納得できる回答が返ってこない。今度，東京の某大病院を受診しようと思っている」という質問があった。

対応

電話対応にて，「喫煙されていると高めに出ます」，「正常な方でもグレーゾーンの値は出ることがあります」と一般的な説明をしたが，「喫煙していません。グレーゾーンて何？ 患者は基準値を上回ると不安になるのです」と言われ，納得に至らなかった。次に「CEAは何の略？」と聞かれ，「癌胎児性抗原，carcinoembryonic antigenです」と答えたところ，「初めて正式名を教えてくれた」と少し信頼を得た。30分ほど電話対応し，「CEAが7ng/mL付近になる原因がわかったらぜひ教えてください」と言って切られた。その後，CEAに関して簡単に記してある「臨床化学検査学」の教科書を届けたところお礼と思われる年賀状をいただいた。そこには，「検査結果のみならず，何のためにこの検査が必要なのか，患者のためにわかりやすく解説していただける日を待っています」（抜粋）と記されていた。

MEMO

患者目線の検査説明

本章のテーマは医療スタッフへの支援であるが，検査担当者が患者に説明する場合，難しい単語やあやふやな表現（グレーゾーンなど）は通用しないこと，患者目線でわかりやすく説明すること，患者は検査に関して知りたいと思っていることをあらためて知らされた，課題の多い，しかしながらこれから検査側のやるべきことが見えた事例であった。

4. おわりに

医療機関側からの問合わせに対し的確に対応することは，検査センターの臨床検査室として信頼を得るとともに患者診療に大きく貢献できる。

これからの臨床検査室は，正確な検査値を迅速に報告することに加え，検査に関わるすべてのことに対応できる"高い検査力"が要求されると考える。検査力を習得するには，各種学会・勉強会の講師あるいは参加による知識・技術の習得，技能試験（検査診断学，R-CPCなど）の実施およびSOPの作成，内部監査の実施などが有効な手段と考える。

［藤本一満］

参考文献

1) 藤本一満：検査相談のできる臨床検査技師を目指して，医療と検査機器・試薬 2014；37(2)：207-211.
2) 藤本一満：【特集：POCTトラブル対応術—こんな問い合わせ!! どう対応する??—】①当社に届くPOCT対応機器データに関する問い合わせおよびPOCTを活用した上手な対応，医療と検査機器・試薬 2011；34(2)：156-159.
3) 牧石哲也，他：デカドロン®注射液の手関節内注射直後の同側肘静脈採血検査で血清クレアチニン値の上昇を認めた1例，日本腎臓学会誌 2011；53(2)：200-206.
4) 平井和美，他：医薬品添加物の血清クレアチニンへの影響，Medical Technology 2012；40(5)：554-555.

6.3 個々の検査部門の実際

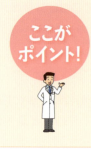

ここがポイント!

- 検査データを見る際には，まず適切に検査が行われたことを確認することが基本。
- パニック値は，医師と相談して各施設に対応した適切な値を設定し，確実に医師に伝わる方法で報告する。
- 臨床検査技師の役割を自覚し，責任をもってルーチン業務に臨む。
- 臨床を知ることで，臨床に求められ，信頼される臨床検査技師になる。

6.3.1 絶対に見落としさせないための報告術の実例（検体検査における異常値報告）

1. はじめに

近年，自動分析装置の進歩，測定試薬の改良，標準化事業の継続実施などにより，検査精度は著しく向上した。さらに検査室での日常精度管理や自動分析装置の保守管理により，臨床検査技師の根本である精度の高い検査データを臨床側に報告することが恒常的に可能となった。しかし臨床検査技師としての役割は，精度管理を徹底し正確な検査データを報告することはもちろんであるが，本項で述べる異常値が出た際の対応も，必要とされる大事な役割として認識しておきたい。

ルーチン検査においては異常値やパニック値とよばれる検査データを目にする機会も多く，極端値（極異常値）もまれに見られることがある。まず異常値，極端値，パニック値とは具体的にどのような検査データを指すかを理解し，極端値とパニック値を明確に区別する必要がある。それぞれの定義を表6.3.1に示す。そしてこれらの異常値，極端値，パニック値を確認した際に臨床検査技師として速やかな対応を図ることで，医師からの信頼とともにわれわれの存在価値も増すものと思われる。病院内で検査データを最初に確認するのはわれわれ臨床検査技師であり，その対応次第で臨床に大きく貢献することができる。精度保証された検査データをただ報告するだけでなく，検査データを見て何を考え，どう行動するか，これこそ臨床検査技師の本質であり，使命であると考える。

2. 最適なパニック値の設定

パニック値報告の際に注意しなければならないことは，パニック値の判断は臨床検査技師に託されている点である。報告漏れのないよう細心の注意を払い，緊急を要するため迅速かつ正確な判断が求められる。しかし，知識，経験値，感覚など臨床検査技師間にも差があり，基準や報告すべき検査データの判断が異なってくる。また，実際の現場ではすべての患者にパニック値を一律に適用できない場合も多々ある。たとえば手術，経皮的冠動脈インターベンション（percutaneous coronary intervention；PCI），内視鏡的逆行性胆管膵管造影（endoscopic retrograde cholangiopancreatography；ERCP）などの処置の後は，ある程度の異常値が予測される場合が多い。一定の条件が加わることにより，パニック値の定義である「生命が危ぶまれるほど危険な状態にあることを示唆する異常値」ではないと判断される場合も少なくない。

臨床側からすれば，予測される異常値の連絡を多忙時に臨床検査室から受けることは，決して望むところではない。パニック値の見逃しには十分な注意が必要であるが，反面，過剰な報告は臨床側，検査室ともに大きな負担となることも考慮しなければならない。したがってパニック値の設定や「異常値データ報告マニュアル」を作成する際には医師

表6.3.1 異常値，極端値，パニック値の定義

異常値	「病的な状態あるいは過誤を表していると判断される値」である。
極端値	細萱らによれば「統計的には0.5〜1.0パーセンタイル値以下，99.0〜99.5パーセンタイル値以上の値」とされている[1]。
パニック値 (panic value)	Lundbergによれば「生命が危ぶまれるほど危険な状態にあることを示唆する異常値で直ちに治療を開始すれば救命しうるが，その診断は臨床的な診療だけでは困難で検査によって可能である」と定義されている[2]。

表6.3.2 パニック値一覧

項目名	上限値	下限値
Glu	外来 350mg/dL 以上 入院 500mg/dL 以上	50mg/dL 以下
Na	160mEq/L 以上	120mEq/L 以下
K	外来 6.0mEq/L 以上 入院 7.0mEq/L 以上	2.5mEq/L 以下
Cl	120mEq/L 以上	
Ca	12.0mg/dL 以上	6.0mg/dL 以下
CRE	急性 3.0mg/dL 以上 慢性 8.0mg/dL 以上	
LD	1000U/L 以上	
AST・ALT	1000U/L 以上	
HGB		5.0g/dL 以下 3.0g/dL 以上減少
WBC	$20 \times 10^3 \mu L$ 以上	$1.5 \times 10^3 \mu L$ 以下
PLT	$100 \times 10^4 \mu L$ 以上	$3.0 \times 10^4 \mu L$ 以下 5万μL 以上減少
PT-INR	2.0 以上	
PaO$_2$		急性 50mmHg 以下 慢性 40mmHg 以下
PaCO$_2$	急性 50mmHg 以上 慢性 70mmHg 以上	20mmHg 以下
pH	7.6 以上	7.2 以下
HCO$_3^-$	40mEq/L 以上	15mEq/L 以下

(日本臨床検査自動化学会会誌 第30巻 第1号より)

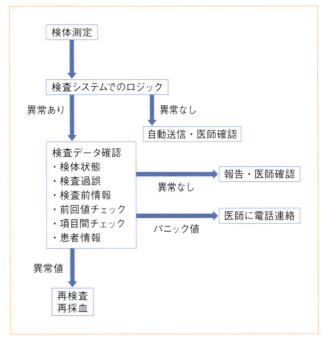

図6.3.1 検査データ報告のフローチャートの一例

と相談し，各施設に合わせた値を設定し，フローチャートを考えることが大事であり，検査室として一様な対応ができる体制を構築する必要がある。日本臨床検査自動化学会が定めるパニック値を表6.3.2に示したので参考にされたい[3]。

3. 確実なパニック値の報告

現在，多くの検査室ではすべての検査データを直接確認しているわけではなく，検査システムに設定したロジック（前回値チェック，異常値チェック，パニック値チェック，MEエラーなど）をとおしてほとんどの検査データは外来，病棟にリアルタイムで報告されている。しかし，報告された検査データを必ずしも直ちに医師が確認できているとは限らず，外来診療や病棟回診，手術中など，むしろ確認困難な状況の場合が多いと思われる。そのため，緊急を要するパニック値を一刻も速く医師へ伝えるには，電話連絡するなどの確実な手段を取らなければならない。一例として，筆者の所属する静岡県立総合病院での検査データ報告のフローチャート（図6.3.1）を示す。このように，直接医師に連絡することで生命が危ぶまれるようなパニック値を見逃すリスクを回避することができる。

また，パニック値を認めた際は緊急を要するため，再検査よりも報告を優先する場合もあり，報告後に再検査や追加検査を行うような臨機応変な対応が必要である。その際，医師から患者情報の聞き取りを行い，検査データと臨床症状の整合性を確認することも可能であれば行うべきである。

4. 報告後の取組み

臨床検査技師として的確にパニック値を判断し，責任をもって検査結果を報告するには，検査データを的確に解釈できるよう正しい知識を身につける必要がある。そのため当院では，パニック値報告後にカルテ記載や追加検査の有無を確認し，最終的に実施された処置内容から考えられる病態をパニック値報告書（図6.3.2）に記載するようにしている。

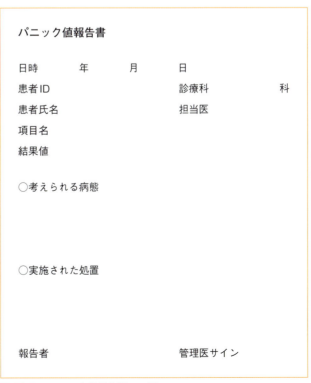

図6.3.2 パニック値報告書の一例

5. パニック値報告が有効だった実例

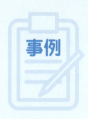

採血データのパニック値報告
患者情報：51歳，男性
慢性肝炎を患っており，当院消化器内科にてフォロー中であり，定期検査の採血のため来院していた。

医師への報告

RBC，Hb，Htの高度低下に加えTP，ALBの低下があり，BUN/CREの高度増加が認められた（表6.3.3）。採血データから消化管出血が強く疑われ，担当医に報告した。当日の検査は採血のみで，後日診察予定だったためすでに帰宅しており，電話連絡の後に即入院となった。精査の結果，上部消化管出血と診断され治療が開始された。この症例ではパニック値報告により迅速に適切な処置を開始することができた。

表6.3.3　検査結果

測定項目	測定値	前回値	単位	測定項目	測定値	前回値	単位
TP	5.5	7.0	g/dL	WBC	110	105	$10^3/\mu L$
ALB	2.9	3.5	g/dL	RBC	238	390	$10^4/\mu L$
A/G	1.1	1.0		Hb	5.9	12.0	g/dL
BUN	56	10	mg/dL	Ht	24.0	35.9	%
CRE	0.81	0.79	mg/dL	MCV	101	92	fL
AST	75	72	U/L	MCH	24.7	30.7	pg
ALT	62	63	U/L	MCHC	24.6	33.4	g/dL
ALP	513	398	U/L	PLT	8.2	12.0	$10^4/\mu L$
GGT	172	175	U/L	Na	130	138	mEq/L
CRP	3.34	3.17	mg/L	K	4.2	3.9	mEq/L
BUN/CRE	69.1	12.6		Cl	98	105	mEq/L

Q ポイントをつかんで検査データを読むには？

A 情報を整理し，データの整合性を確認する。

　まず基準範囲をしっかりと頭に入れておいた方がよいであろう。しかし，基準範囲はあくまでも統計的に算出された値であるため，基準範囲から外れていても健康な場合もある。したがって，個体間で比較するよりは個体内での比較をする方がよい判断が下せると考える。一方，基準範囲から外れた場合には前回値との比較，関連する項目の検査データをチェックし，総合的に患者がもつ疾患を考える。

　また，オーダーされている検査項目を見ることで，医師が何を知りたくて採血依頼をしたか予想できる場合がある。医師の意図をくみ取ることも大切であろう。医師は検体検査データ・生理検査データ・画像データ・問診など多くの情報を得て患者を診断する。われわれ臨床検査技師が検査データを見るときも，単項目だけを見て判断するのではなく，さまざまな情報から必要なものをピックアップし判断することが求められる。検査データを見る際は，医師と同じ責任があると自覚し，検査データを確認することがポイントである。

▶参考情報

恒常的にR-CPCを行うなど，検査データから多くの情報を得る訓練が必要である。

Q 再検査を実施する判断基準は？

A 自動分析装置のエラーが考えられるときなど。

　診療前検査に伴い，検体検査に迅速性が求められている。再検査を実施することで報告時間が遅くなってしまうため，無意味な再検査は減らしていきたいところである。再検査は基本的には同じ検体を測定するので，厳密には再測定でしかない。すなわち，自動分析装置が正しく測定をしていれば，再現性の確認をしているだけになる。

　自動分析装置のエラー時（状態が不安定なとき）には再検査は必須であり，非常に有効であるが，検体状態の不備や検査前誤差の場合には再検査よりも再採血による取り直しの方が有効になる。測定値だけではなく，自動分析装置の扱い方もしっかりと理解することが臨床検査技師に必要となる。

▶参考情報
　生理的変動と測定技術変動を把握し，検査データから多くの情報を得る訓練が必要。

Q 臨床側とうまくコミュニケーションを取るには？

A 積極的に関わりをもつことが重要。

　臨床検査室から検査情報を発信していくことで，医師や医療スタッフからの反応が増えていき，関わりがもてるようになる。そうすることで臨床検査室側からわからないことや知らないことを聞きやすくなり，逆に臨床側から質問を受けたりすることもあり，自然とコミュニケーションが図れるようになる。まずは自分達が行動を起こし，臨床側から必要とされ，頼られる存在を目指していくことが必要である。

　検体検査を担当していると検体にばかり気を取られ，「検体の先にある患者が見えていない」，「医療チームとしての意識が足りない」と言われてしまうことがある。もちろん臨床検査技師として精度保証された検査データを臨床側に報告することは責務ではあるが，そこにこだわりすぎてしまうと臨床側との溝は深まるように筆者は感じている。緊急を要し，検査結果を待っている患者を目の前にしたら悠長なことはいっていられないのは当然のことである。臨床側から求められていることを理解し，臨床検査技師から求めることも理解してもらうことが，患者のためには一番よいことだと考える。

　すべての医療従事者は患者を中心に考えているはずなので，専門の立場から意見を交わし合い，医療現場をよりよくしていくためにもコミュニケーションは必須なものである。

▶参考情報
　検体採取・保存などの検査情報について，医師・看護師などに検査案内を行うことで検査精度向上にもつながる。

● 6. おわりに

　今後，臨床検査技師は今まで以上に臨床現場を理解することが必要である。臨床の現場に出向き，自分達が報告した検査データが臨床にどのように還元されているか，また医師が検査データをどのように判読しているかなど，診断のポイントを知ることで検査データの見方，考え方が大きく変わるものと思われる。しかしながら，検体検査においてはこうした機会がある臨床検査技師はごく限られており，チーム医療においても一部の臨床検査技師しか経験できない環境にある施設がほとんどである。より多くの臨床検査技師が臨床の現場に参画していくことが理想であり，検査室内から臨床側への情報発信など，日頃から医師や医療スタッフとコミュニケーションを図り，臨床側のニーズに柔軟な対応を行うことでお互いの理解を深めることも，ぜひ心がけていただきたい点である。

　学校で勉強した基礎知識をもとに，就職後さらに知識を深め，検査のスペシャリストとして検査室で活躍すること

はもちろんであるが，臨床現場を理解することで検査データの価値をさらに高め，施設内の医療スタッフとして質の高い臨床支援に貢献してくれることを期待している。

[村越大輝]

6.3.2　適切な治療抗菌薬を選択していただくための細菌検査結果の情報提供の仕方

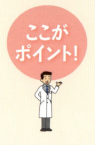

ここがポイント！
- 感染症の治療は，重症度・感染臓器・原因菌にもとづいて抗菌薬が投与される。
- 可能な限り患者情報も考慮して，検出菌が原因菌か否かを判断しながら検査を進める。
- 細菌検査の報告の流れを理解して，情報提供すべきタイミングを考える。
- 結果を「報告する」と「伝える」では患者に対する貢献度が異なることを理解する。

1. はじめに

感染症治療においては，感染症の存在とその重症度および感染臓器と原因菌に応じて抗菌薬が選択投与され，投与抗菌薬の効果判定にもとづき変更される。そのため，原因菌の決定と薬剤感受性検査は，抗菌薬の選択・変更には不可欠である。したがって，抗菌薬の選択および変更に影響する検査結果は迅速に情報を提供すべきである。

2. 適切な治療抗菌薬とは

抗菌薬には，グラム陽性菌，グラム陰性菌，および嫌気性菌に対して幅広く抗菌活性を有する広域スペクトラム抗菌薬と，特定の菌にしか抗菌活性をもたない狭域スペクトラム抗菌薬がある。

適切な治療抗菌薬とは，原因菌に対して抗菌活性をもつ抗菌薬であり，感染臓器に移行する薬剤である。また，広域スペクトラム抗菌薬は，耐性菌の増加を誘導し感染症をより難治化させる可能性があるため，可能な限り狭域スペクトラム抗菌薬に変更すべきである。

3. 細菌検査結果の報告

細菌検査結果の報告は，検査材料提出時に報告可能な塗抹検査，提出翌日に報告可能な培養検査，提出翌々日に報告可能な，最終報告である同定検査および薬剤感受性検査がある。それぞれの結果は，感染症の診断および治療抗菌薬の選択・評価・変更に重要である（図6.3.3）。

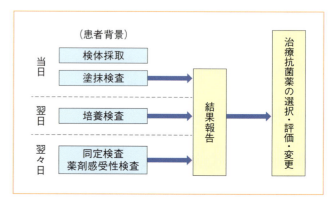

図6.3.3　細菌検査結果の報告の流れ

4. 塗抹検査

塗抹検査の結果は，感染症であるか否かを判断するために有用である。髄液，胸水，関節液などの体腔液は無菌材料であるので，汚染菌を否定できれば検出菌が原因菌である。また，原因菌が推定できれば初期治療から第一選択薬を投与することが可能となる。

5. 培養検査

検査材料提出の翌日には培養検査結果が判明していることがほとんどであり，推定菌名を中間報告することで治療抗菌薬の選択・変更を行うことが可能となる。

6. 同定検査および薬剤感受性検査

検出菌を原因菌か定着菌か判断する必要があるが，検出菌が並んだ同定結果を判読することは容易ではない。検出菌を，原因菌か定着菌か判断する必要がある。このため，原因菌と定着菌を区別（推定）することは有用である。また，オーダリングシステムや電子カルテなどから患者情報が入

手可能であれば，その情報も考慮して原因菌を区別すべきである。

7. 結果の情報提供

情報提供は，PHSなどの電話連絡またはオーダリングシステムや電子カルテの支援機能である院内メールを用いる。

無菌材料から菌が検出された場合，原因菌と考えられる検出菌に対して抗菌薬が投与されていない場合，あるいは無効な抗菌薬が投与されている場合には，患者のために積極的に結果を主治医に情報提供すべきである。

8. 結果報告と情報提供の実例 ＜検査材料：関節液＞

(1) 結果報告（図6.3.4）

関節液のグラム染色で炎症所見が強く疑われる白血球を多数認め，グラム陽性ブドウ球菌を認めたことからブドウ球菌による化膿性関節炎が示唆された。MRSAスクリーニング培地を追加することで，翌日にはメチシリン感受性黄色ブドウ球菌（methicillin-sensitive *Staphylococcus aureus*；MSSA）かメチシリン耐性黄色ブドウ球菌（methicillin-resistant *Staphylococcus aureus*；MRSA），あるいはメチシリン感受性コアグラーゼ陰性ブドウ球菌（methicillin-sensitive coagulase negative staphylococci；MSCNS）かメチシリン耐性コアグラーゼ陰性ブドウ球菌（methicillin- resistant coagulase negative staphylococci；MRCNS）かをほぼ同定

可能である。翌々日には薬剤感受性検査が報告され，MRSAが確定同定された。タイムリーに検査結果を情報提供することで，迅速に感染症を診断し，原因菌に対して治療抗菌薬を選択・変更することが可能となる。

(2) 情報提供

①当日

報告例：
○○殿の関節液（4/1）のグラム染色にてグラム陽性ブドウ球菌を認めました。黄色ブドウ球菌かコアグラーゼ陰性ブドウ球菌（CNS），およびMSSA（MSCNS）かMRSA（MRCNS）かは明日報告します。

②翌日

報告例：
○○殿の関節液（4/1）から検出されたグラム陽性ブドウ球菌はMRSAでした。薬剤感受性検査結果は明日報告します。

③翌々日

報告例：
○○殿の関節液（4/1）から検出されたMRSAの薬剤感受性検査結果を報告しました。

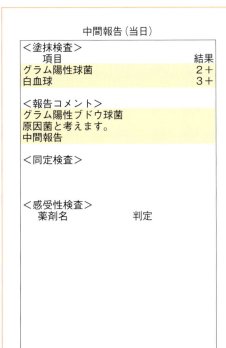
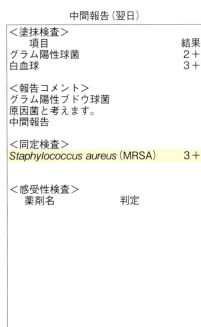

図6.3.4　＜検査材料：関節液＞の結果報告

中間報告（発育当日）	中間報告（発育午後or翌日）	最終報告（翌日or翌々日）
<塗抹検査> 　項目　　　　　　結果 　グラム陰性桿菌　　認める <報告コメント> 　原因菌と考えます。 　中間報告 <同定検査> 　項目　　　　　　結果 <感受性検査> 　薬剤名　　　　　判定	<塗抹検査> 　項目　　　　　　結果 　グラム陰性桿菌　　認める <報告コメント> 　原因菌と考えます。 　中間報告 <同定検査> 　項目　　　　　　結果 　腸内細菌　　　　認める <感受性検査> 　薬剤名　　　　　判定	<塗抹検査> 　項目　　　　　　結果 　グラム陰性桿菌　　認める <報告コメント> 　原因菌と考えます。 　最終報告 <同定検査> 　項目　　　　　　結果 　*Escherichia coli* (ESBL)　認める <感受性検査> 　薬剤名　　　　　判定 　ABPC　　　　　R 　TAZ/PIPC　　　S 　CEZ　　　　　R 　CTM　　　　　R 　CTX　　　　　R 　CFPM　　　　R 　FMOX　　　　S 　MEPM　　　　S 　AMK　　　　　S 　GM　　　　　　S 　LVFX　　　　R 　ST　　　　　　R

図6.3.5　<検査材料：血液>の結果報告

9. 結果報告と情報提供の実例 <検査材料：血液>

(1) 結果報告 (図6.3.5)

血液培養ボトルのグラム染色でグラム陰性桿菌を認めた。2セット提出された血液培養ボトルとも発育したので，原因菌であることが強く疑われた。午前中に分離培養すれば，午後には検出菌をオキシダーゼテストや培地の色調などから推定同定でき，翌日には薬剤感受性検査を報告可能な場合がある。

検出菌は基質特異性拡張型β-ラクタマーゼ（extended-spectrum β-lactamase；ESBL）産生大腸菌であった。血液培養と同時に提出された検査材料があれば，感染臓器を特定するために考察すべきである。

オーダリングシステムや電子カルテなどから投与抗菌薬，熱型，炎症マーカー，画像などの患者情報が入手可能であれば，考慮して情報提供すべきである。

(2) 情報提供

① 発育当日

報告例：
○○殿の静脈血培養(5/1)2セット中2セットからグラム陰性桿菌が検出されました。

② 発育午後または翌日

報告例：
○○殿の静脈血培養(5/1)にて検出されたグラム陰性桿菌はおそらく腸内細菌（大腸菌？）と思われます。尿(5/1)からも同様の菌が検出されていますので尿路感染症が疑われます。薬剤感受性検査結果は明日報告します。

③ 情報提供（翌日または翌々日）

○○殿の静脈血培養(5/1)にて検出されたグラム陰性桿菌はESBL産生大腸菌でした。
投与中のCTRXで解熱傾向ですが耐性です。
感性はTAZ/PIPC，FMOX，MEPM，AMK，GMです。
投与抗菌薬の変更を御検討のほどよろしくお願いします。

10. おわりに

結果報告のタイミングは常に一定ではない。さらに，主治医が常に結果を知り得る状況にあるとは限らない。したがって，検査結果を感染症診療および治療に活かせるように，情報提供を積極的に行うべきであると考える。

[山﨑勝利]

6.3.3　検査過誤につながらないための情報収集の仕方（採血，患者間違いなど）

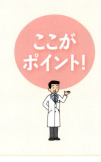

ここがポイント！
- ヒューマンエラー（人為的ミス）を極力減らすような対策を取る。
- 患者にフルネームを名乗ってもらう。
- 依頼の検査項目は，間違っていないか確認する。
- 採血管は間違っていないか確認する。
- 報告書に転記ミスはないか確認する。

1. はじめに

日進月歩の臨床検査技術（検体の微量化，検査機器の自動化や検体のバーコード管理，電子システム化）のおかげで，より効率的・能率的に臨床現場に検査データを報告することが可能となり，早期診断・早期治療へとつながるようになった。一方で，検査業務の形態が複雑化し，検査過誤の内容も多様化している。例をあげると，医療スタッフらによる電話などでの連絡ミスや，検体および患者取り違い，報告書への誤転記など従来のミスに加えて，バーコード誤読やラベルの貼り間違いなど，システムに関する要因が増加している。今や電子化された臨床検査であるが，検査過誤はヒューマンエラー（人為的ミス）によるものが多いといっても過言ではない。本項では，そのエラーを極力減らし，検査過誤につながらないための情報収集の仕方について述べる。

2. ヒューマンエラー（人為的ミス）とは

ヒューマンエラー，すなわち「人為的ミス」は必ず起こる。とくに医療スタッフにおいては，その防止対策を徹底しなければならない。臨床検査機器は機械であるが，扱うのは人間（臨床検査技師）であるため，やはり人為的ミス防止に力を注がなければならない。ヒューマンエラーは，"慣れ"が要因の1つといえる。業務の"慣れ"は，自分の技術や知識を過信してしまい，安全意識の低下につながることがあり，「この連絡は後にしよう」，「電話対応に追われ検体の扱いは後まわし」といった行動の引き金となり，ヒューマンエラーを起こす種になることもある。常に医療安全の意識をもち，細心の注意を払うことがヒューマンエラーの芽を出さないようにするために重要である（表6.3.4）。

また，検査業務全体を一連の流れとして管理し，標準作業手順書（standard operating procedures；SOP）を確立することも有用である（図6.3.6）。

表6.3.4　ヒューマンエラーを防ぐ5つの方法

①頭で記憶できる些細なことでもメモを取る
②指さし・声出し確認を癖にする
③ミスをしない業務のシステムを構築する
④SOPの作成はヒューマンエラー防止の第一歩
⑤インシデント・アクシデント報告はヒューマンエラーの拡散を減らす

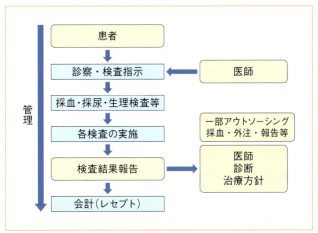

図6.3.6　SOP確立の一例
各業務における作業手順を明確にすることで，医療スタッフ間の共通認識・連携を築くことが望ましい。

3. インシデント・アクシデント報告を活かす

各施設において，インシデントとアクシデントの報告と記録を義務化，習慣化することを推奨する。医療事故をはじめ，それまでに起きた事例を解析し，同じミスがくりかえされないように徹することが望ましい。

報告様式は，施設で共通の報告書を準備し，イントラネットや月報などで開示することで，あらゆる医療スタッフとの共通認識が可能となる。また，報告だけで終わらせず，多職種での委員会の構築や検査室での会議などで改善案を提起し，できるだけリスクが軽減するように努力すべきである。また，アクシデントの内容によっては，医師や専門職（医療安全管理職）らと相談・折衝して，最良の対処方

法を講ずることが必要となる。ほかの医療機関などの事例を参考に，自施設へと取り入れ日々スキルアップしていくことが求められる。

● 4. 検査過誤につながらないための情報収集の実際

　実際に生理検査や採血を行ううえで，日常行われる身近な患者確認方法を説明する。臨床検査技師が「安全のためにフルネームでお名前を教えてください」と患者に声をかけ，患者自身にフルネームを名乗っていただき確認する。

　待合室には，類似氏名の患者やまれに同姓同名患者もいるので，患者確認はなるべく2項目以上のもので実施することが望ましいといわれている。例をあげると，診察券のID番号・患者氏名・性別・年齢・生年月日などになる。心電図検査や超音波検査では，手術などの既往歴が参考となる場合もある。重要なのは，病院などの施設内全体ですべての医療スタッフに患者確認の具体的な方法とその必要性を伝え，すべての医療スタッフがルールを守ることである。また，施設を訪れた患者・家族などにも患者確認の必要性と確認方法を理解してもらい，協力を得ることが検査過誤につながらないための第一歩といえる。

(1) 検査の受付および検査時の注意例
①検査受付・検査時に患者氏名，ID番号，生年月日，検査項目内容の確認
　・患者にフルネームを名乗ってもらう
　・入院患者でリストバンドなどを装着している場合は提示してもらう

②検査項目・内容の説明
　・これから実施する検査の説明を行う
　・負荷検査の施行時には，容態の観察を十分に行う

③検査時，患者の状態に異常が生じた場合
　・周囲の医療スタッフに直ちに知らせる
　・患者の容態を観察し，必要な処置を実施する
　・担当医や看護師に連絡する

④車椅子・ストレッチャー・点滴中の患者対応
　・目を離さない。状態の観察確認。必要に応じて介助する
　・外来や病棟などの医療スタッフとの連携を図る
　・周囲の安全を確保しストッパーを確認する
　・点滴のチューブが足回りなどに引っかからないように注意する

⑤検査データの異常を発見した場合
　・緊急の場合は，直ちに担当医に報告する

(2) 採血時の注意例
　ここでは採血方法ではなく，インシデント・アクシデントを念頭に説明する。
①採血痛の訴えや患者転倒などがあった場合，セーフティーマネージャー（臨床検査技師）が対応し，その状況を把握する。
②採血を依頼した担当医や診療科に報告して判断を仰ぎ，医師が患者に状況を説明する。必要であればインシデント・アクシデント報告書を提出する。
③患者の理解を得るために，採血の待合室に採血時の注意事項を周知する注意書きを掲示しておくことも1つの方法である。

Q インシデント・アクシデント報告書に記載すべき事項とは？

A 措置状況や今後の対策など。

　インシデント・アクシデント報告書は，当事者に限らず発見者または事例の状況を詳しく理解できている者が作成することが望ましい。なぜなら，事例を起こした個人らを中傷するものではなく，医療事故を未然に防ぐシステムを確立することが目的だからである。報告書に記載すべき一般的な事項は以下のようなものである。

①発生日時：　年　月　日（　）時　分頃　　②発生場所
③当事者氏名　　　　　　　　　　　　　　　④患者氏名
⑤事例の概要　　　　　　　　　　　　　　　⑥措置状況
⑦今後の対策

▶参考情報
　ここであげた記載事項はほんの一例にすぎないので，各施設で用意されている報告書を事前に確認するとよい。

6.3.4 見落としてはいけない超音波検査の一例と対応の仕方

● 1. はじめに

臨床の現場において，見落としてはいけない検査の場面に遭遇することがある。見落とすことで患者の未来が変わってしまうことさえある。その危機感に臨床検査技師はどのように対処するべきだろうか？ そのような危機的状況に気づくことのできる検査のスキルは各分野で培うべきものである。本項では，生理機能検査（超音波検査）を中心に実例をもとに解説する。

● 2. 超音波検査の実例

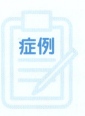
症例
50歳代，女性
既往歴：肺高血圧
現病歴：意識消失発作のため緊急入院，発症後3時間経過，右橈骨動脈拍動なし

(1) 超音波検査などの緊急依頼

① まず担当医は，右上腕動脈急性閉塞疑いのため，上肢超音波検査の緊急依頼をした。

② 患者のベッドサイドに訪れ，上肢血管を対象とした超音波検査を実施すると，右上腕動脈の血栓による急性閉塞を認めることができた（図6.3.7）。直ちに担当医へ連絡し，エコー所見を伝えると塞栓源検索のため下肢血管を対象とした超音波検査も追加・実施することとなった。

③ すると右膝窩静脈に，頻度としてはまれなvenous aneurysm（VA）が存在することが判明し，かつ血栓の存在も指摘することができた（図6.3.8）。引き続き担当医は，肺高血圧症の程度評価のため心臓超音波検査を依頼・実施することとなった。

④ 肺高血圧症の程度評価のため行われた心臓超音波検査では，卵円孔開存（patent foramen ovale；PFO）の存在を認めた。後に行われた経食道心エコー（transesophageal echocardiography；TEE）で，開孔径が最大22mm（L→Rシャント）を認めた（図6.3.9）。

⑤ また，胸部CT画像で両側の肺動脈主幹部に血栓の存在が認められ，さらにMRI画像では左中大脳動脈領域の梗塞巣が確認された（図6.3.10）。

(2) 臨床診断：奇異性塞栓症

意識障害で救急搬送され，左共同偏視および上肢血圧の左右差を認めた。血管エコーで両下肢静脈瘤と深部静脈血栓症（deep vein thrombosis；DVT）を認め，肺塞栓症（pulmonary thromboembolism；PTE）を引き起こしてい

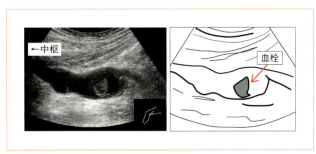

図6.3.8 右下肢静脈の超音波検査

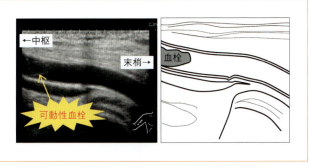

図6.3.7 右上肢動脈の超音波検査

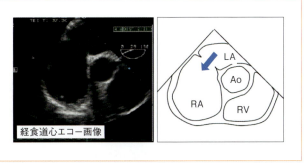

図6.3.9 経食道心エコー（TEE）

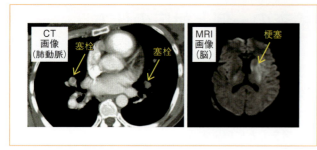

図6.3.10　CT検査とMRI検査

ることが判明した。さらにPFOにより遊離血栓が脳梗塞と右上腕動脈閉塞症も引き起こし，奇異性塞栓症と診断された。

このような症例では，「血栓の流れ＝全身循環」としての検査と知識が必要になる(図6.3.11)。

● 3. まとめ

今回の症例は，生理機能検査の中でもほんの一例にすぎない。生命が危ぶまれるほど危険な状態にあることを示唆する異常値で，直ちに治療を開始すれば救命し得る状態，すなわち生理検査でいうパニック値に相当するものと思われる。このような症例は年間そう多くはないが，いざ遭遇した場合には冷静な判断力と検査のスキルをもち合わせていなければ対処は困難である。

重要なことは，このような症例の報告を行う場合は，確実に担当医へ伝えるように直接電話で連絡すべきということ

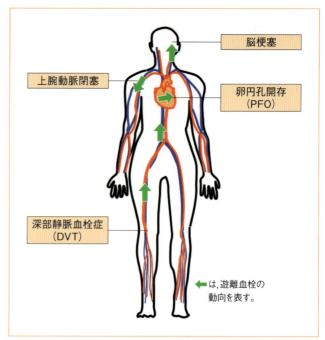

図6.3.11　本症例における浮遊血栓の動向

とである。いち早く異常所見をとらえて医師にすばやく報告することが，緊急処置へとつながる。その結果，患者の未来を明るくすることにもなると考える。さらに直接連絡することで，必然的にコミュニケーションが生まれ，医師だけではなく医療スタッフらとの連携が構築されてゆくものと思われる。

[工藤岳秀]

参考文献

1) 細萱茂実，他：緊急検査値の分布に基づいたcritical value設定の試み．日本臨床検査自動化学会会誌　2001；26：166-169．
2) Lundberg GD：Panic values five years later. Lab Observer　1977；9：38-43．
3) 日本臨床検査自動化学会科学技術委員会：極端値・パニック値対応マニュアル．日本臨床検査自動化学会会誌　2005；30(Suppl.1)．

6.4 24時間（365日）検査体制の実際

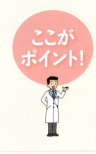

ここがポイント！

- 24時間（365日）検査体制について，それぞれ指針，手順書，マニュアルなどに取りまとめ，スタッフへの周知と徹底を図ることが重要である。
- 使用する機器・試薬の点検簿，精度管理を完備し，トラブル対応を定義する。
- 医療情報システムのダウン対策を明示し，冷蔵庫，恒温器などの周辺機器のダウン対策を構築する。
- 空調管理を実施し，火災・地震などの災害対策と非常時連絡網を完備する。
- 実施する検査工程および検査結果判定のスキル評価と維持管理を徹底する。
- 労働基準法にもとづく勤務体制を構築する。

6.4.1 24時間（365日）検査体制のあり方

　検査データは，疾患の診断や治療効果判定，健康管理などに必須の情報であり，安定した質の高いデータを供給する体制が求められる。近年，臨床検査室には高機能な自動分析装置，キット試薬，検査情報システムが導入され，効率的な運用が可能になってきた。休日・夜間の臨床検査においても，より多くの項目を迅速に検査することが可能となり，救急医療への貢献度も向上している。休日・夜間の臨床検査体制は，通常の時間内検査体制とは異なる特徴をもっており，その特殊性を考慮した検査体制の構築が各施設で取り組まれている。

　しかし，休日・夜間検査体制に関する指針や統一した見解は，学会などから示されていないのが現状である。本節では，休日・夜間検査の特徴を列挙し（表6.4.1），精度のよい検査データを提供するために明確にしておかなければならない要素をまとめ，24時間（365日）検査体制構築の一助となるよう整理した。

表6.4.1　休日・夜間検査の特徴

①休日・夜間検査専用の機器・試薬を使用する
②検査受付から結果報告までの一連のプロセスが時間内検査と異なる
③時間内検査の担当者ではないスタッフが検査を実施する
④必要最小限の人員配置であり，社会活動が休止している時間帯である

6.4.2 休日・夜間検査の特徴

● 1. 休日・夜間検査専用の機器・試薬

　休日・夜間検査専用の機器・試薬を使用することがある（図6.4.1）。時間内検査と異なる機器・試薬を用いる場合，時間内検査データと時間外（休日・夜間）検査データの互換性の確保が重要である。原理的にデータの乖離が発生する可能性がある場合，その原因と結果の解釈について，診療側へ情報提供する義務がある。データ乖離が診断や治療の決定に影響を及ぼす場合もあり得るので，診療側と緊密な連携を取り，患者の状態を把握し，対応していくことが大切である。

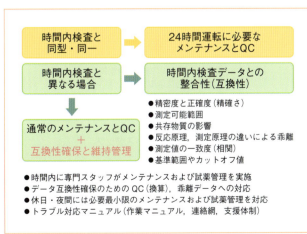

図6.4.1　休日・夜間検査専用機器，試薬の使用

2. 検査結果報告までの流れの違い

検査受付から結果報告までの一連の流れが，時間内検査と異なることがある(図6.4.2)。検査依頼の方法，検体採取や提出方法，使用する情報システム，結果報告の方法などが，通常の時間内検査の流れと一部あるいは全部が異なっている場合でも，各作業ステップが標準化され，適切な判断のもと，質の高い結果を提供できなければならない。

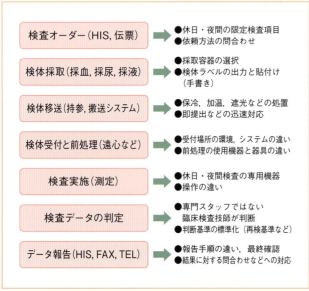

図6.4.2 検査受付から結果報告までの一連の流れの違い

3. 時間内検査と異なるスタッフが検査を実施

時間内検査の担当者ではないスタッフが検査を実施することが多い(図6.4.3)。休日・夜間検査は，臨床検査室のあらゆる部門のスタッフが輪番制で実施していることが多く，生化学検査，免疫検査，血液検査，血液凝固検査，尿検査，髄液検査，輸血検査，心電図検査，採血など幅広く実施することを求められるのが通例である。

これに対応するためには，標準化された業務スタイルとマニュアルの整備，徹底した初期教育体制と定期的研修，トラブルシューティングと支援体制の構築，診療科や患者とのコミュニケーションスキルの獲得とスキルアップがなくてはならない。臨床検査技師個人任せの状態であったり，単に臨床検査技師個人の責任感と情熱のみに依存しているのでは，チーム力としては脆弱であり，診療側への対応にレベル高低のばらつきが出てしまう。検査部門としての総合力を高めるための仕組みが必要である。

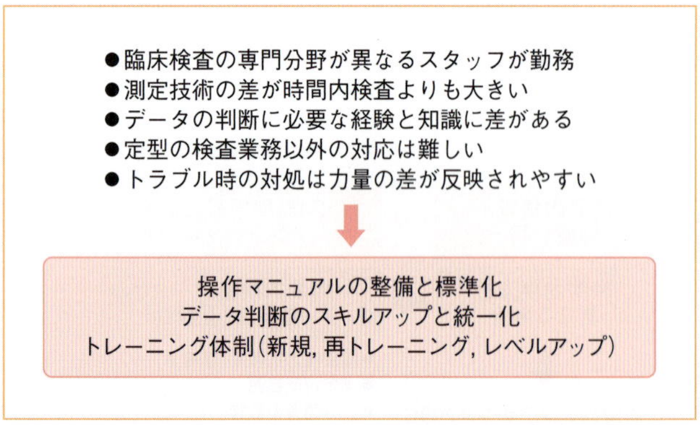

4. 必要最小限の人員配置と社会活動の休止している時間帯

休日・夜間検査の実施体制は，必要最小限の人員配置であり，社会活動が休止している時間帯で行われる(図6.4.4)。すなわち，施設内の人員配置が最低ラインで動いている状態であり，検査機器やシステム，試薬メーカーなども活動を休止している時間帯である。そのため，トラブルや通常の運用と異なる特殊なケースの場合，対応が困難になることがあるが，極力，でき得る限りの対応を行い，円滑に診療が遂行できるように，検査部門としてのシナリオをもっておくと安心である。すなわち，担当の専門技師への連絡体制や呼出し体制，出勤者と待機者の確保と職務上の保証，システム・機器・試薬メーカーへの連絡体制と24時間支援体制の確保，危機管理体制の整備などである。また，とくに緊急を要する場合を想定した関係部署とのシミュレーション(定期訓練)を実施しておくと，問題点の洗い直しやルールの見直しなど，関係部署の相互理解が深まり，より円滑なチーム医療体制の構築につながる。

図6.4.3 時間内検査の担当者ではないスタッフ

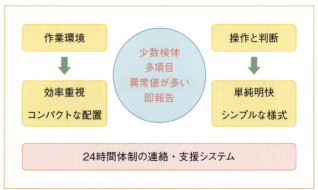

図6.4.4 休日・夜間検査の特徴

6.4.3 休日・夜間検査の精度保証

休日・夜間検査において円滑に高品質な検査データを提供するためには，どのような精度保証を考えておけばよいだろうか？　以下にその考え方を述べる。

● 1. 使用する機器・試薬の精度管理

時間内検査に使用する機器・試薬と同じレベルの精度管理を実施しておくことが基本であるが，とくに緊急を要する検査を実施することが多いので，診療に支障がない方法で，機器管理および精度管理スケジュールを組み立てておく。いつも信頼性が確実に保たれた状態を維持しておく義務がある。

● 2. 情報システムの管理

休日・夜間検査も，システムを介して検査依頼の受け取りから結果報告までを行う環境になってきている。システム上における迅速・確実な検査依頼受信と検体管理，分析装置の制御，結果の確認と送信が行える環境を整備しておく。システムダウン時については，紙伝票や電話連絡，ファックス送信，結果の手渡しなどの運用が瞬時に対応できるよう，システムダウン対策が構築されていることが必要である。

● 3. その他の機器管理と環境の管理

検査に附随する機器も，常時適正な状態であることをモニターしておく。冷蔵庫・冷凍庫・恒温器・ウォーターバスの温度監視，遠心機などの管理が該当する。また，検査場所の室温・湿度，照度，空調・換気などの管理も適正に検査を行うにあたって無視できることではないので，監視体制を整えておく。さらに，深夜帯における防犯対策などについても，スタッフが安全に検査に従事できるよう配慮が必要である。

● 4. 検査工程（スキル）の管理

休日・夜間検査に従事するすべてのスタッフが，適正なスキルを獲得し維持していることを定期的にチェックする体制が必要である（図6.4.5）。初期研修プログラムと，対応したマニュアル，テキスト，チェックリストを整備し，スキルチェックを実施する。また，定期研修プログラムを整備し，少なくとも年に数回のスキルチェックを継続する。座学による研修に加えて，個別の実技チェックも行うこと

測定技術的スキル
- 機器構成と動作原理の理解
- 正しい操作とデータ，フラッグ，コメントなどの理解と対処
- 適切なトラブル処理の判断と対応
- 試薬構成と反応原理の理解
- バリデーションに関する情報
- 適切な試薬の使用と校正

病態生理学的スキル
- 代謝，生理的意義の理解
- 基準範囲，生理的変動，生活習慣によるデータ変動の知識
- 検体採取および取扱いに関する知識
- 病態との関係に対する知識
- データのピットホール

情報管理的スキル
- システムの構成と運用に関する知識・技術
- 適切なトラブル処理とダウン時の対応
- 診療報酬に関する知識
- ランニングコストに関する情報

図6.4.5　休日・夜間検査においてマスターしたいスキル

で，実践に対応できるスキルが身についてくる。

さらに，トラブル時の対応や特殊なケースへの対応，限度を超えた数の検査依頼時などは，専門の担当者の対応が必要になる。呼出し体制や緊急連絡網の整備は必須であり，24時間いつでもスタッフ同士の連絡が取れ，出動可能な体制を作っておくことが必要である。

● 5. 分析前の管理（検体採取と提出）

時間内検査と同様に適切な検体採取を行うために，採取容器（採血管など）および採取法に関するわかりやすいマニュアルを整備しておく。診療側の医師や看護師も，休日・夜間体制の人員配置であることを考慮しておくことが必要である。

● 6. 結果報告の管理

測定結果に対して総合的な判断を行うために，各検査項目の臨床的意義を含めた検査データの解釈ができることを求められる。また，検査データに対する誤差要因およびピットホールについての知識も獲得しておくことが大切であるが，マニュアルにその要点を記述しておき，慣れないスタッフでも対応できるような体制を構築しておく。

7. 対外事項(問合わせ, 苦情など)

　診療側からの問合わせに速やかに対応できるよう, 情報の整備を行う。とくに検査依頼方法や検体採取容器と採取法については, しっかり対応できるようにしておく。また, 結果の解釈や誤差要因の説明, 追加検査などについて, アドバイスできるスキルをもつことが大切である。苦情については, その内容を的確に把握し, すぐに対応すべきことは速やかに対応し, 時間を要するものは十分な調査を行ってから根本的な解決を行い, 是正処置および予防処置をとることが重要である。

8. 労務管理

　休日・夜間検査体制は, 労働基準法にもとづいて法的にも問題ない勤務体制を構築しておく。単に, 医療スタッフの責任感と情熱のみに依存する体制では脆弱である。勤務としてのしっかりしたシステムを構築し, 呼出しなどの待機についても, 手当て支給など何らかの保証のもとに運営されなければならない。

9. おわりに

　休日・夜間の臨床検査における安全管理は, 基本的には時間内検査の安全管理と共通であるが, 通常の日常業務とは異なる環境であることと, 検査担当者が通常の時間内業務では担当しない検査を実施することに大きな特徴がある。したがって, 質の高い検査データを提供するためには, 明解で実施可能な安全管理体制を構築しておくことが重要である。

Q　緊急検査のスキルアップのために活用できることはありますか?

A　日本臨床衛生検査技師会のe-ラーニングなど。

　日本臨床衛生検査技師会では, 緊急検査のスキルアップのためのe-ラーニングを提供している。生化学・血液・輸血・生理機能・一般の各検査分野の中から, 緊急検査に該当する検査項目の技術的解説と検査データの解釈などがていねいに詳しく説明されている。

▶問題形式で理解
　自己学習のためのドリル方式の問題もついているので, 学習の教材として活用できる。

Q　緊急検査のスキルを証明するための資格はありますか?

A　緊急臨床検査士。

　日本臨床検査同学院が主催する「緊急臨床検査士」の資格がある。毎年7～8月に全国7カ所の試験会場で筆記試験と実技試験が行われ, 合格すると緊急検査に関する知識と技術レベルが実践に対応できる証明となり, 「緊急臨床検査士」の資格が付与される。

▶上位資格もある
　日本救急検査技師認定機構が主催している「救急検査認定技師」の制度もある。この資格は, 救急検査に実際に携わっていることが要件となり, 上位資格の位置づけになるため, 緊急臨床検査士の資格取得後に実践経験を積んでチャレンジするとよい。

［池田勝義］

7章 患者への直接支援の実際

章目次

7.1：検査説明の実際……………………146
- 7.1.1 検査説明内容の事例（外来患者からの質問と回答例）
- 7.1.2 化学療法施行患者への説明―白血球数測定の必要性と感染対策の意義
- 7.1.3 化学療法施行中の白血球数の変化の説明
- 7.1.4 検査説明を受けた患者から見えた患者心理

7.2：住民への健康管理啓発（検査カフェ）の実際……………158
- 7.2.1 検査カフェによる地域住民への健康管理啓発の取組み

SUMMARY

　臨床検査技師に求められる業務の1つに患者への検査説明がある。定められた説明範囲を遵守しつつ，効果的に患者に検査説明を行うためにはどうすればよいのか？
　本章では，検査説明の実例をはじめ，患者への直接支援に関する取組みを紹介する。まず，糖尿病専門クリニックにおける患者からの質問と回答例を提示し，さらに解説を加えることで回答の幅を深める手法を提示する。化学療法施行患者への説明では，患者が予防策を理解し，積極的に治療に参加する意識を保つための白血球の減少と感染予防の説明を例示している。また，検査説明を受けた患者から見えた患者心理として，患者の不安が読み取れた例，対応に苦慮した例，1つの検査値が患者心理を左右する例を提示し，傾聴と相手を思いやる気持ちをもって検査説明にあたることの重要性を述べるとともに，独自の取組みである検査カフェや，検査"知"外来（臨床検査のコンサルテーション外来）による，今後の臨床検査技師による検査説明の新たな展開を提示する。

7.1 検査説明の実際

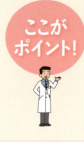

- 短い時間で検査の意義や重要性を伝え，患者背景に配慮しながらコミュニケーションを取る。
- 検査に対する過度の不安を解消する。
- 専門用語を使用せず，視覚に訴える資料を活用し，理解度に応じて説明内容を調節する。
- 感染予防策を実践することで合併症を起こすリスクが下がることを説明する。
- 患者の状況に応じ，さまざまな支持療法が追加されることによる検査値の変化に注意する。
- 患者の発言，様子から副作用の早期発見に努め，医師・看護師と情報を共有する。

7.1.1 検査説明内容の事例（外来患者からの質問と回答例）

● 1. はじめに

患者への検査説明について，糖尿病専門クリニックに勤務する立場から紹介する。ほとんどの患者は定期的に通院しており，患者の治療状況や生活背景などの情報は他職種とも共有している。自覚症状が乏しく，長期にわたって治療が必要な糖尿病患者に検査は欠かせないが，患者の検査に対する理解は必ずしも十分とはいい切れない。そのため，臨床検査技師が担う役割として検査説明があるが，外来で検査説明を行う際には限られた時間内で信頼関係を築き，質問にすばやく回答することが求められる。本項では，患者からの質問とその回答例をあげ，解説を加える。

● 2. 患者に検査の意義や大切さを伝える

質問1 糖尿病だから尿に糖が出ているのはわかっているのに，なぜまた尿検査が必要なのですか？

回答例1 尿中の糖だけではなく，蛋白や潜血も調べています。糖尿病から腎臓が悪くなることがあるのですが，悪くなりかけの場合，尿に蛋白が混ざることがあります。このほかにも体調を見るのに尿検査は大切な検査の1つです。

解説

尿検査で，糖尿病以外の疾患発見に結びつくことがあると伝える。とくに糖尿病の合併症である糖尿病性腎症の早期発見には，尿アルブミン値の測定が重要であることを患者にも知っておいてもらう必要がある。また極端に高血糖が続く場合，尿中のケトン体が陽性になることがあるので，血糖コントロールの状態把握にも尿検査は役立つ。近年開発されたSGLT2阻害剤を服用している場合，腎閾値に関係なく尿糖が陽性になり，尿路感染症が起こりやすいので，尿検査結果の判断にはさらに注意が必要である。

 MEMO

SGLT2阻害剤とは
腎尿細管のsodium glucose transporter (SGLT) 2のブドウ糖の再吸収を阻害することで，高血糖を改善する作用のある糖尿病治療薬。

> **質問2** 首のエコーの検査（頸動脈エコー）で何がわかるのですか？
>
> **回答例2** 頸動脈エコーは，一言でいうと動脈硬化を調べる検査です。動脈硬化は糖尿病や高血圧，脂質異常症，喫煙習慣，肥満などがあると進みやすいといわれています。動脈硬化が進むと脳梗塞や心筋梗塞などが起こります。太い動脈は体の深いところに走っていることが多いのですが，首筋にある頸動脈は比較的太く，体の表面に近いので観察しやすい利点があり，全身の血管の代表としてエコーで観察します。

解説

必要に応じて，動脈硬化の説明や脈波伝播速度（pulse wave velocity；PWV）との違いなどを説明する。エコーやPWVなどの検査直前には，何を調べる検査か簡単に説明する方が患者の協力を得やすい。事前に検査の所要時間，費用，食事との関連（絶食が必要か否か）を説明しておくと，患者は安心して検査を受けることができる。

MEMO

動脈硬化の説明例

「動脈は心臓から送り出される血液を全身に運ぶパイプです。血液をうまく運ぶには血管の壁に弾力性がなくてはなりません。血管の壁が分厚くなって中が狭くなったり，詰まったりした状態を動脈硬化といいます。」

● **3. 患者が検査について理解しているかを確認し，もし不十分であれば補う**

> **質問3** 糖尿病の経過を見るには，血糖値よりHbA1cの方が大事なのですよね？
>
> **回答例3** HbA1cは過去1〜2カ月の血糖値の平均を表わすので，血糖値の変動はわかりません。空腹時の血糖値がそれほど高くなくても，食後の血糖値が高いケースもあります。血糖値を見て，測定する前の食事や運動の状態をふりかえることで自己管理に役立ちます。

解説

血糖値は採血時の瞬間の値であり，食事や運動の影響を受け変動する。HbA1cはあくまで血糖値の平均を表わすので，低血糖や高血糖が起こっているか否かがわかりづらい。これらのことを患者に説明し，血糖値とHbA1cのどちらも大切な検査であることを理解してもらう。

また，HbA1cは赤血球の寿命と関係しているため，血糖値と乖離する場合がある。溶血性貧血や腎不全のときは見かけ上HbA1cが低くなる（偽低値）。またコントロール不良の状態から急速に改善した場合，血糖値が低値でもHbA1cがまだ高い場合もある。

7章 患者への直接支援の実際

> **質問4** HbA1cの単位である「％」は，何に対してのパーセントですか？
> 血糖値の平均と聞きましたが数字がまったく違うのはなぜですか？
>
> **回答例4** HbA1cは赤血球のヘモグロビンにブドウ糖が結合したものです。ヘモグロビン100個に対してブドウ糖が結合したものはどれだけあるかを見ているので，割合を示す「％」という単位になっています。

解説

ヘモグロビンとブドウ糖は結合しやすい性質をもっており，いったん結合すると赤血球の寿命がくるまで離れない。したがって，血液中のブドウ糖濃度が高ければ高いほどHbA1cは高くなる。一般的に検査値の単位まで気にしている患者は少ないように思うが，必要に応じて図を用いて説明すると理解しやすい。また「ヘモグロビンエーワンシー」という名称のため，貧血の指標となる「ヘモグロビン」と勘違いしている患者もまれに見受けられる。

> **質問5** 尿アルブミン値って何ですか？
>
> **回答例5** 糖尿病のコントロール状態がよくないと合併症が出ることがありますが，最初は症状がほとんどありません。尿アルブミン値は合併症の1つである糖尿病腎症を早めに発見するための検査で，ときどき測定して確認しています。

解説

もし時系列で検査値を見ることが可能であれば，尿中アルブミン値によって意義は大きく異なるので，糖尿病性腎症の病期分類[1])を参考にしながら以下の説明を加えるとよい(表7.1.1)。

- 30mg/gCr以下の場合，今のところ腎症は起きていないと考えられる。血糖や血圧のよいコントロールを続けることで腎症を防ぐことができることを伝える。

- 3回のうち2回以上30～299mg/gCrであれば第2期（早期腎症期）と診断される(表7.1.2)[2])が，血糖や血圧の厳格なコントロールにより尿中アルブミン値を正常化できる可能性が大きい。このことを伝えて自己管理の意欲を高めるきっかけにもする。

- 300mg/gCr以上が続いている場合は，尿の定性検査でも尿蛋白が持続性陽性であることが多い。これ以上腎臓を傷めないようにするためには，塩分や蛋白質の摂り方に注意しながら血糖や血圧，脂質などをコントロールする必要があることを伝える。

表7.1.1　糖尿病性腎症の病期分類

病期	尿アルブミン値 (mg/gCr) あるいは尿蛋白値 (g/gCr)	GFR (eGFR) (ml/分/1.73m^2)
第1期 (腎症前期)	正常アルブミン尿 (30未満)	30以上
第2期 (早期腎症期)	微量アルブミン尿 (30～299)	30以上
第3期 (顕性腎症期)	顕性アルブミン尿 (300以上) あるいは持続性蛋白尿 (0.5以上)	30以上
第4期 (腎不全期)	問わない注	30未満
第5期 (透析療法期)	透析療法中	

注：GFR30ml/分/1.73m^{2}未満の症例は，尿アルブミン値あるいは尿蛋白値に拘わらず，腎不全期に分類される。
(日本糖尿病学会，糖尿病性腎症病期分類2014の策定；糖尿病 57(7)：531, 2014より)

表7.1.2　糖尿病性腎症の早期診断基準

1. 測定対象	蛋白尿陰性か陽性（＋1程度）の糖尿病患者
2. 必須事項	
尿中アルブミン値	30～299mg/gCr　3回測定中2回以上
3. 参考事項	
尿中アルブミン排出率	30～299mg/24hrまたは20～199μg/min
尿中IV型コラーゲン値	7～8μg/gCr以上
腎サイズ	腎肥大

(日本糖尿病学会，糖尿病性腎症の新しい早期診断基準；糖尿病 48(10)：758, 2005より)

質問6　HbA1cはどれくらいがよいのですか？

回答例6
治療目標値は患者さんの病態により異なりますので，主治医に確認されることをお勧めします。一般的には7％未満では合併症が進行しないといわれています。

解説

現在，日本糖尿病学会では「治療目標は，年齢，罹病期間，臓器障害，低血糖の危険性，サポート体制を考慮して個別に設定する」としている[3]。合併症予防の観点から目標値は7％未満とし，対応する血糖値としては空腹時血糖値130mg/dL未満，食後2時間血糖値180mg/dL未満をおおよその目安とする(表7.1.3)[3]。ただし，高齢者でスルホニル尿素(sulfonylurea；SU)薬やインスリンを使用している場合，HbA1cを下げすぎると重症低血糖のリスクが高まり逆に死亡率が上昇することもあるため，一律に目標値を掲げることは危険である。

表7.1.3　血糖コントロール目標

目標	コントロール目標値[注4]		
	血糖正常化を[注1]目指す際の目標	合併症予防[注2]のための目標	治療強化が[注3]困難な際の目標
HbA1c (％)	6.0未満	7.0未満	8.0未満

注1)：適切な食事療法や運動療法だけで達成可能な場合，または薬物療法中でも低血糖などの副作用なく達成可能な場合の目標とする。
注2)：合併症予防の観点からHbA1cの目標値を7％未満とする。対応する血糖値としては，空腹時血糖値130mg/dL未満，食後2時間血糖値180mg/dL未満をおおよその目安とする。
注3)：低血糖などの副作用，その他の理由で治療の強化が難しい場合の目標とする。
注4)：いずれも成人に対しての目標値であり，また妊娠例は除くものとする。
(日本糖尿病学会 編・著「糖尿病治療ガイド2014-2015」P25，文光堂，2014より)

質問7　Cペプチドって何ですか？

回答例7
Cペプチドは膵臓で作られているインスリンの切れ端のようなものです。Cペプチドを測定することでインスリンの量がわかります。ロケットの発射にたとえると，インスリンが飛び立ったロケット本体，Cペプチドが切り離された燃料タンク(固体ブースタ)のようなものです。
一般的にCペプチドが低すぎるということは血糖値を調整する力が弱いことを表すので，体の外からインスリンを補う治療が必要になることもあります。逆に高すぎるのは，肥満などがインスリンの働きを邪魔していることが考えられます。

解説

膵臓のβ細胞からまずプロインスリンが分泌され，それが1対1の割合でインスリンとCペプチドに分解する。Cペプチドは体内で作用することなく尿中に排泄されるので，これを測定することでインスリンの分泌量を予測することができる。しかし，このまま伝えても患者にはわかりづらいので，たとえを用いるとよい。インスリンが膵臓から分泌されているホルモンであることを知らない患者もいるので，1つずつ確認しながら説明するとよい。

またインスリン注射をしている患者には，血中インスリンを測定しても自分自身の体内で作られているインスリンなのか，注射によるインスリンなのか区別ができないが，Cペプチドでインスリン分泌能を見ることができる，とい

うことを追加説明するとより理解が深まる。

Cペプチドは採血したのが食前か食後か，そのときの血糖値によって意味合いが異なる。2型糖尿病患者ではCペプチドインデックス(C-peptide index；CPI)が治療方針の指標となる。したがってCペプチドの数値だけを見て判断できないので注意が必要である。

MEMO

CPIの計算方法
CPI＝空腹時血中Cペプチド÷空腹時血糖値×100

4. 検査に対する過度の不安を解消する

質問8 家で測る血糖値と病院で測る血糖値とで差があるのですがなぜですか？

回答例8 血液を採取するのが指先と静脈血との違いもありますし，器械の精度の違いもあるかもしれません。血糖自己測定 (self monitoring of blood glucose；SMBG) 機器は，患者さんが日々のコントロール状態を把握するために作られたものなので，その値と自身の状態がどうであるかを見るのに活用してください。また，SMBGの前に手洗いを十分にしているか，消毒後の乾燥ができているか，無理やり血液を搾り出すことをしていないかなども測定値に影響しますので注意してください。

解説

SMBGで用いる指先の血液は動脈血に近いが，病院では静脈血を用いて測定している。動脈と静脈の血糖値は空腹時ではほとんど変わらないが，食後では差が生じる。

また，病院の血糖分析装置は厳密に精度管理されているため誤差は1〜2%程度であるが，SMBG機器はそれよりも大きい。ISO15197によると，SMBG機器の精確性は，＜100mg/dL において ±15mg/dL 以内，≧100mg/dL において ±15% 以内に測定値の95%が入らなければならないと規定されている[4]。

しかし精度の違いを強調しすぎると，患者が血糖を自分自身で測定する意欲を低下させてしまう可能性があるので注意が必要である。また，測定値のばらつきは患者自身の手技によることも多いので，プライドや意欲に配慮しながら手技確認をすることが望ましい。

質問9 健診の結果で上向きの矢印のついた項目がたくさんあるのですが，そんなに悪いのですか？

回答例9 基準値を少しでも外れるとHやL (↑や↓) のマークがつきますが，どの程度外れているかによって問題の程度が異なります。複数の項目の関連を見ながら数年にわたって変化していないかを見て判断しますので，医師と相談してみましょう。

解説

特定健診・特定保健指導では，疾患の早期発見のために基準値を厳しく設定している項目もある。念のために，絶食状態で採血したのかどうかを確認し，体調変化，既往歴，家族歴などを聞き取る。過度な心配は不要であるが，今後も定期的な健診を受けることは大切であると伝える。

MEMO

特定健診・特定保健指導とは

平成20年度から始まった特定健診・特定保健指導では，糖尿病などの生活習慣病予防のため，内臓脂肪を減少させる生活習慣介入が有効であるメタボリックシンドロームの該当者・予備群を，的確に抽出することを目的としている。そのために基本的な健診の項目を設定し，健診結果からリスクを判定し，そのリスクに応じて特定保健指導対象者の選定と階層化を行う。

5. 希望する検査 (体調で気になっていること) を聞き取り，医師に伝える

当院では診察の前に採血を行うが，そのときに体調など気になっていることはないかなど，簡単な問診をしている。採血時，前回の血液検査の報告書がカルテに挟んだ状態で手元にあり，定期的に通院している患者がほとんどなので，患者の治療経過や背景はある程度把握できる。患者からの訴えと対応の例を以下にあげる。

質問10	皮膚科で爪水虫（白癬）の薬をもらって飲んでいるのですが，肝臓の数値が上がることがあるって言われているんです．私は大丈夫でしょうか？
回答例10	肝臓の状態を見る血液検査にはASTやALTなどがあるのですが，医師に採血の指示を出してもらいましょう．
質問11	親が腎臓病だったので心配なのですが，どの検査でわかるのですか？
回答例11	尿蛋白やCRE，推算糸球体濾過量（estimated glomerular filtration rate；eGFR）などで調べることができます．
質問12	便に血が混じっていたのでびっくりしました．
回答例12	便通状況（下痢と便秘をくりかえしていないか．残便感はあるか）や痔の有無はいかがですか？ 大腸がんの家族歴，既往歴などはありますか？

　このように，患者への簡単な問診から医師が必要とするのではないかと予想する情報を聞き取ることで，診療支援につながることを期待している．また検査について患者に興味をもってもらうために，あまり聞きなれないような検査をしたときには「医師から説明があるかと思いますが，前回，尿アルブミンという検査をしています．これは…」といった話をすることもある．少なからず患者は医師の前では緊張してしまうことがあるが，事前の心構えにより理解しやすいのではないかと考える．

MEMO

検査説明のヒント
　医師の診察を聞く機会をもつことを勧める．なぜ医師がその検査を必要としているか，どのように患者に説明しているかなど臨床を学ぶ場は重要である．看護師の患者への対応も勉強になる．テレビの健康番組も参考になる．患者がテレビから得た情報を自分に都合よく解釈したり，勘違いしたりしていることがときどきある．患者の立場に立ってテレビを見ることで，説明の方法にヒントが得られる可能性がある．また，診断基準や病期分類などは変更されることがあるため，常に新しい情報を入手しておくべきである．

6. おわりに

　単に検査の意義や基準値のみを説明するだけであれば，パンフレットを渡すだけで用は足りてしまう．患者が知りたいことは，自分の検査値はどういう状態で，悪いのかよいのか，もし悪いのであればどの程度悪いのか，どうしたらよくなるのか，ではないだろうか．興味をもったときが一番知識を吸収しやすいので，タイムリーな対応が望まれる．しかし，患者の背景や病態によって同じ検査値でも意味合いが異なってくる．どこまで説明すべきなのかはこれからの課題であろう．

　検査説明というと医療者が優位に立った錯覚に陥る可能性があるが，患者と接することで逆に学ぶことも多い．臨床検査技師が検査説明を行うことは，患者に安心で納得できる治療を受けてもらうための，1つの方法となる可能性がある．
　これらの患者との関わり方は，無床診療所での特殊なケースかもしれないが，病院での検査説明などで応用することができるかもしれない．参考になれば幸いである．

［横山有子］

7.1.2 化学療法施行患者への説明—白血球数測定の必要性と感染対策の意義

1. はじめに

筆者の所属する近畿大学医学部附属病院では、平成21年3月より外科病棟において化学（放射線）療法施行患者に対し、臨床検査技師が骨髄抑制時の白血球数・好中球数測定の重要性と白血球数低下時の感染予防策の必要性について説明を行っている。対象は上部消化管の悪性腫瘍、主に食道がんの術前化学療法施行患者である。また、同様の説明を同年7月に通院治療センターで化学療法を受ける各種がん患者に対しても開始した。

2. 説明の実際

説明は、患者が看護師から化学療法のスケジュールの説明を受けた後に行う。図7.1.1に示す専用のフリップ（抜粋）により、紙芝居の要領でなるべく平易な言葉を用いて行う。説明内容は担当者（4名）により異なることのないよう統一されている。しかし食道がんは60～70歳代に多く、患者個人により理解度が大きく異なる。そのため患者の反応を見ながら内容の調節を行うことが必要となる。

3. 説明内容

抗がん剤が、がん細胞と増殖が活発な正常細胞を区別できないこと、そのために副作用が起こること、どのような副作用が起こるのかなどを説明する（図7.1.1.a,b）。続いて図7.1.1.c～eで白血球・好中球の役割と寿命を説明し、副作用の中で白血球数減少が多いこと、白血球数減少による副次的な合併症として感染症が起こる可能性が高まることを説明する。そして実際の患者データを使ったグラフで、いつ頃、どの程度白血球数が低下する可能性があるのかを説明する（図7.1.1.f）。このときに、白血球数はもともと基準値の幅も大きく、実際の白血球数低下の程度は個人の体力や抗がん剤の種類、組合わせによって異なるため、定期的に血液検査が必要になることへの理解を求める。さらに、検査結果の解析から適切な時期（図7.1.1.g）に感染予防策を実践することにより、感染症が起こるリスクを軽減することができること、具体的な感染予防策の内容について説明する（図7.1.1.h）。とくに口腔内の清浄度を保つこと、手指衛生が重要であることを強調する。説明が終了したら、説明内容と患者からの質問や理解度についてカルテ記載し、医師・看護師と情報を共有する。

4. 説明による患者の理解到達度の最終目標

前述のとおり患者の理解度には個人差が大きいうえ、一度の説明で理解するのは困難である。そのため、説明内容をいつでも思いかえせるように内容をまとめたリーフレットを患者に渡している（図7.1.2）。最終的には、①白血球が減ると、②感染症（主に肺炎）が起こる、③感染予防策を適切な時期に患者本人が実践することにより、感染症のリスクを低くすることができる、の3点が理解できればよいと考えている。とくに③に関しては、患者が積極的に治療に参加する意識を保つために重要な点と考える。

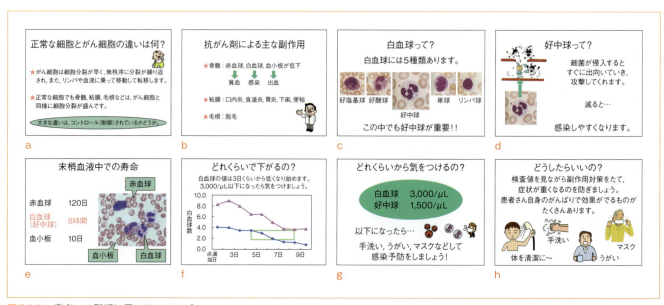

図7.1.1 患者への説明に用いるフリップ

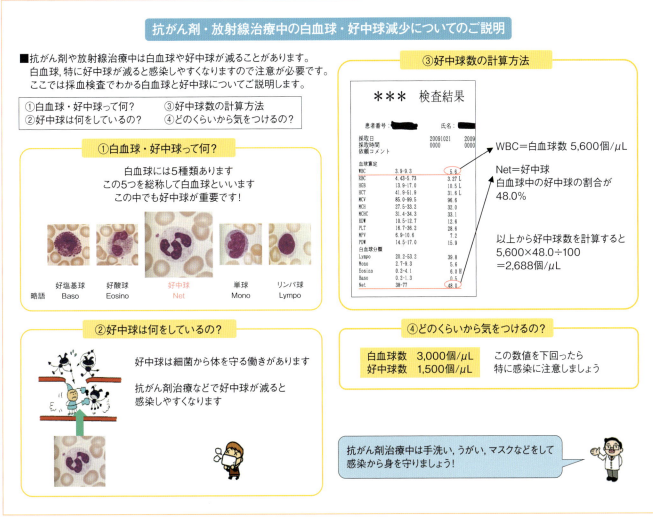

図7.1.2 説明内容を思いかえすためのリーフレット

7.1.3 化学療法施行中の白血球数の変化の説明

● 1. はじめに

筆者の所属する施設では平成21年3月より，外科病棟において上部消化管の悪性腫瘍，主に食道がん患者の術前化学療法施行患者に対し，臨床検査技師が白血球数および好中球数の結果説明と感染予防策実施の指導を行っている。

● 2. 化学療法の実際

当院における食道がんの術前化学療法は，フルオロウラシル5日にシスプラチンおよびドセタキセル水和剤（初日のみ）を組合わせたコースを複数回行うことが多い。抗がん剤投与開始から約10日で骨髄抑制が最大となる。骨髄抑制の状況に応じて各種支持療法として顆粒球コロニー刺激因子（granulocyte-colony stimulating factor；G-CSF）や抗菌薬の投与が行われる。

また抗がん剤の腎毒性軽減のために，化学療法中は大量の水分負荷が行われるため，尿量のチェックを毎日行う。尿量が少ない，あるいは化学療法開始前から1.5kg以上の体重増加がある場合は利尿剤の投与が行われる。

● 3. 説明の流れ

月～金曜日に4名の担当者が輪番制で検査結果の説明を行っている。まず夜勤看護師からの申し送り後，電子カルテ上で外科病棟の検体検査進捗状況から該当患者の検査結果を確認する。結果が揃っていれば，結果の時系列一覧表（図7.1.3）を打ち出す。患者の化学療法スケジュールと照らし合わせ，現在の状況を確認する。その際，白血球数・好中球数以外に単球や好塩基球数の動き，C-reactive protein（CRP）などの炎症反応，腎機能・肝機能の変化に注意する。

患者のベッドサイドへ行き，本人持ちのスケジュール表（図7.1.4）に白血球数，好中球数を記入する。その際，現

採取日	20141010	20141011	201141012	20141014
採取時間	1030	0.000	0.000	0.000
依頼コメント				
血清情報 乳ビ	(−)	(−)	(−)	(−)
血清情報 溶血	(−)	(−)	(−)	(−)
血清情報 黄色	(−)	(−)	(−)	(−)
eGFR	****	62	62	57
CRP	2.992H	3.561H	3.485H	1.794H
Na	****	136	137	142
K	****	4.2	4.7	4.7
Cl	****	102	103	104
Ca	****	8.8	8.8	9.1
BUN	****	6L	5L	8
CRE	****	0.72	0.72	0.77
GLU	****	87	80	86
ALB	****	3.1L	3.0L	3.4L
T.Bil	****	0.4	0.3	0.2
ALP	****	182	196	240
GOT	****	16	15	15
GPT	****	16	14	16
LDH	****	241H	291H	314H
CPK	**** G-CSF	27L	25L	28L
血球算定				
WBC	1.7L	2.2L	4.5	8.8H
RBC	2.81L	2.89L	2.84L	3.06L
HGB	8.9L	9.5L	8.8L	9.8L
HCT	27.0L	27.8L	27.3L	29.8L
MCV	96.1	96.4	96.1	97.2
MCH	31.8	32.9	31.0	31.9
MCHC	33.1	34.2	32.2	32.9
RDW	12.1	12.3	13.1H	12.7
PLT	27.2	27.0	27.5	29.9
MPV	6.6L	6.6L	9.7	6.3L
PWD	15.5	15.3	10.1L	15.7
白血球分類			****	
Myelocyte	****	****	****	1.0
Metamyelocyte	1.5	****	****	1.0
Stab	14.0H	7.0H	****	11.0
Seg	13.0L	7.0L	****	49.0
Lympo	45.5	50.5	****	17.0
Nono	12.5H	27.0H	****	17.5
Eosino	12.5H	7.5H	****	3.0
Baso	0.5	1.0	****	0.0
Aty-Lym	0.5	****	****	0.5
カウント数	200	200	****	200.0
Net	27.0L	14.0L	****	60.0
		308		5280

図7.1.3　結果の時系列一覧表

在の状況，今後の予測についても言及し，骨髄抑制が高度であれば感染予防策の実施を促す。その後患者への説明内容をカルテ記載し，医師・看護師との情報共有を図る。白血球数の急激あるいは高度な低下があればG-CSFの投与が必要となる場合もあるため，医師または看護師へ連絡する。

4. 説明時の注意点

前項(7.1.2)に示した事前説明に対する患者理解度や，反応に応じて説明内容を調整する。具体的には，理解度の高い患者に対してはより詳細な説明を実施する。一方，理解度の低い，あるいは結果に対して興味の薄い患者に対しては，現在一番注意する必要のあることを強調して伝える。

抗がん剤を開始すると，一般に3日後くらいから白血球数は低下するが，開始直後一時的に上昇することがある。抗がん剤投与に伴う消化器症状(悪心・嘔吐)防止のために，副腎皮質ホルモン製剤が併用されるためである。患者は事

治療スケジュール表　　氏名　○○　○○殿　　NO.

日付	9月29日	9月30日	10月1日	10月2日	10月3日	10月4日	10月5日
点滴	①5-FU 10時 →	→	→	→	→	→10時	
	②ドセタキセル ③シスプラチン ④吐き気止め		利尿剤				
	補液 →	→	→	→	→	→	→
蓄尿	6385	5235	5190	4580	5135	4370	1380
採血	9/25	○		○		○	
白血球	5600	4500		3700		4000	
好中球	1915	2880		2357		2088	
副作用	(有・**無**)	(有・**無**)	(有・**無**)	(有・**無**)	(有・**無**)	(有・**無**)	(有・**無**)
症状			体重増加 (2kg/日) →フロセミド	水様便 1回			

日付	10月6日	10月7日	10月8日	10月9日	10月10日	10月11日	10月12日
点滴	補液 →	→	→	→	→	→	→
		止瀉薬 CD(−)	G-CSF → 抗菌薬 →	→	→		
蓄尿	1220	650	2150	1545	2095	1745	1990
採血		○	○	○	○	○	
白血球		2300	2100	3200	7300	15900	
好中球		587	347	512	2212	8316	
副作用	(**有**・無)	(**有**・無)	(**有**・無)	(**有**・無)	(**有**・無)	(**有**・無)	(**有**・無)
症状	下痢5〜6回 少量	水様便 15回	下痢14回 倦怠感	下痢 倦怠感 (軽減)	水様便 1回	軟便継続	下痢数回

日付	10月13日	10月14日	10月15日	10月16日	10月17日	10月18日	10月19日
点滴							

図7.1.4　治療スケジュール表の一例

前の副作用説明で白血球が減ると説明されているため，何か順調に進んでいないのではないかと不安に感じることもある。そのため，同時に投与されている薬剤による一時的な現象であることを説明する必要がある。

感染予防策は白血球数の減少が確認される前から実施されることが望ましい。そのため，抗がん剤開始の時点で手指衛生とマスク着用は習慣づけるよう指導する。

骨髄抑制が高度となった場合は個室管理が望ましいが，ベッドコントロール上困難な場合もある。その際は総室でカーテンによる簡易隔離が行われるが，患者にはその必要性を十分説明することが重要である。またこの際，G-CSFが投与され，白血球数が数日で回復する。このとき多くの患者は「やっと増えた」，「もう安心」と感じてしまうことがある。しかしG-CSF投与が終了し，その影響がなくなった時点で白血球数が維持できていることが確認できるまで，感染予防策の実施が必要なことを説明しておく必要がある。

白血球数の回復前には血小板数や単球数の回復が先行するため，それらの数字にも注意が必要である。患者は白血球数回復を心待ちにしており，めどを伝えることで目標ができ，ストレスの軽減を図ることが可能である。

患者は化学療法施行中にさまざまな副作用を経験する。腎機能や肝機能が増悪する場合や，CRPの上昇により抗菌薬の投与を受けることも多い。検査説明の際，それらの回復状況や検査項目に対する質問を受けることもある。その際は医師の確認を取ったうえで可能な限り回答を行う。

検査の専門家が説明するということが，患者の満足度向上にもつながっている。

● 5. 検査説明において臨床検査技師に必要なこと

従来，臨床検査技師は検査室で検体の分析を行うことが主業務であり，採血や生体検査以外で患者と接する機会は少なかった。化学療法施行患者への検査説明を行うにあたっては，化学療法に関する知識はもとより，患者や他職種と良好なコミュニケーションを保つ能力が必要と考える。

[佐藤かおり]

7.1.4 検査説明を受けた患者から見えた患者心理

● 1. はじめに

チーム医療の推進において，医師と看護師および臨床検査技師との適切な業務分担の導入が進められている中で，日本臨床衛生検査技師会は「検査説明・相談ができる臨床検査技師育成講習会」をスタートした。採血時に検査項目や検査結果の簡単な説明を求められることは日常的に行われており，「採血，検査説明については，保健師助産師看護師法及び臨床検査技師等に関する法律（昭和33年法律第76号）に基づき，医師などの指示の下に看護師及び臨床検査技師が行うことができる」（平成19年12月28日付厚生労働省医政局長通知「医師及び医療関係職と事務職員等との間等での役割分担の推進について」）とされているが，標準化された手法はなく各施設で独自に対応しているのが現状であり，育成講習会の実施により標準的な手法が確立されることが期待される。

● 2. 見えない患者心理を探る

筆者の所属する市立岸和田市民病院においては，検査相談室を開設して12年が経過し，多くの患者から脂質検査，糖尿病関連検査，甲状腺関連検査，白血球数，血小板数などについての相談を受け，検査説明を行ってきた。相談の中には，腫瘍マーカーについての相談も少なくない。腫瘍マーカーに関する検査相談では，その患者の背景（がんの告知を受けているのかなど）が重要であり，慎重な対応が求められる。がんの告知を受けた患者は，治療に対する不安，余命，医療費，将来的な介護の有無などあらゆる問題に直面し，冷静な判断と理解が難しいことが推察される。患者によって病気に対する理解と精神的な不安が異なることから，検査説明をしながら患者の立場に立って傾聴することで患者心理を探る。

患者にとっては，検査の結果がよければ「大丈夫ですよ」と，検査の結果が悪くても「心配ありませんよ」と，少し背中を押してもらえるような言葉で安心感を求めているのかもしれないが，安易にかけられる言葉ではない。ただ，患者に不安感を与えることは避けなければならない。傾聴と相手を思いやる気持ちをもって検査説明に取り組むことが求められる。

● 3. 検査説明が活かされた事例

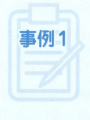

事例1 **患者の不安が読み取れた例**

呼吸器内科で入院中の70歳の女性が，不安な表情で検査相談室に来た。原則として当院の検査相談室の対象は外来患者に限定しているが，この患者は外来通院中に検査相談室の活動を知っていた。事前の情報はないが，患者から相談の内容を聴くと，朝の採血（血液検査）の後，いつもの点滴を待っていると，主治医から「今日は白血球数が少ないから点滴は延期します」と慌ただしく言われたという。点滴が延期されたのは患者にとって初めてのことであり，「なぜ点滴が延期になったのか？　白血球数が少ないのはなぜか？」と不安になり検査相談室に来た。

対応

臨床検査技師であることを理解していただき相談を進めていく中で，相談に来た背景には主治医の説明不足が問題としてあげられるが，「なぜ，主治医あるいは担当の看護師に説明を求めなかったのか？」と考えると，点滴の延期で病状の悪化，ほかの病気への罹患の不安があったことが患者心理として推察された。入院中の検査結果を時系列で

確認すると，点滴が延期となった日の白血球数は，1.4×10^3/μLと減少していた。抗がん剤の治療で入院していることを話していただき，抗がん剤の副作用で白血球数や血小板数が減少すること，白血球数が減少すると感染症にかかりやすくなることなどを説明し，今回主治医が点滴を延期した処置は，適切な処置であったと思われる旨を伝えると安心した様子であった。

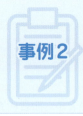

事例2 　会計窓口での支払いについて

検査相談室に来るのは，検査についての説明を求める患者ばかりではない。「会計窓口の支払いがいつもより高い」と検査相談室に来た60歳の女性患者。代謝・内分泌内科で甲状腺機能亢進症で通院している患者であった。

対応

会計窓口での支払いで検査の明細（点数）がいつもより高かったと思われるが，詳細は不明であった。相談を進めながら患者の検査結果を時系列で確認すると，2カ月に1度，定期的に末梢血液一般，TSH，FT3，FT4の検査を実施していた。検査相談に来た日は，定期的な検査に加えTSH刺激性レセプター抗体（TSAb）の検査が依頼されていたことから，会計窓口で支払いが高いことが理解できた。この事例も担当医の説明不足が患者の不信につながったと推察されるが，検査の臨床的意義と治療の経過観察に必要な検査であることを説明することで理解していただいた。

● 4. 対応に苦慮した事例

事例3 　1つの検査値が患者心理を左右

患者は泌尿器科に慢性前立腺炎で通院している65歳の男性。「血小板数が52と低いが，何かの間違いではないか？」との相談があった。電話による相談であったが，患者が氏名やカルテ番号，当院での受診歴などの情報を話してくれたので対応した事例である。

対応

電話で話しながら検査結果の履歴を確認すると，以前の血小板数（PLT）は154〜179×10^3/μLであった（表7.1.4）。とくに自覚症状もなく，泌尿器科の主治医から血小板数減少の精査のために血液内科を受診することを勧められ，不安と検査結果への不信から電話をかけてきたと推測される。

検査の結果について，検体の状態（凝固）や機器の精度管理などについて説明したが，あまり納得いただけた様子ではなかった。電話での対応には限界があることを伝え，来院時に検査相談に来ていただくことをお願いした。3カ月後検査相談に来た際，血液内科を受診し，精査目的のため骨髄穿刺検査とそのリスクについて説明され，不安と恐怖で検査を受け入れることができず，家族で相談したことを話された。血小板数は徐々に改善し168×10^3/μLとなり，骨髄穿刺検査も中止となった。電話での相談と同じように血小板数の測定について説明すると快く納得していただき，笑顔を見せていた。血小板数の改善が大きな要因と推測されるが，1つの検査値が，患者心理を左右した事例である。ちなみに原因は，「ウイルス感染による一過性の低下（？）」とのことであった。

表7.1.4 時系列の検査結果

検査項目	2013年8月1日	2010年8月19日	2009年8月26日	2009年3月9日
WBC（×10^3/μL）	7.38	7.47	6.51	6.41
RBC（×10^6/μL）	5.00	4.89	4.96	5.13
Hb（g/dL）	15.9	15.6	15.6	16.1
Ht（%）	45.9	45.8	47.5	47.9
PLT（×10^3/μL）	52	164	154	179

電話相談日：2013年8月2日

事例4　知識をもった患者とのやりとり

患者は，PSAの検査を当院とA病院（基幹病院），B病院（クリニック）で実施した。当院の結果はボーダーライン，A病院の結果は異常値，B病院の結果（外部委託）はボーダーラインであった。お話をしている中で，この患者は，PSA検査についてある程度の知識をもっている様子であった。相談の内容は，「A病院で精密検査（前立腺生検）を行うが，もしがんが見つかったら当院の検査は見落としですね」というクレームであった。

対応

当院の検査相談室は外来の患者を対象として検査説明を行っており，電話での対応は行っていない。この事例は電話での相談で，氏名やカルテ番号，当院の受診歴についての情報も得られないため「電話での検査説明は対応できません」とお断りしたが，受け入れてもらえずに電話で対応した事例である。

われわれ臨床検査技師には，正確な検査結果を提供することが求められ，日々の精度管理と機器の保守点検を確実に実施していることを説明し，各病院で使用している機器や試薬により基準値が異なることを説明したが，理解していただけず対応に苦慮した。

「もしかしたらがんかもしれない」という不安の中で，この患者にとって臨床検査技師が正確な検査結果を提供することは当然のことであり，安心と信頼感を医療（病院）に求めていることが患者心理として受け取られた。その後の連絡はなく，詳細は不明である。

● 5. 患者が期待すること

何らかの不調，不安を抱えた患者は，「病院に行けば，病気が治り，不安が解消される」ことを期待して診察や検査を受ける。担当医から期待どおりの説明があり，理解できれば満足感を得られるはずである。検査の説明についても，さまざまな検査があり初診か再診かにより異なるが，詳細な説明があれば問題ないが，「採血の結果は，とくに問題ありませんよ」と，漠然と言われても「何が問題なくて，具体的な数値がどうなのか？」と，疑問を感じる患者もいる。検査相談室を訪れ検査の説明を希望する患者は，これらの疑問の解消を期待している。

検査説明では，基準値の考え方，検査項目の臨床的意義についてわかりやすく説明するが，患者にとっては，検査結果が「よいか？　悪いか？」が重要なポイントになっていることが多いようである。検査結果のみから基準値の範囲内か範囲外かを判断することは容易であるが，患者の病状，治療の経過，担当医からの説明などを考慮して検査説明を行うことで，患者が求める検査に対する信頼感と，病院あるいは治療に対する安心感を与えていかなければならない。

多くの検査説明を体験することで，いろいろな気づきを与えられる。われわれ臨床検査技師の検査説明で期待どおりの安心感を得られた患者，不安を抱えたまま帰った患者など評価はまちまちである。こうした不安を解消するためには，患者の理解度に合わせた説明を心がける。ただ一方的に聴くのではなく，双方向で対話する。「わかりにくいところはありますか？」，「気になる検査結果はありますか？」と臨床検査技師側から問いかけることで，患者の理解度や隠れた不安が見えてくる。検査相談で不安が解消されない場合は，やはり主治医に相談することを勧めるが，「先生は忙しそうで聞きにくい」という患者もいる。このような患者には，事前にわからないことや聞きたいことをメモに書いて診察を受けることなど，質問や相談の仕方をアドバイスし，「先生は何でも答えてくれますよ」とつけ加える。検査説明・相談に携わる臨床検査技師としての身分と，説明した内容の責任の所在を明確にし，病院内，各医療スタッフの理解を得て，各施設でチーム医療の一環として取り組んでいただきたい。

［杉山昌晃］

📖 参考文献

1) 糖尿病性腎症合同委員会：糖尿病性腎症病期分類2014の策定（糖尿病性腎症病期分類改訂）について，糖尿病，2014, 57, 529-533.
2) 糖尿病性腎症合同委員会：糖尿病性腎症の新しい早期診断基準，糖尿病，2005, 48, 757-759.
3) 日本糖尿病学会：糖尿病治療ガイド2014-2015, 25, 日本糖尿病学会，文光堂，東京，2014.
4) 中野玲子：進化する血糖測定器～ISO15197：2013の改定について～日本糖尿病協会，DM Ensemble 2014, 2, 52-54.

7.2 住民への健康管理啓発(検査カフェ)の実際

ここがポイント!
- 「検査カフェ」は自動券売機で自由に検査メニューを選んで購入し，簡単な手続きとわずかな時間で受診できるスタイルの任意健診であり，自由診療の一環である。
- 検査の「受けやすさ」が広まることは，予防医療の観点からもさまざまなメリットをもたらすが，同時に高い精度の検査分析能力が求められる。
- 地域住民の健康管理の一助として，臨床検査を身近な存在として認識してもらい，生活の一部として検査データの活用を定着させる。

7.2.1 検査カフェによる地域住民への健康管理啓発の取組み

1. 検査カフェの理念

筆者の所属する熊本大学医学部附属病院において取り組んでいる検査カフェは，さまざまな背景をもつ地域住民を可能な限り未病の状態で食い止め，地域の有病率を減らすとともに，地域社会への健康教育，および医療経済的な側面へ貢献することを目的としてスタートした。

2. 検査カフェの運営

検査カフェの運営の流れを図7.2.1に示す。現在，月～金曜日の午前10時～午後4時までを受付時間とし，健康保険証や予約は一切必要なく，自動券売機で検査メニュー券を購入し，申込書に記入後，採血を実施する。この間約10～15分の所要時間であり，これで受診者は帰宅できる。

その後直ちに検査を行い，結果報告書と結果コメントが作成される(図7.2.2)。結果コメントは一例一例すべて検査結果判定会議で吟味され，より適切なコメントに修正され，受診者へ郵送される。約1週間後には結果が受診者の手元へ届くというように，手軽で安価であるという利便性を重視しつつ，同時に「検査判定の厳格さ」が保たれている。

当院では，ISO 15189認定を取得した臨床検査室と，臨床検査専門医および臨床検査技師が集って行う検査判定会議をカップリングさせることによって，厳格な検査判定を実現している。また，検査値異常を認めた受診者に対しては，数カ月後の検査カフェ再受診，検査専門医が当院で毎週行う「検査"知"外来」への受診，あるいは認められた異常値に関するフォローに最適な診療科への受診を勧めるなど，「アフターサポート」にも力を注いでいる。

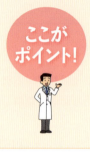

図7.2.1 検査カフェ運営の流れ

MEMO

検査"知"外来とは
臨床検査のコンサルテーション外来で，検査カフェの受診者に限らず，通常の診療科に受診した患者も含めて対応している。予約制で運用しており，主に臨床検査専門医が対応するが，必要に応じて臨床検査技師も対応を行う。臨床検査結果の解釈(データの読み方)を中心に，検査の意義や方法，注意点などについても説明を行う。検査カフェの受診者には，健康管理のアドバイスなども行い，健康状態のモニターとしての臨床検査の有効な使い方を啓発することで，住民への健康管理啓発を促進している。

7.2 | 住民への健康管理啓発（検査カフェ）の実際

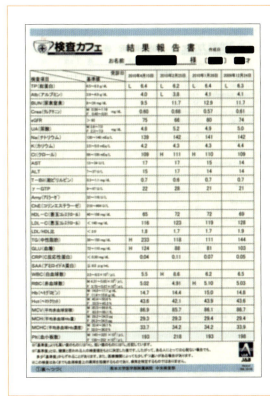

図7.2.2　検査カフェ結果報告書

● 3. 検査カフェのメニュー

　総合的な健診項目をまとめた「健康が気になる方」のセットをはじめ，各種生活習慣病への対応セット，肝障害や腎障害，貧血，甲状腺，前立腺，更年期障害などへの対応セット，血液型，麻疹や風疹などのウイルス抗体，アミノインデックスなどのがんリスク検査など，25種類のセットと単項目オプションを取り揃えている（図7.2.3）。

● 4. 住民への健康管理啓発としての検査カフェ

　受診者自身が自由に選択できる仕組みを取り入れ，なるべく自分の体を見つめ，健康に関心をもってもらうことに主眼をおいているため，質問への対応などは積極的に行い，

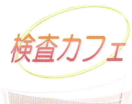

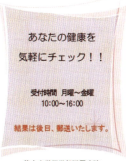

1. 健康が気になる方（¥1,800）	7. お酒の飲み過ぎが気になる方（¥1,200）
TP, ALB, BUN, クレアチニン, Na, K, Cl, 尿酸, AST, ALT, T-Bil, γ-GT, HDL-C, LDL-C, 中性脂肪, 血糖, CRP, 血算（白血球数, 赤血球数, ヘモグロビン, ヘマトクリット, 血小板数）	AST, ALT, γ-GT, アミラーゼ, ChE
	8. スギ花粉症が気になる方（¥1,300）
	IgE（スギ花粉）
2. 血糖値が気になる方（¥800）	9. よく発熱する方（¥1,000）
HbA1c, 血糖	血算, CRP, SAA
3. コレステロールが気になる方（¥600）	10. 前立腺が気になる方（¥1,600）
HDL-C, LDL-C, 中性脂肪	PSA（前立腺特異抗原）
4. 腎臓の状態が気になる方（¥600）	11. 肝障害が気になる方（¥2,800）
BUN, クレアチニン, Na, K, Cl	HBs抗原, HBs抗体価, HCV抗体, AST, ALT, γ-GT, T-Bil, 血算
5. 痛風が気になる方（¥500）	12. 甲状腺の状態が気になる方（¥4,300）
BUN, クレアチニン, 尿酸	TSH, f-T3, f-T4
6. 貧血が気になる方（¥800）	13. 更年期障害が気になる方（¥3,500）
血算, 血清鉄, 不飽和鉄結合能	エストラジオール（E2）, FSH

（料金は2015年3月現在のもの）

図7.2.3　検査カフェメニューの一部

受診者の健康知識の獲得を支援している。結果報告書には，リピーターを考慮したデータの時系列記載と，ていねいなわかりやすいコメントを付記している。コメントには結果の解釈と併せて受診者個別に健康管理へのアドバイスも記載し，生活習慣の改善を支援すると同時に，医療機関受診の勧めなど，医療機関への誘導も担っている。

5. 検査カフェの現状と今後

開設後2015年1月末の時点で，延べ受診者総数はすでに4,000名を超えている。運用開始から6年を経過した検査カフェだが，次第にそのアウトカムが明らかにされつつある。それらを踏まえ，今後予防医療への貢献度の高い，有用な検査メニューの追加を検討していく必要がある。また，受診者のその後の罹病率などに関する前向き調査を実施し，検査カフェが地域の有病率を減らすことに貢献しているかどうか，長期的視野に立って分析していく必要もある。

本システムをさらに発展させ，理念に掲げた地域の有病率の減少，地域社会への健康教育，ならびに医療経済的な側面への貢献を実現していくことが，今後のわれわれの務めである。

［池田勝義］

参考文献

1) 特集「熊本大学医学部附属病院の検査カフェ」－券売機で検査メニューを購入する自由なスタイル－手軽な受診の背景で求められる検査精度の高さ－．メディカルクオール，179：10-16，2009．
2) 西村仁志，他：検査カフェ－熊本大学医学部附属病院の取り組み．MEDICAL TECHNOLOGY，38：326-327，2010．

8章 病院（施設）運営組織への参画の実際

章目次

8.1：POCコーディネータの活動 ……162
 8.1.1　POCコーディネータ活動の実際

8.2：臨床研究コーディネーターの活動 ……166
 8.2.1　臨床研究コーディネーター活動の実例①
 8.2.2　臨床研究コーディネーター活動の実例②

SUMMARY

　臨床検査技師が施設内の運営組織の中で担う役割も広がっており，臨床検査技師としての専門性を活かしつつ，積極的に各組織の中で責務を果たすことが求められている。

　本章では，POCコーディネータ，臨床研究コーディネーターとして活躍する臨床検査技師の実例を紹介する。POCコーディネータ活動の実際では，施設内の検査デバイス（POCT）は臨床検査部が管理するという方針の重要性を示しており，尿試験紙，血液ガス分析装置の院内運用事例を紹介している。臨床研究コーディネーターについては，組織の調整役として，関係医療スタッフをコーディネートする実例を提示している。

8.1 POCコーディネータの活動

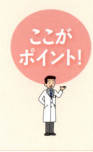

ここがポイント!
- POCTは「簡易装置」,「いつでもどこでも誰でも検査」,「小型・簡便である」という有用性のみ取り上げられることが多い。
- POCTの安定運用には対応装置や試薬の選定,導入時の教育やトレーニング,日々の管理運営などPOCCの活動が不可欠となる。
- POCTは臨床検査の1つの方法であり,仕組み（システム）として診療現場に組み込むことが必要である。

8.1.1 POCコーディネータ活動の実際

1. 臨床現場のPOCT認知度調査

POCコーディネータ（point of care coordinator；POCC）としてPOCT（point of care testing）の啓発や管理運用を実施するためには,POCTの使用者である現場スタッフの意識調査も必要である。そこで,筆者が所属する施設の現場看護師のPOCT認知度や感想について調査した。20数年にわたり,糖尿病患者の血糖管理のためにPOCTを用い血糖測定を実施してきた病棟の看護師14名を対象とした。その調査結果を図8.1.1に示す。20年以上使用してきた看護師でさえ,装置は知っていてもPOCTを知らなかった。また,全員が装置の使用方法は容易であると答えた。

これが,まさに現場のPOCT認知度である。この状況をPOCCは認識して活動する必要がある。

2. POCC活動の実際

(1) POCCが中心となって新運用を開始した事例（院内で使用されている尿試験紙の管理運用）

①きっかけ

尿試験紙は古くより,検査の手軽さから各病棟や外来,救急診療など現場の判断で導入・使用されてきた。しかし,運用方法については現場任せであり,また院内には多種多様な試験紙が導入されていることが判明した。そこで現状の使用状況を調査したところ,表8.1.1のような問題点が明らかになった。感度や特異性,使用方法が無視され臨床検査としての体をなしていない実態があり,早急にPOCCによる対応が必要であった。

②運用状況の調査

各診療部署に聞き取りを行い尿試験紙の運用状況を調査した（表8.1.2）。院内では多種多様な尿試験紙が運用されており,また必要な検査項目も蛋白のみ,GLUのみ,潜血のみと単項目を必要とする診療部署が多く,使用頻度も

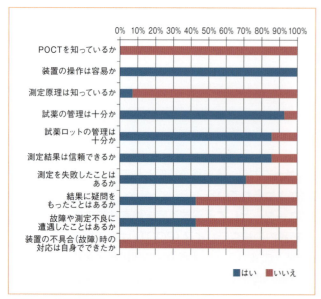

図8.1.1 病棟看護師のPOCT装置使用経験からの意見（病棟看護師14名）

表8.1.1 診療現場で使用されている尿試験紙運用上の問題点

- 便や胃液の潜血反応を実施
- 使用期限が超過し,変色した試験紙を使用
- 1キット100本単位のため使用期限内に使い切れずに廃棄
- 1カ所の診療現場で数種類の尿試験紙を使用

表8.1.2 尿試験紙の運用状況調査と結果

調査内容	結果
・院内採用されている試験紙の種類	・10種類以上が100本単位で納入されている
・各部署で使用している試験紙の種類	・多種多様
・各部署の必要検査項目	・pH, 潜血, GLU, 蛋白, ケトン体から1～数項目
・各部署の使用頻度	・各部署とも数件／月
・入手可能な尿試験紙の種類	・院内希望項目を網羅

少ないことがわかった。また，各部署が必要とする検査項目は2種類の尿試験紙で検査実施可能であり，各部署に運用管理を任せるのではなく検査室が一括管理することで無駄を省き，精度の高いPOCTが実施可能であると判断した。

③運用準備の実際

検査室運用管理を開始するにあたり，関連部署との業務調整を行うための計画を策定し順を追って運用を開始するまでの流れを図8.1.2に示す。

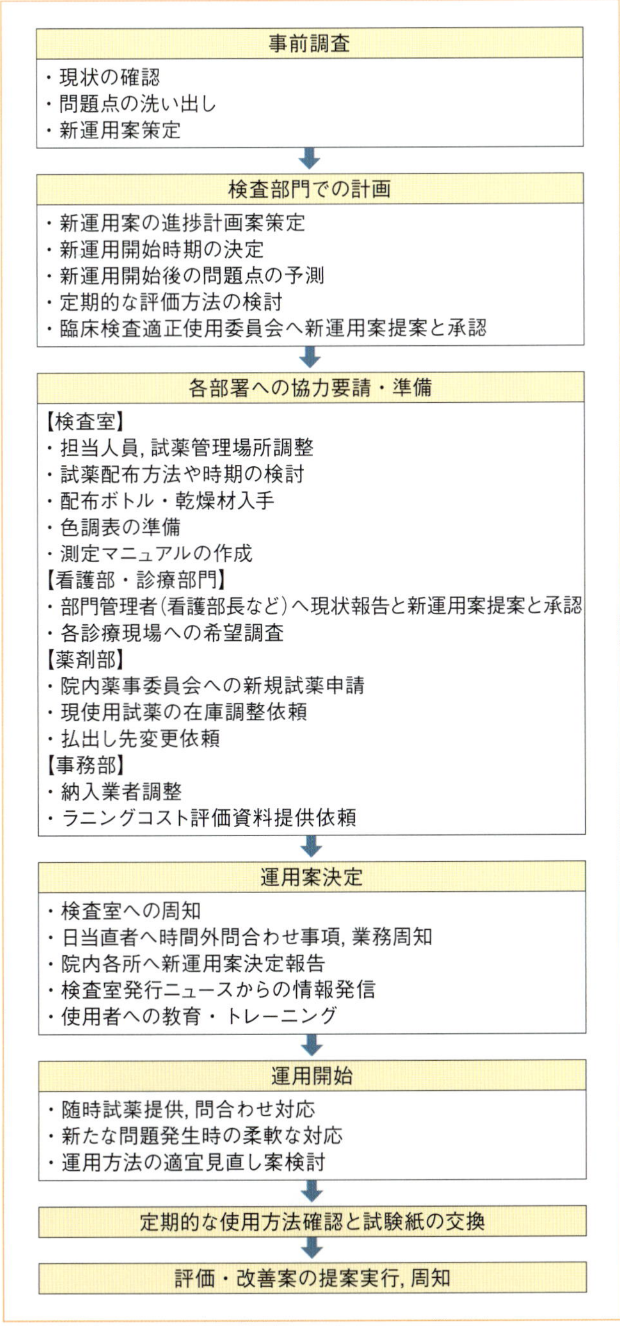

④運用にあたり苦慮したこと

最も苦慮した点は，各部署，各人員への周知である（図8.1.3）。今回の事例では，検体検査部員や日当直者へ研修会を実施したが，診療部門からの問合わせに手間取ることが多く，POCCへ連絡のあることがしばしばあった。薬剤部でも新運用案が浸透せず，検査試薬の診療部門への直接払出しや看護部門ともさまざまなやり取りが必要であった。しかし，これらはどのような方策をとっても一定の作業量として見積もるべきであり，ここでのPOCCの対応がPOCTを安定して継続させるポイントと考える。

⑤効果

2011年の運用開始から数年が経過したが，運用前に比

図8.1.2 尿試験紙一元管理に向けたPOCC活動内容

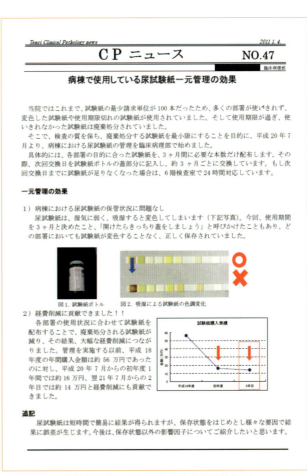

図8.1.3 尿試験紙一元管理周知のため臨床病理部（CP）発行ニュースへの記事掲載

8章　病院（施設）運営組織への参画の実際

ベランニングコストは年間50万円程度の削減が可能となり，誤使用，不適切な試薬管理，運用は激減した。

(2) 診療部門から新規運用希望があった事例（血液ガス分析装置の新規導入）

①きっかけ

当院は，血液ガス分析の完全中央化がなされてきた。しかし，血液ガス分析の増加や医療の高度化などの理由で，手術室，ICU，救急外来，遠隔地病棟に血液ガス分析装置を順次設置することとなった。しかし，この計画は当初臨床検査部を経由したものではなく，各診療部門が個々に新規医療機器として導入を考えていたものであった。

臨床検査部としては必要性を十分理解するものの，診療部門が個々に管理運営すると表8.1.3に示すような問題点が生じると考え，各診療部門と協議のうえ臨床検査部がPOCT対応装置の運営管理一切をコーディネートすることとした。

②調査

診療部門が必要とする検査項目，実施件数，コストパフォーマンス，臨床検査部データとの互換性も踏まえた機器選定などの調査を行い，関連部門との調整を行った。

③運用準備の実際

前述の尿試験紙の事例と同様に運用準備を進め，運用に至った（図8.1.4, 8.1.5）。とくに今回の事例で注意を払った要点を，表8.1.4に示した。測定者は診療現場にいる医師や看護師でよいが，ほかのすべての業務は臨床検査部管理としたことである。図8.1.6は，2003年に日本臨床検査自動化学会POC推進委員会が，委員施設にアンケートを実施した結果である。

「現在のPOCTの管理者は？」の問いに約6割が医師や看護師とされ，次いで臨床検査技師，臨床工学技士であった。しかし，次に驚かされたのは「これからのPOCT管理にふさわしい職種は？」との問いに，約2割が臨床工学技士がふさわしいと答えたことである。

今回の事例のように臨床検査部が知らぬ間に，臨床検査装置がどんどん診療現場に持ち込まれ，診療現場により近

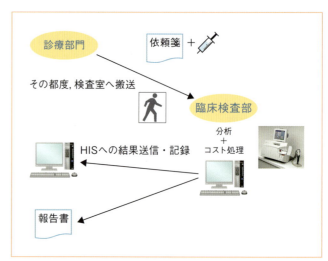

図8.1.4　従来の検査の流れ

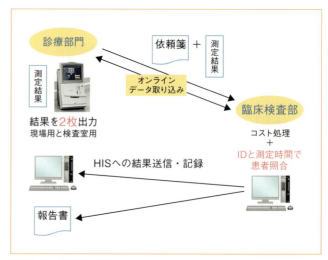

図8.1.5　導入後の流れ

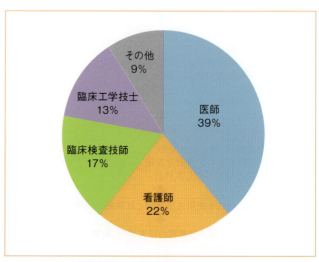

図8.1.6　POCT管理運用に関わる職種

表8.1.3　診療現場が個々血液ガス分析を運営したときの問題点

- 精度管理やメンテナンスが実施されない
- 測定データが記録されない
- 検査データの時系列管理ができない
- コスト処理が実施されない
- 試薬，物品の管理が徹底できない

表8.1.4　血液ガス分析装置導入に関してとくに注意した点

- 測定者は医師または看護師とする
- 精度管理，メンテナンスは毎日検査室が実施
- 試薬管理，消耗品交換も臨床検査部で実施
- 測定データを記録するためのシステム構築
- 検査装置選定は臨床検査部に一任する

い別職種が管理することになる可能性は高い。POCTは臨床検査技師の業務領域を拡大する可能性をもつ反面，POCTが臨床検査である以上，臨床検査部が施設内において管理運営する方針を明確にしておかなければ，知らぬ間にわれわれ臨床検査技師の業務を縮小させる可能性がある。

④運用にあたり苦慮したこと

使用者に対し運用前に教育，トレーニングは実施したが，運用開始直後は血液ガス測定時の要点である混和や捨て血が十分でなく，装置のツマリが多発した。メンテナンスフリーといわれる装置はトラブル時に対応できる方法が少なく，最低限のルールを遵守させるには時間を要した（図8.1.7）。ほかにも患者IDを記録しない測定や印字しないとの訴え，紙切れ，装置校正中に測定できないので校正はなしにしろ，などさまざまな訴えがあった。

⑤効果

迅速な測定が診療に与える効果は，記述するまでもなく診療現場には好評を得た。トラブル時にPOCCが現場に駆けつけることで，コミュニケーションや情報交換の量が増えたこと，検査に対する問合わせや結果の解釈に対する質問が増えたことなど，臨床検査部がより診療現場に近くなった。

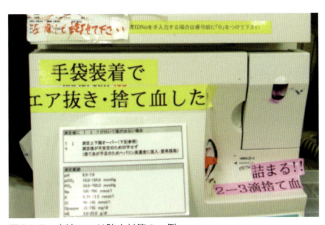

図8.1.7　血液ツマリ防止対策の一例

3. おわりに

当院には，臨床検査使用適正化委員会や医療機器安全管理委員会は設置されていたが，POCT運営委員会は未設置の状態で，前述した事例は臨床検査部内数名のPOCCの活動によるものである。前述の事例からもわかるように，1つの運用を開始するまでには多様で膨大な作業が必要となる。個々の力だけでは限界があり，他職種との連携も重要であることから，円滑なPOCT運用のためにはPOCT運営委員会の設置が必要である。

[嶋田昌司]

■ 8章 病院（施設）運営組織への参画の実際

8.2 臨床研究コーディネーターの活動

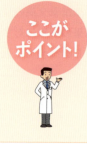

ここがポイント！
- 臨床研究の必要性を理解する。
- 臨床研究コーディネーターの定義を理解する。
- 被験者の安全性を保つために治験中に行うことを確認する。
- 臨床研究において科学性・倫理性・信頼性を確保する意義を理解する。

8.2.1 臨床研究コーディネーター活動の実例①

治験課題名 大動脈弁狭窄症を対象とした経カテーテル生体弁の臨床試験

● 1. はじめに

医療機器治験において臨床研究コーディネーター（clinical research coordinator；CRC）がチーム医療を実践するために被験者，治験責任医師，各医療スタッフ，治験依頼者などすべての人たちをコーディネートして治験が円滑に行われた活動の一例を提示する。

さまざまな職種が関わる試験はそのコントロールが困難になることが多く，遂行に支障を来すことが見受けられる。治療は全例，心臓血管外科・循環器内科・麻酔科・手術室／カテーテル室看護師・臨床工学技士・臨床検査技師・放射線技師など，多職種のスタッフで構成された"Heart Team"協力のもとに手技が行われた（図8.2.1）。現在この医療機器は製造販売承認を受け，実際の治療現場で患者に使用されている。

● 2. 治験の概要

(1) 対象被験者

大動脈弁の硬化変性に起因する大動脈弁狭窄症で治療を必要とする場合，根治的な治療として選択されるのは大動脈弁置換術であるが，今回治験対象となる被験者は外科的

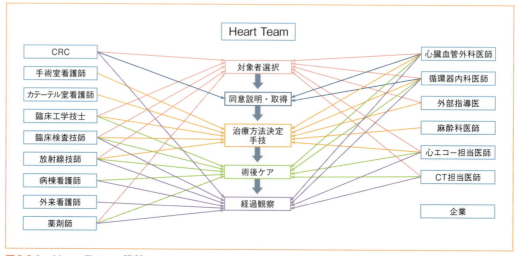

図8.2.1　Heart Teamの職種

大動脈弁置換術が不可能もしくはハイリスクな重度大動脈弁狭窄症患者である。

(2) 目的
治験機器の安全性と有効性を評価すること。

(3) 治験機器
フレーム内に牛心のう膜の弁尖を装着した生体弁である治験弁と，専用のデリバリーシステム。

(4) 使用方法
①経大腿アプローチ
治験弁をデリバリーシステムに装着し，腸骨・大腿動脈から挿入し血管を通じて狭窄した大動脈弁上で拡張し，治験弁を留置する。
②経心尖アプローチ
デリバリーシステムに装着した治験弁を左室心尖部より挿入し，狭窄した大動脈弁上で拡張し，治験弁を留置する。

(5) 試験スケジュール
ベースライン時，手技時，手技後，退院時または7日時，30日時，6カ月時，1年時，2〜5年までの毎年時に治験実施計画書で決められている評価，検査を行う。

(6) 評価項目
①主要評価
手技施行後6カ月時における大動脈弁弁口面積およびNYHAクラス分類の改善。
②副次評価
弁機能不全の兆候，有害事象の発生率，左室駆出率の改善または維持，被験者のquality of life(QOL)，手技の成功。

● 3. CRCの活動

(1) 治験開始準備
①情報一元化とチーム内での情報共有環境の整備
情報入手経路が複数であると，異なった情報が錯綜し混乱を招くため，防止のために窓口をCRCに一本化する。また，情報の提供者用リストを作成する。
②ミーティングのセッティングと記録の保存
できるだけ多くのスタッフが参加できるように時間と場所の設定を行う。スタッフが同じ認識をもって手技に臨めるように，各専門的立場からの意見を収集する。
治療の適応可否について議論し，チームで判断する。ミーティングの充実と反省・議論をもとに業務の標準化が進むよう協力を行う。議事録を作成し，共有フォルダに配信する。
③治験スケジュール表の作成
治験実施計画書を読み込み，規定されたスケジュールで決められた実施期間内に，必須とされている各検査評価項目を盛り込んだスケジュール表を作成し，カルテ内に保管する。スケジュールに沿った経過観察が実施できるように担当者を対象に説明会を行い，通常の評価方法とは異なった治験で規定されていることを徹底する。

(2) 治験開始後
①被験者のスクリーニング
医師へ選択・除外基準を評価するための検査項目を連絡し，候補者として抽出された被験者の適格性を確認する。
②被験者からの同意取得
対象となる被験者に医師から主な治験概要，予測される有害事象などの説明後，CRCが今後のスケジュール，経費，その他補足説明をして質問を受ける。本人の自由意思にて参加の意向を医師が文書同意にて取得する。
③被験者対応
被験者の治験スケジュールに合わせて検査予約を行い，来院時には問診，QOL調査を実施する。検査値の異常などから有害事象が懸念される場合には，担当医に連絡する。来院しない場合は電話や手紙連絡にて来院日・時間を相談し，来院を促す。治験中の被験者からの連絡には臨機応変に対応する。
④症例報告書の作成
規定されている項目についてEDC (electronic data capture) にて電子的にデータ入力を行う。治験に使用するデータは原資料として特定できるようにしておく。
作成した症例報告書 (case report form; CRF) は，モニタリングによりデータの整合性を確認後，監査により正確性を保証された後，依頼者へ提出し解析が行われる。
⑤有害事象報告
治験中に起こったあらゆる好ましくない事象は有害事象として治験との因果関係の有無に関わらず報告する。
とくに重篤な有害事象 (serious adverse event; SAE) は，因果関係の有無，既知・未知により報告日が決められており，期日内報告が必須となる。
⑥治験終了後
治験の原資料は製造販売承認日，または治験の中止，終了後いずれか遅い日から3年間保存が義務づけられており，その期間内は保存する。

Q 治験が実施される際に従わなければならない基準は？

A GCP。

「医薬品の臨床試験の実施の基準に関する省令」(good clinical practice；GCP) とよばれる厚生労働省令に従って厳密に規制されている。医療機器治験においては「医療機器の臨床試験の実施の基準に関する省令」(医療機器GCP) が適用される。極めて重大なGCP違反が起こった場合，厚生労働省から医療機関への立入り調査が行われ，重大な責任があるとされた場合には行政処分が科せられる。

Q 被験者からの同意取得時に注意することは？

A 被験者が内容を理解できるようにわかりやすく説明。

同意説明文書はGCPで定められている項目すべてについてわかりやすい言葉を用いて作成されたものを使用する。説明には十分時間をかけ，被験者が内容を理解したうえで文書にて同意取得する。治験中に被験者の意思に影響を与える情報があると同意説明文書の改訂が行われる。この場合，すべての被験者に変更箇所を説明し治験継続の意思を確認後再同意を取得しなければならない。

Q 治験実施計画書とは？

A 治験の根幹となる計画書。

治験を実施する際にGCPで規定された13項目の記載が必須である。被験者の人権保護，安全の保持，治験の質や信頼性を確保するために周到に準備された治験の根幹となる計画書であり，記載内容は遵守されなければならない。治験実施計画書からの逸脱があった場合には，治験責任医師は病院長と治験依頼者に報告書を提出する (GCP第46条)。

Q 治験中の臨床検査部門の対応は？

A

治験スケジュールで規定された期間内に決められた検査を漏れなく実施する必要がある。これは被験者の安全性確保と科学的なデータ収集につながるもので，検査の意義を理解し治験開始前にCRCとともに実施について調整する。治験期間中も不明点はCRCに確認・相談することで，ほとんどは解決できる。

検体検査

院内・院外検査が区別して規定されている。通常と異なる回転数での遠心分離や採取時間，分離までの時間，保存条件，採血キットなどが規定されている。

画像診断

治験開始前に実施医療機関で使用されている検査機器の機種，撮影状態，精度管理に関する調査が行われる。画像データの評価を実施医療機関内で実施する場合と中央画像評価機関へ提出する場合があり，後者の場合には被験者個人情報をマスキングする。治験専用の心電計の使用が決められている治験もある。

▶ **GCPとは**
治験に関与するすべての人が遵守することが義務づけられている基本的ルールである。世界各国に法制化されたものがあり，日米EU医薬品規制調和国際会議で合意されたICH-GCPが基本となっている。

▶ **アドヒアランスの確認**
同意取得にあたっては患者の理解度に応じた説明を意識し，アドヒアランスの確認も行う。アドヒアランスとは，患者自身が薬や疾患，治療方針について理解したうえで自ら積極的に参加することを意味する。従来は，患者が医療者の指示にどの程度従うかというコンプライアンスの概念が主流であったが，より高い治療効果を得るためには患者自身の積極的な参加が必要とされるため，アドヒアランスの概念が生まれた。このアドヒアランスの確認が，自発的な意思にもとづく同意取得のために重要となる。

▶ **不明時はまずCRCへ相談**
治験中は，検査部門内で行われている通常の方法とは異なった検体の扱い方が，治験実施計画書に細かく規定されていることがある。これに従わないと逸脱になる。
外部へ提出するデータは個人情報保護のため個人を特定できる情報を削除し，被験者識別番号に置き換える作業がある。不明時はまずCRCに確認する。

[牧田典子]

8.2.2　臨床研究コーディネーター活動の実例②

治験課題名　軽度および中程度のアルツハイマー型認知症（alzheimer's disease；AD）を対象とした二重盲検無作為化プラセボ対照比較試験（グローバル試験）

● 1. 背景

ADは進行の遅い神経変性疾患の1つであり，世界的に認知症の主要な原因となっている。現在ADに対して適応可能な治療薬は，アセチルコリンエステラーゼ（acetylcholinesterase；AChE）阻害薬（例：ドネペジル塩酸塩）および低親和性N-メチル-D-アスパラギン酸（N-methyl-D-aspartic acid；NMDA）受容体拮抗薬（例：メマンチン塩酸塩）のみである。しかしながら，これらの治療薬の認知機能に対する効果は一過性であり，病気の進行を抑えることはできない。したがって，ADの進行を遅らせる，または停止させる新規の治療薬が求められている。

● 2. 治験の概要

(1) 対象被験者

55歳以上85歳以下の軽度および中程度のADと診断されている男女。

(2) 目的

認知機能，日常生活動作の機能的能力に対する有効性を評価すること。

(3) 試験スケジュール

スクリーニング期間に加え，治験薬服用期間は1年半。服用期間終了後約1カ月後に最終確認。その後，アドヒアランスや安全性などの規定条件により，実薬投与が約束された延長試験に参加できる。治験薬服用期間中は規定された来院間隔が2～3カ月と長期のため，来院間の電話連絡により有害事象，治験薬の服薬状況および併用薬について確認することが規定されている。来院時に診察と治験で規定された心理検査，臨床検査，MRIなどの検査を実施する。

(4) 評価項目

① 主要評価項目

心理検査で認知機能，日常生活機能を評価。

② 副次評価項目

複数の心理検査で，重症度を評価。

● 3. CRCの活動

(1) 治験開始前の準備

① スタートアップミーティングの開催

関係スタッフの日程調整，会場の設定を行う。責任医師，分担医師の参加は必須とし，できるだけ多くのスタッフの参加を促す。

② 関連部署の協力体制整備

治験関連部署（他科，放射線部，薬剤部，検査部）に連絡し，調整により規定された検査の実施に支障がないように協力体制を整える。この治験では，治験担当医師，臨床心理士，臨床検査技師の各専門分野の技師のトレーニングと認証取得が必要であるため，申請補助を行った。

(2) 治験開始後から同意取得まで

① 被験者のスクリーニング

治験担当医師からの被験者候補の連絡を受け，スクリーニング開始。カルテを参照しながら選択・除外基準に照らし合わせて，結果を担当医師に連絡する。

② 同意取得（インフォームド・コンセント）

インフォームド・コンセントは，患者ごとに時間をかけて実施する。ADの治験では介護者からの情報が重要になるため，患者の状態を把握している介護者の同意も必要なことがある。この治験では，介護者の同意も必要であった。初回説明時には，治験中に決められた来院に対応できるか，薬のアドヒアランスに問題はないかなどを確認し，患者本人と介護者や家族が治験について話し合う時間を提供するため同意の可否は追及しない配慮をした。次回来院時に担当医師が患者本人と介護者からの治験に対する意向を確認し，主な治験概要や治験薬などの説明の後，医師からの指示によりCRCが今後のスケジュール，費用などの補足説明を行う。説明医師立ち合いのもと，患者本人，介護者の自由意思による同意取得の署名をいただく。同意取得により，患者は被験者となる。

(3) 被験者対応

被験者，介護者の調整を行った後，今後の治験スケジュール予定表，次回の来院連絡票を渡す（図8.2.2）。被験者，介護者の連絡先，連絡方法を確認しておき，緊急時や有害事象発生時の連絡窓口としてサポートを行う。

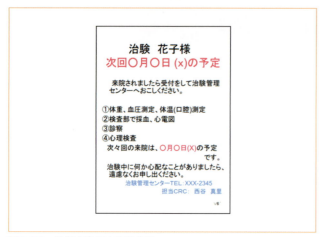

図8.2.2　被験者次回来院連絡票

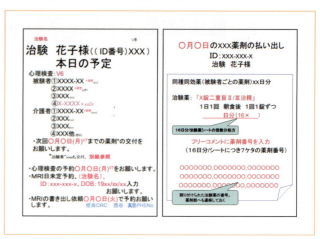

図8.2.4　ToDoリスト

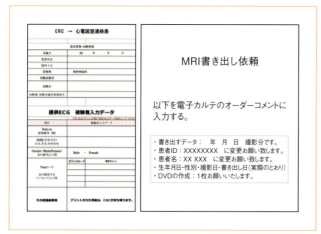

図8.2.3　心電図，MRI書き出しの連絡，依頼

① 来院前

来院日ごとに決められた検査（心理，臨床検査，ECG，MRI）の予約，各種連絡票による事前連絡（図8.2.3）などの準備を行う。来院時に被験者と介護者に渡す来院連絡票を作成する。担当医師には，初回に担当被験者のスケジュール管理表，来院ごとにToDoリスト（図8.2.4）を作成して提示する。ToDoリストに各種検査の依頼，治験薬（来院当日に割付けられる薬剤番号），併用薬のオーダリングの方法や日程を表示し，電子カルテ記載の補助を行う。

② 来院時

被験者，介護者からの情報を診療前聴取し担当医師に報告したり，被験者に同行したりすることで，診察や検査が円滑に行えるようにする。前回処方した治験薬の回収，治験薬ノート（規定された服薬記録）の確認を行う。

治験薬の継続を医師が決定後にWebで治験薬を割付け，薬剤番号を担当医師，薬剤部に連絡する。次回来院時のスケジュールを確認し，治験薬の服用方法などを説明する。

③ 来院後

中央評価機関が海外のため，決められた期日内に検査報告書，検体の海外送信（アメリカ，インドなど），輸送を行う。CRFの作成のため，電子的データ入力を行う。

④ 有害事象発生時

被験者，介護者からの問合わせ，体調不良，他院受診の連絡など担当医師と依頼者へ報告する。担当医師からの質問や不明点，依頼者からの確認事項などの橋渡しを行う。とくに重篤な有害事象は，期日内に報告する。担当医師，担当モニターとは，メール，電話などですぐに連絡が取れるようにしておくことが重要である。

(4) 依頼者対応

原資料の閲覧を伴うモニタリングである。直接閲覧（source data verification；SDV）の日程を担当モニターや担当医師と連絡を取りながら調整する。SDVによりCRFと症例の一致性を確認し，治験の適切な実施およびデータの適格性などを第三者の目で検証する。

● 4. まとめ

この治験は，冒頭で述べたように進行の遅い神経変性疾患であるため，治験期間も来院間隔も長期間である。そのため，治験薬の払出し期間が3カ月以上になることもあり，服薬状況の確認が困難であった。個々の介護者の理解と協力を得て，服薬管理をお願いすることで，アドヒアランスが改善した。また，検査項目も他科，他職種のスタッフの協力が必要であるうえに，専門分野の医師，臨床検査技師のトレーニングと認証取得が必須条件となっていたため，準備に時間を要した。準備に時間を費やすことで，同じ認識をもったスタッフとして協力体制が構築できた。

一般的な臨床検査技師がすでに構築された検査部門のチームに属するのに対し，治験業務におけるCRCは治験責任医師，分担医師のもと，依頼者，被験者，介護者，医療スタッフ全体をコーディネートし，円滑に治験を実施するためにチームで情報共有できる環境を構築することを任務とする。臨床検査技師の新たな職域として活躍を期待する。

［西谷真里］

9章 チーム医療に必要となるスキルの実際

章目次

9.1：コミュニケーションを
　　　向上させるための手がかり……… 172
　9.1.1　医師との信頼関係を築く
　9.1.2　看護師との信頼関係を築く
　9.1.3　臨床検査科スタッフ間の信頼関係を築く
　9.1.4　患者と信頼関係を結ぶ

9.2：問題解決の手がかり……………… 181
　9.2.1　問題分析の進め方
　9.2.2　血糖自己測定での問題解決におけるPDCA
　　　　サイクルの事例

9.3：臨地実習にどのように
　　　取り入れるか…………………… 184
　9.3.1　臨地実習の意義
　9.3.2　検査説明・相談窓口
　9.3.3　検査情報室
　9.3.4　症例検討会・カンファレンス

9.4：医師臨床研修における
　　　臨床検査科の役割……………… 188
　9.4.1　医師臨床研修の概要
　9.4.2　検体検査部門
　9.4.3　微生物検査部門
　9.4.4　生体検査部門

SUMMARY

　患者を中心に据え，他職種と協働してチーム医療を展開するためには，臨床検査技師としての専門性を発揮することでチーム内において他職種との信頼関係を得ることが必要になる。この基本的な姿勢は不変の取組みであり，異論のないことであると思われる。チーム医療で，信頼を得るために意識または努力していることは，「検査依頼に対して柔軟かつ迅速に応えること」と多くの臨床検査技師が感じていることであろう。専門性の向上だけでなく，その取組み姿勢が問われている。

　本章では，チーム医療におけるコミュニケーション実践，臨床検査技師を目指す学生が最初に経験することになる臨地実習，研修医への臨床研修など，学んだ知識と技術を確かなものにする経験の場を紹介する。経験に裏打ちされた知識と技術は財産となり，その財産がチーム医療の向上に寄与する。また，指導者としても臨地実習や臨床研修を受入れることで，臨床検査技師としてだけでなく，医療人，社会人として成長する機会としてとらえることができる。

9.1 コミュニケーションを向上させるための手がかり

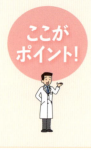

ここがポイント！
- 医師との信頼関係を築くためには，臨床検査技師としての高い専門性を身につけることと，積極的に情報提供することが有効である．
- 多面的に患者と関わる看護師の協力を得るには，臨床検査に関する知識と技術の提供が役立つ．
- 臨床検査室のスタッフが共通の目標に向かって活動する経験が，スタッフ間のコミュニケーションを円滑にする．
- 患者心理を学び患者の声を積極的に傾聴すること，また患者のおかれている状況を理解しようとする姿勢が，患者との信頼関係を築く．

9.1.1 医師との信頼関係を築く～専門性を発揮する～

● 1. はじめに

3章で述べたチーム医療に必要なコミュニケーションスキルの実際について，さまざまな規模や特徴の医療施設において，検査室の運営とともにチーム医療に参画されている方々（以下，チーム医療実践者）へアンケート調査をお願いし，ご回答いただいた．

本節では，筆者の経験とともにアンケートの回答を紹介し，医師，看護師，患者および臨床検査科スタッフとの関わりから，チーム医療を実践するための助けとなるスキルについて述べる．

● 2. 臨床検査技師の専門性が信頼の鍵

医療チームの構成員である各職種の医療スタッフには，「特定の専門分野のことを信頼して任せられる」専門性と技術が必要である．われわれ臨床検査技師が他職種からの信頼を得るには，この"臨床検査技師ならではの専門性"を発揮することが重要である．

医師は目の前の患者の病態を判断するために問診を行い，診断に必要な検査指示を出し，報告された結果を踏まえて診断・治療を行う．その際，臨床検査技師は依頼された検査を行うだけにとどまらず，検査内容と分析した検査結果をもとに，検査の専門家の立場で気づいた病態情報を提供することは非常に有用である．

たとえば免疫学的検査において，検査のピットホールとして測定干渉による偽高値や偽低値が検出されることがあるのはよく知られている現象だが，医師は臨床検査科（検査科）から提供される報告値にもとづいて診療を行うため，偽高値や偽低値はmisleadingを引き起こす原因となる．このような検査にまつわる非特異的な現象に関する知識をもち，その可能性を判断できるのは臨床検査技師の専門性である．身につけた知識を実践的な技術として発揮するためには，他項目との関連性や治療との関係から検査値がどのような動態をとるか学び，日々の経験を地道に積み重ねることが必要で，その積み重ねから実践的な専門性が培われていく．

前述の測定干渉による偽値に関する情報提供をくりかえし行ったことが，「データに関してはすぐに臨床検査技師に相談する」という医師の意識変化につながった筆者の経験を以下に紹介する．

● 3. 検査に関する情報を漏れなく，くりかえし提供する

筆者が以前勤務していた施設は，甲状腺疾患専門の病院であった．バセドウ病のような機能性甲状腺疾患の診断には，甲状腺関連項目である甲状腺ホルモン（T3，T4）や甲状腺刺激ホルモン（thyroid stimulating hormone；TSH），また，甲状腺関連自己抗体（抗TSH受容体抗体，抗サイログロブリン抗体，抗甲状腺ペルオキシダーゼ抗体）の測定が必須である．これらの項目はいずれも免疫学的測定法を用いて測定するが，とくに甲状腺関連項目は測定上の干渉作用により偽高値，あるいは偽低値が検出される可能性が知られていた．現在では，診断薬の開発技術の進歩により，T3，T4では0.01〜0.03％程度，また，TSHではさらに低頻度でしか発生しないようになったが，以前は現在より高頻度で発生していたため，測定干渉による偽値と病態によ

るアンバランスなデータ変化を鑑別することは重要であった。

　免疫学的検査における測定干渉の存在は、われわれ臨床検査技師にとっては常識的な知識といえるが、医師にはほとんどなじみのない現象であり、その現象が確認され、分析結果が信頼できない値である可能性を報告しても、「検査科から診断に使えないデータが提供された」としか受け取られなかった。さらに、測定干渉の有無を確認するために行った作業も、余計な費用がかかったとしか認識されていなかった。測定干渉の有無を判断するためには、患者検体に添加物を加えて干渉成分を除去し、処理後の検体を測定して推測するが、この測定値は診断には使用できない。結果的に、「使えないデータを提供」することになるが、偽値を真値として報告してしまうことは避けるべきだと考えていたため、アンバランスなデータに遭遇したときには、必ず測定干渉の有無を確認していた。

　このように医師からは特段の反響もなく、むしろ費用の無駄づかいと揶揄されたこともあったが、臨床検査技師として信頼できるデータを提供するという信念で「測定干渉有無の検索」、「医師への情報提供」を継続し、やがて自施設の分析方法とは異なる測定原理の試薬で再測定することにより、「診断に使えるデータを提供する」対策を行うようになった。

　ちょうどその頃、服薬コンプライアンス不良のために、他院では治療不可と判断された患者がセカンドオピニオン目的で筆者の施設に来院した。その患者の検体を測定すると、甲状腺関連項目のデータがアンバランスで、一見、服薬不良と判断されても不思議ではないデータだった。しかし、患者の臨床症状と報告データが一致しないことから、診察担当医師より検査科に、「以前から情報提供されている測定干渉の可能性はないか」と問合わせがあった。すでに、筆者らはその可能性を考えて他分析法での検索中であり、検索結果から測定干渉である可能性が強く疑われたため、そのことを医師に伝え治療方針が決定された。前医では患者の服薬コンプライアンスが不良だと判断されていたが、実際には、測定干渉による偽値が報告されたことによりmisleadingされていたことも判明した。この件をきっかけに、甲状腺関連項目では測定干渉が発生することがあり、偽値のために医師がmisleadingすることがないように、臨床検査科から情報を提供していることが認知されたのである。

● **4. 情報提供と依頼対応は積極的に行う**

　チーム医療実践者らが、医師からの信頼を得るために意識し努力していることは、医師からの質問や依頼については、「柔軟かつできる限り迅速に応える」ことであった。とくに、最も検査に関して不慣れで疑問も多いであろう若手の医師に対しては、普段から積極的に声をかけ、相談しやすい雰囲気を作るように努めているとのことであった。また、問合わせを受けた際には概要を即時に答え、詳細については現場の担当者から改めて回答させるといった工夫もなされていた。概要を即時に回答できるように、一度受けた問合わせについては記録を残し、回答ノートを独自で作成している姿も見られ、専門性を担保するための陰の努力もうかがえた。

　臨床検査技師としての専門性を発揮することで、医師との信頼関係を作っていくよう努める一方で、医師が質問しやすい雰囲気作りや、積極的にコミュニケーションを図るように心がけるなど、日常的に関係性を構築する努力もされていた。

9.1.2　看護師との信頼関係を築く〜看護師の協力を得るために〜

● **1. 看護師の役割と能力**

　医療チームにおいて、看護師はほかの医療従事者と患者間、あるいは多職種間のコーディネーターとしての役割を期待される位置にある。とくに、入院患者にとって生活の場で常に関わりをもつ看護師は、患者に関する情報や状態を把握している存在であり、他職種へ患者情報を提供する重要な役割を担っている[1]。

　看護師の養成教育課程は、3年制の専門学校や看護短大、あるいは4年制看護大学以外にも、高校の衛生看護科や2年制の准看護師学校を卒業後に進学コースを経て看護師を目指すなど、他職種の教育課程と比較すると多様であるが、いずれにおいても看護師業務の主軸である「人間・健康・生活・環境・看護」を洞察し、科学的に看護を行う基礎力を養う教育が行われている[2]。また近年では、看護教育の高度化を背景に、高度先進医療における複雑化した患者ケアに対応できる専門看護師や認定看護師も増加している[3]。しかし、3.1.1「チーム構成員（他職種）間のコミュニケーション」で述べたように、看護基礎教育課程においても専門職としての知識と行動を重視した教育が行われるため、養成課程で修得した看護技術能力と、実際の医療現場で他職種との連携の中で求められる能力とでは格差がある。また、常に患者との関わりをもちながら行う業務が主であるため、他職種よりもインシデント・アクシデントに遭遇する機会

が多く，就業年数の短い看護師の離職の一因にもなっている[4]。

2. 協働する業務において発揮する専門性

近年，われわれ臨床検査技師も，生理機能検査のように患者に接する検査以外に，外来や病棟での検体管理を含む採血業務や，患者へ検査内容説明などを行うようになり，以前に比べると患者と関わる業務が増加している。一方看護師は，従来から交代勤務を行うことで途切れなく患者ケアに関わっており，患者の連続的な病態・状態変化を把握している。この貴重な情報をチーム医療に有効に活用することが重要であり，検査や採血，検査説明の際に看護師から情報を得ることで，ケアと連続した患者との関わりが可能になると考える。

また，臨床検査技師から看護師へは，検体の取扱いに関する情報提供や指導，また検査データに関する問合わせに対して付加情報を添えて返すなど，臨床検査技師としての専門性を活かした対応が期待される。チーム医療実践者らは，"看護師との信頼関係を築く"ために，適切な検体採取についての勉強会開催や，新人看護師入職時に検査に関する研修を行い指導するなど，積極的な働きかけを行っていた。また，看護師から質問や問合わせがあった際には，相手の所属している診療科の診療内容や，経験年数などを考慮しながら説明内容を変えるといった工夫もなされていた。

3. 医療安全対策に活かす連携活動

看護師は患者と関わりながら全人的なケアを行うため，他職種に比べ患者にまつわるインシデント・アクシデントに遭遇する機会が多い。患者ケアや与薬，処置などのように，看護に特化した業務について臨床検査技師が関わる機会は少ないが，それらの業務において発生したインシデントの分析や対応を，協働して行うことは可能である。

近年，医療施設の規模にかかわらず，多くの施設で医療安全対策を検討する委員会が設置されている。それに伴い日本医師会や日本看護協会，あるいは民間企業などで，医療安全対策を推進する人材の養成が行われるようになった。医療安全対策推進者の研修では，医療安全に関する諸領域（コミュニケーション論・職場環境論・施設整備管理論・医療経済論・法律論など）について学ぶとともに，実際の事例について原因分析と対策を検討する分析手法も学ぶ。チーム医療は，患者ケアへの関わりについて取り上げられることが多いが，チーム医療実践時に発生するインシデントの原因分析や対策においても，発生場所や職種領域によらず多職種が連携することで多面的な対策が期待できる。

われわれ臨床検査技師は，"分析の専門家"である。たとえば画像検査では，検査によって得られた情報を解析し，所見として情報提供することに業務の力点をおいている。また検体検査では，検査データの異常や関連項目でアンバランスな測定値が確認された際には，患者検体の性状を確認し，使用機器や診断薬の状態を調べることでその原因を究明することも業務の1つである。医療安全管理に必要な諸領域について学び，日常業務で培った分析能力や手法を，医療現場で発生したインシデント・アクシデントの原因分析に活かすことは，チーム医療の連携活動の中で，有用な役割を果たすことになると考える。

筆者は，病院機能評価の更新受審準備の際，施設全体の業務改善の仕組みを作るために，半年間臨床検査科を離れ，施設内の業務の問題点調査と仕組みづくりの素案を作るという経験をした。その際に，医療安全対策を担当していた病棟の看護主任から，与薬に関するインシデントを分析して根本原因を探りたいとの相談を受け対応した。

与薬業務の現状を確認するために，医療安全対策担当の看護師と一緒に，対象となった病棟をラウンドし与薬業務を見学したが，配薬の際，ミスを防ぐために複数のスタッフで確認作業を何度もくりかえしているのを見て，逆に一人ひとりの確認意識が低くなっているのではないかと感じた。また，対象病棟の患者の多くは若く元気で，認知レベルも低くないと思われたため，与薬された後，薬の自己管理を促すことはできないだろうかとも考えた。

ラウンドを終えて，他職種の立場で感じたことや提案を担当者らに伝えたところ，看護業務や患者ケアの視点から変更が難しいものもあったが，提案の一部については再考の余地ありということで，改めて看護師間で業務の流れを見直すことになった。看護師は，日頃からKYT（危険予知トレーニング）を実践するなど，インシデント・アクシデント予防に努めているが，与薬業務のような日常的に行っている業務では，インシデントを生んでいるポイントに気づきにくい可能性がある。多職種視点がチーム医療の大きな利点であり，多面的な意見が交わされることで医療安全への取組みが促進されることが期待できる。

4. 他職種との関係性作りのためのアプローチ

筆者は以前，「臨床検査技師がチーム医療の一員として参画するために必要な意識改革」というテーマで講演をする機会があり，参考資料とすべく他職種に臨床検査技師や臨床検査科のイメージについてインタビューをしたことがある。得られた回答の中には，「理論的である」，「外来診療に間に合うように日々時間と勝負している」，「検査に関して真摯に向き合っている」，「分析の専門家である」のようなポジティブイメージがある一方で，「採血室や検査室

の奥の方にいる」、「コミュニケーションが取りづらい」、「検体と向き合って寡黙に仕事をしている」、「検査室の中にいつもいる」といったイメージも寄せられた。総じて、専門領域の仕事に真面目に取り組んでいるが、同様にその領域から出ることなく、狭い範囲の中で活動しているといったイメージであった。他職種にとっては、臨床検査技師はチームを組みにくい存在だと思われているように感じた。

今回のアンケート調査に協力していただいたチーム医療実践者たちが、看護師の協力を得るために心がけていたことは、「まず、こちらからあいさつをする」ことであった。また、看護師から臨床検査科へ電話で提案や依頼があったときには、「可能な限り直接出向き、顔を合わせて情報収集と話し合いを行う」ことであった。さらに、多職種が参加するイベントには積極的に参加し、話しやすい雰囲気を作る努力をしていた。仕事以外の場面で人と人の交流をもち、仕事の場でも相談できるように関係性を構築する努力をしているということであった。

チーム医療の必要性が認識されるようになり、多職種が連携するために、自分たちの職種に求められている役割は何か、またその役割を担うための準備をどうしていくかということについて、各職種の医療従事者が模索している。先日、ある看護師養成大学の教授にうかがったところ、近年、理学療法士・作業療法士と看護師との連携業務が確立されてきたとのことであった。以前は、担当患者がリハビリテーションを受けても、どの程度の改善が見られているのか、どのような治療を受けているのかを看護師が詳細に知るツールがなかったが、現在は理学療法士が施術後に患者の病棟に出向いて治療記録を記載するようになったため、看護師が治療内容や状態を即時に知ることができるようになったと同時に、職種間の情報交換もやりやすくなったというのである。

専門職がもつ知識や情報を、問合わせを待って提供するのではなく、こちらから出向いて積極的に提供することは、他職種に自分たちの職能を理解してもらうための有効手段であり、自領域の専門能力をチーム医療に活かすことにもつながる行為だと考える。

9.1.3 臨床検査科スタッフ間の信頼関係を築く～多職種連携の意識を検査室から創る～

● 1. 職種内連携を妨げる要因

他職種とのコミュニケーションが難しい要因として、養成課程で受けた教育や各職種特有の文化の違いが一因であることを3章で述べたが、同じ専門領域のスタッフ間のコミュニケーションもまた、難しいと感じているという声をよく耳にする。臨床検査技師同士であれば、受けた教育や文化はほぼ同じはずであるが、医療施設に就職してから後の業務の携わり方で、スタッフ間のコミュニケーションの難易度は変わってくると考える。

われわれ臨床検査技師の業務分野は多岐にわたり、基礎教育課程における学内実習や臨地実習で外郭には触れるが、実践レベルの臨床検査技術は、就職した後にOJTにより習得していく。さらに、日常業務で通用する技術レベルに達した後は、各種専門学会・団体や検査技師会で運営されている認定資格制度を利用して資格を取得するなど、技術レベルを向上するために自己研鑽する者も増えてきている。

基礎教育課程で学んだ全領域の臨床検査技術を、医療現場で求められるレベルにスキルアップさせる目的で、就職後の数年間をかけて各分野を一定期間ずつローテーションするといった、計画的な研修を実践している臨床検査科もある。しかし、多くの施設は人材的、人員的に余裕がなく、欠員補充による採用の場合、就職した時点で配属部署が決まっており、短期間のOJTにより臨床検査業務に従事することも少なくないと想像する。

また、このような業務への導入スタイルでは、複数領域の実践経験がないうちに、特化した領域の技術レベルが高くなり、専門資格や専門認定資格を取得することで高い専門性を活かした業務が行える反面、同じ臨床検査技師でありながら他領域の業務の流れや内容についての理解が難しくなる欠点も生まれる。同職種同士であっても、「他者理解」が難しい場合はチームを作りにくく、同職種内での業務連携も実践しにくい。同じ臨床検査科にいながら、コミュニケーションが難しいといった残念な状況にもなりかねないのである。同職種同士のコミュニケーションが困難な状態で、他職種と連携を図るのはさらに困難である。多職種連携によるチーム医療が求められている今、まず、同職種のスタッフ間の連携が必要なのである。

● 2. 職種内のチーム活動経験を
チーム医療につなげる

(1) 委員会活動への参加意識の転換

「異文化コミュニケーション」を「類似文化コミュニケーション」に変換するためには、「自己理解」と「他者理解」が有効であることを3章で述べた。同文化にありながら「他者理解」が不十分な集団においては、同じ場面で同じ経験をすることが他者を理解するために有効である。たとえば、日頃は別々の専門領域の検査業務をしている者同士が、検査業務とは別の活動をともに経験することなどがそ

の1つである。

近年,医療施設が組織的に医療を行うための手法の1つとして,各種委員会を設置して活動している施設が増加している。設置された委員会のうち,診療報酬の施設基準条件に該当する委員会や多職種が関与する委員会では,各職種の責任者,もしくは同等クラスの役職スタッフが職種代表委員として参画し,一部のスタッフだけが関与する状態になりがちである。そのため,一般のスタッフは,委員会活動の内容について担当委員からの直接伝達や,院内情報の配信などで知ることはできるが,自分たちが参加している臨場感を味わうことは難しい。

そこで,筆者は検査室のほかの役職スタッフとともに,院内委員会と類似した組織を検査科内委員会として設置し(図9.1.1),院内委員会での検討内容の伝達や,院内委員会の活動内容に沿った検査科内の検討課題について話し合う場を作り,検査科全スタッフの参画意識の転換を試みた。

各検査科内委員会は,院内委員会からの提案について,検査科ではどのように取り組むかを検討する一方で,検査科内で検討や改善を必要とする事案をあげ,スタッフ自身が検討,提案,解決していくことで,連携して活動する経験を積むことをねらい組織した。また,院内委員会活動と連動して活動する委員会を設置することで,「院内委員会活動は役職者の仕事」という意識が変わることも期待された。検査科内委員会では,スタッフ全員が何らかの委員会に参画することと,勤務年数3年を超えたスタッフが一定期間ごとに輪番で委員会責任者を担当することを取り決め,主任クラスのスタッフが分担してそれぞれの委員会のファシリテーター(活動を支えながら促していく存在)となり,委員会運営のサポートを行った。

(2) 活動をとおして見えたこと

実際の活動をとおして感じたことは,連携する意識の転換は「いかに積極的に活動に参加するか」という行動によって生まれるということであった。とくに委員会責任者を担当したスタッフの中には,委員会の活動を継続的に行うための運営方法を考えたり,委員会が提案したことが検査室業務の中に活かされているか意識するようになるといった,リーダーとしての資質を見せる者も現れてきた。その一方で,臨床検査技師としての豊富な職務経験があるスタッフでも,積極的な参画意識がもてない場合は委員会運営に苦慮する様子が見られ,徐々に委員会活動も停滞していく傾向にあった。複数のスタッフが連携することは,同じ文化をもつ同職種のスタッフ間でも意識と目的が必要であり,同時にリーダーシップをとれる人材の育成と,サポートするファシリテーターの存在が重要であることを実感した。

医療現場において,チームで連携して活動することが求められている現状については,われわれ臨床検査技師も認識しているところではあるが,チームを作るということ,またチームとして連携して活動するとはどういうことなのかがわからなければ,チーム医療についていくら語っても実践することは難しい。少し回り道に思えるかもしれないが,まずは,同職種間でのチーム活動を実践し,その経験を活かしてチーム医療に参画することが必要なのではないだろうか。

● 3. 他職種と連携が図れる 臨床検査科になるために

(1) 双方向のコミュニケーションの重要性

多職種が連携してチーム医療を実践するためには,それぞれの職種がもつ専門性を発揮できる環境を整える必要があり,その環境は職種間の円滑な双方向のコミュニケーションによって生まれる。医療チームにかかわらず,人と人とが関わる限り双方向のコミュニケーションを円滑に行うことは大切なことである。

チーム医療実践者らへのアンケートでは,検査室内でのコミュニケーションで大切にしていることは,いずれも「あいさつ」と,積極的にスタッフへ「声かけ」を行うことであり,とくにスタッフからあいさつされたときには,仕事の途中でも必ず顔を上げ,相手の顔を見てあいさつを返すことを心がけていた。「あいさつ」は,日常的に誰もが行うコミュニケーションの基本スタイルであるが,仕事中にあいさつされたとき,必ず顔を上げて相手の顔を見て

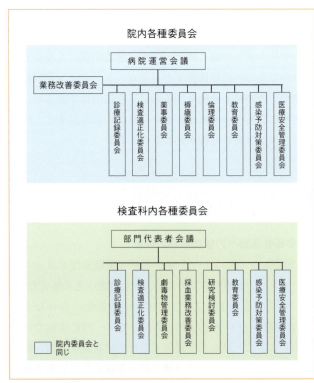

図9.1.1 院内委員会と検査科内委員会

9.1 | コミュニケーションを向上させるための手がかり

返事をしているだろうか。パソコンの画面を見ながら，キーボードを指で叩きながら，声だけを相手に返していないだろうか。

(2)「あいさつ」がコミュニケーションのスタート

「認める行為」の1つである「あいさつ」は，する側もされる側もお互いに顔を見合わせて認め合う方が自然であり，相手の顔も見ないで交わす「あいさつ」は，単なる儀礼であって，もはやストロークとはよべない行為である。肯定的なストロークを交換し合える人がいる環境で作られるチームは，円滑なコミュニケーションが図れるチームであると考える。些細なことのように思えるかもしれないが，検査室の中で，お互いが相手の顔を見ながら「あいさつ」を交わすことが日常的にくりかえされるようになると，相乗効果によって「あいさつ」以外のコミュニケーションスキルの質も向上していくことが期待される。

MEMO

ストロークとは
「あいさつ」のように，意思を伝えるコミュニケーションスキルのことを，心理学ではストロークとよんでいる。ストロークは「人の存在を認める行為」を意味し，相手をほめる，信頼して任せる，また感謝するなどの肯定的なストロークは「心の栄養」となり，人の成長や安定した人格を形成する要因になる[5]。

9.1.4　患者と信頼関係を結ぶ～心を寄せる医療人としての意識～

● 1. 患者と臨床検査技師との関わり

かつて臨床検査技師の業務のうち，患者との関わりがあるのは生理機能検査や出血時間など，ごく少数の業務しかなかった。しかし現在では，検体管理の観点から採血業務を臨床検査技師が行うようになり，病棟臨床検査技師として病棟に駐在し，検査データの問合わせ対応や指導[6]，また，患者に対して検査説明を行うといったように，患者との関わりをもつ領域が拡大している（図9.1.2）。

筆者は，臨床検査技師だけでなく，さまざまな医療スタッフを対象としたコミュニケーション研修を行っているが，参加者は受講時の反応から2つの集団に分かれると感じている。

1つは，昨今求められているチーム医療に参画するため

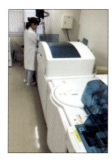
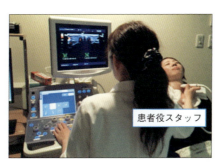
患者役スタッフ
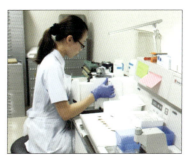

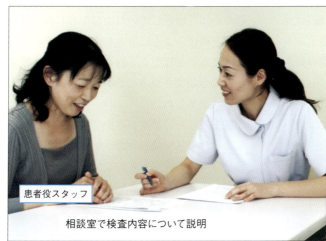
患者役スタッフ
相談室で検査内容について説明

従来の検査室内で完結する業務に加えて，臨床検査技師が患者のもとへ出向いて検査内容の説明をする光景も見られるようになってきた。

図9.1.2　臨床検査技師業務の拡大（従来からの業務とチーム医療参画業務）

には，患者と円滑なコミュニケーションを図れるスキルを身につけなければという気持ちで参加している人の集団であり，もう1つは，「コミュニケーションは誰でもいつでもやっていることだから，改めて聞くようなことでもない」と関心を示さない人の集団である。コミュニュケーションは，人と人がいる空間では必ず生まれるものであるから，後者の集団に属する人の意見は，あながち間違っていない。しかし，双方にとって心地よいコミュニケーションを図るためには，自分のコミュニケーションスタイルを見直し，新しいスキルを知ることが必要だと考える。

患者の心理状態は多様で，3章でも述べたように通常では大人の対応ができる人でも，不安定な心理状態になり，不安感から生まれた不満や憤りを，直接医療スタッフにぶつける場合もある。患者の言葉の背景には複雑な患者心理が隠れていることがあるため，患者の発する言葉どおりに受け止めると理不尽に思えることも，コーチングやカウンセリングのスキルを応用して聴くと，理解できる場合がある。

● 2. 言葉の背後に隠れた本当の気持ちを聴く（外来編）

患者は，医療機関を自分が抱えている不安や痛みを解消してくれる場所として期待し，医療スタッフに対しても，患者を支えてくれる存在であることを期待している。そのため，医療スタッフの対応が期待どおりでなかった場合，戸惑い，失望や怒りさえ感じ，医療スタッフにその気持ちをぶつけてくることがある。

患者は，ときとして不満や不安に感じていることを，自分自身でも自覚できないまま身体症状として感じ，その症状を医療スタッフに訴えることがある。筆者が経験した事例を紹介する。

(1) 検査の途中で患者が首の痛みを訴えた事例

患者は，眼の動きに違和感を感じて来院したため，左右の眼球運動を評価するヘススクリーンテストを実施した。この検査は，検査用スクリーンに点灯した赤色のポイントを眼だけを動かして追いかけるため，検査時には頭の動きを制限する必要がある。検査する際，患者はスクリーン前に設置した固定台に顎を乗せ，頭を軽く固定される。検査時間は5分程度で，無理な姿勢で行うような検査ではないが，このときは患者が途中で首の痛みを訴えたため，検査を一時中断した。

痛みを感じる箇所や痛みの程度についてたずねたところ，「さっきしてもらった超音波検査のときも痛かったけど我慢した」とのことであった。患者は，頸部の超音波検査を受けていたが，頸部の検査の場合，座位で頸部を伸展させた状態で行うため，病変部の評価に時間がかかる場合などは，患者が肩や後頸部の凝りを訴えることがある。また，頸椎症の既往のある患者では，頸部を伸展することで四肢にしびれを感じることもあるため，あらかじめ疾患の有無を確認してから体位をとってもらい，できるだけ頸部の伸展を緩やかにするなどの対応をしている。そこで患者に確認したが，頸椎症や寝違えなどはないとのことで，特段痛みを引き起こす原因は見当たらなかった。

患者に，医師に「診察時に症状を確認してほしい」と伝えておくので，患者からも医師に話すよう勧めたところ，「先生はいつも忙しそうだから，病気のこと以外は話しにくい」とのことであった。

患者の話す様子に不満な感情を感じたため，患者の様子を注意して観察しながら傾聴した。

(2) 患者の不安な気持ちを受容する

患者は，数ヵ月前から耳鳴りがあり，耳鼻科専門クリニックに通院を始めた。数日前も受診したが，そのクリニックでは患者が多いためか，検査も，看護師の対応も，医師の診察もすべてが慌ただしく，話したいこと（患者の母親も閉経後の耳鳴りがひどく，現在は難聴気味のため，自分も同じようになるのではないか不安を感じていること）を話すことができない雰囲気だったという。自分は，母親のように難聴になるかもしれないと思うと，不安で寝つきが悪く，睡眠不足のせいか頭痛が続いている。首の痛みも，頭痛のせいかもしれないとのことであった。

患者の話を聴き，患者は自分も母親のように難聴になるかもしれないとの不安から，緊張した時間をすごしてきたことがうかがえた。また，患者は耳鼻科専門クリニックに通院することで，難聴への不安が解消されることを期待していたが，慌ただしい診療を体験して，医療スタッフに抱いていた期待が叶わないと失望しているのではないかと感じた。

筆者は，患者の話から感じたことをそのまま言葉で伝えたところ，患者は少し考えている様子であったが，やがて穏やかに「緊張していたからかもしれませんね」と言って，検査を続けるように筆者を促した。その後，再び首の痛みを訴えることはなく，検査を終了した。検査終了時に首の痛みについてうかがったが，患者は「もう大丈夫です」と言い，退室した。

慌ただしい外来業務の中で，じっくり患者の話を傾聴することは容易ではないが，何気ない患者の言動の裏に，患者自身でさえ意識していない感情が，身体症状などに表出してくることがあるということを知っておくことも大切である。

3. 患者の気持ちや, おかれた状況に寄り添う（病棟編）

(1) 検査説明の準備

「患者に寄り添う」という表現は, 患者ケアに直接関わる看護師からよく聞かれる表現であり, われわれ臨床検査技師には少しなじみにくい感じもする. しかし, 前述した病棟臨床検査技師のように, 患者ケアを実践する看護師と同じ場所で業務をする場合, 臨床検査技師が行うチーム医療でも「患者に寄り添う」必要がおおいにある. 筆者の施設では, 臨床検査技師が自己貯血を予定している入院患者に輸血や自己貯血について説明し, 医師の術前説明のサポートを行っていた. 説明は病棟の相談室を利用することもあったが, 相談室が使用されているときは直接患者の病室を訪れることもあった. これは, 患者の病室で説明をすることになったときの事例である.

患者は, 遠方在住のため, 入院後に貯血して手術をする手順になっていた. 筆者は, 業務の合間をぬって病棟に出向き, ナースステーションに立ち寄って, 看護師に当日の患者の様子をたずねた. 患者への説明のために訪室するときは, 必ず看護師から当日の患者の様子を訊き, 訪室した際の患者との関係性を作るために活用していた.

(2) 看護師と連携して患者情報を得る

その日ナースステーションに行くと, すでに看護主任が患者の病室に出向き,「これから輸血の説明に臨床検査技師さんが来ますが, 都合はいいですか？」と確認してくれていた. 看護主任は筆者に,「患者さんは, 14時まで韓流ドラマを観ているので, 時間をずらして訪問してもらうことはできるか」とたずね, さらに,「患者さんは, 毎日このドラマを見るのを楽しみにしているので」とつけ加えた. 楽しみの少ない入院生活で, 患者がドラマを見ることを楽しみにしているなら, 検査説明に訪室するのは後にしようと思い, ドラマの終わる時間を確認して, いったん検査室に戻った.

ドラマが終了するころに再び病室に向かい, 患者にあいさつをしてから, 検査説明をすることを伝えた. 患者がやや緊張した面持ちだったため, 検査説明を始める前に, 患者が観ていたというドラマの感想をうかがったところ, 患者はにこやかな表情で説明をしてくれ, そのままの雰囲気で抵抗感なく貯血の説明に移ることができた. 説明後, 患者から「忙しいでしょうに, わたしの楽しみに合わせてくれてありがとう」と言われ, 訪室する前から, 患者がよい印象をもって説明担当者である筆者を迎えてくれたことを知った. また, 患者の都合に合わせて臨床検査技師が対応することにしたと看護師が伝えてくれていたこともそのときに知り, 看護師の対応に感謝した事例でもあった.

患者に対して検査に関する説明をするとき, 発揮されるのは臨床検査技師としての専門性であるが, 高い専門性をもつほど患者との知識格差は生じる. 相手の目線に合わせて理解できるように話をしようとする意識をもつ一方で, 必要な内容は確実に伝える必要があり, 患者への検査説明は難しいと考える. しかし, 同時に, 患者の状態, 状況に合わせようとする配慮は, 患者の気持ちをほぐし, 説明を受け入れようとする意識を生むきっかけになるものと考える.

4. おわりに

チーム医療に参画するために意識しておくと助けになるコミュニケーションスキルについて, 筆者の経験とチーム医療実践者らへのアンケートの回答を紹介しながら述べてきた.

医療の現場においてコミュニケーションを図る相手は, 同じ医療に従事する医療チームメンバーと, 医療従事者とは対極の立場にいる患者である. しかし, どの立場の相手に対する場合であっても, コミュニケーションの基本は「相手に対して心を寄せる」こと, つまり, 相手に配慮する意識である. チームメンバーとあいさつをするとき, 返すとき, 相手の顔を見て行うこと, 他職種スタッフから検査に関する問合わせを受けたとき, 相手の状況（所属する診療科や経験年数など）を考慮して迅速に対応すること, 不安感から生まれる患者の感情を理解しようという姿勢で患者の話を聴くことなど, 少しの意識が「相手に心を寄せて」対応するコミュニケーションスキルを育てていく.

本節で紹介した実践例, 経験例を参考に, 医療現場に関わる人同士が円滑なコミュニケーションを図れるためのコツを, 各自で工夫して創り上げていくことを期待したい.

9章 チーム医療に必要となるスキルの実際

Q 医師,看護師をはじめとする他職種スタッフとの信頼関係を作るために,最も必要なスキルは何ですか?

A 専門性を発揮したうえでアサーティブなコミュニケーションスキルを身につける。

　まずは,臨床検査技師としての専門性を身につけることが必要である。チーム医療においては,各職種の専門性を発揮することで質の高い医療の提供が可能になると考えられ,さらにそれぞれの専門性を発揮しながら,患者に向き合う医療チームを作るためには,自分も相手も尊重するアサーティブなコミュニケーションスキルを身につけることが有効である。

▶**アサーティブとは**
　コミュニケーションスタイルの1つで,「自分を大切にし,相手のことも同じように尊重する態度」のことである。専門職で組織された医療チームにおいては,意見の対立が生まれ,円滑なコミュニケーションを図れなくなることがある。このような場合にも,相手の意見を尊重しつつ,相手にも自分の気持ちを率直に伝え,互いに歩み寄ろうとする姿勢を取ることで,次第にチームとして熟成していくことが期待できる。

［猪俣啓子］

参考文献

1) 福原麻希:チームメンバーの専門性とスキル,チーム医療を成功させる10か条,175,中山書店,東京,2013.
2) 鷹野和美,他:チーム医療の実際,チーム医療論,39-40,医歯薬出版,東京,2006.
3) 奥棚子,他:専門看護師・認定看護師の役割に対する看護師のニーズ〜高度先進医療を提供する大学病院(一施設)〜における質問紙調査〜,千葉看護学会誌 2009;15:43-50.
4) 瀬川雅紀子,他:新卒看護師の職業継続意識に影響を与えた体験,日本管理看護学会誌 2009;13:41-49
5) 中村和子,杉田峰康:ストローク,わかりやすい交流分析,65-73,チーム医療,東京,2010.
6) 金子隆子,他:病棟臨床検査技師,臨床病理レビュー 2009;144:195-197.

9.2 問題解決の手がかり

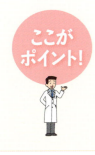

ここがポイント！
- チーム医療での問題解決方法は，まず担当分野の知識が優先される。他職種との交渉では担当者が臨床検査科の代表となり，担当者の知識≒臨床検査科の知識となる。
- 医療安全の考えを常に忘れず，KYTで危険が潜んでいないか予知して事前に回避する方法を考える。
- KJ法とPDCAサイクルは問題解決の手法であり，運用方法に慣れ経験を積むことが必要である。
- PDCAサイクルを常に回転させるには「C：Check」を継続することが必須である。

9.2.1 問題分析の進め方

1. はじめに

チーム医療に関連した課題は，他職種とともに問題解決に取り組むことが重要になる。職種の専門性の高い内容では，他職種が内容を理解しないと議論ができなくなり，まったく参加できないか中途半端な参加に終始してしまうことになりかねないため，専門的な内容を他職種が理解できるように説明することが必要になる。つまり，臨床検査に関連した内容は臨床検査科で責任をもって取り組むことになる。臨床検査科で事前検討したことをもち寄りチーム全体で検討し，再検討が必要であれば臨床検査科にもち帰り検討，その後再度チームで検討する。本節では，問題解決の手法であるPDCAサイクルについて，糖尿病療養指導での具体例を示し解説する。

2. 他職種からの意見を集約する

糖尿病患者が苦難している事項の1つに低血糖がある。低血糖に不安を抱いているインスリン療法患者は少なくない。突然襲う低血糖を予防するために，血糖自己測定で血糖値を把握する。しかし，血糖自己測定でトラブルが生じると測定を躊躇したり，測定した結果に悩むことがある。そのようなことがないように「低血糖を予防する血糖自己測定」の指導が必要である。

問題分析を進めるにあたり，他職種が意見を出しやすくするために資料をつくることが有効である。自己検査用グルコース測定器について最も理解している臨床検査技師が，KJ法で要因分析を行い他職種と課題の共有化を図る。さらに，理解しやすいように特性要因図と連関図を作成する。

作成した資料をもとに，PDCAサイクルやKYTで危険を予知しながら問題解決を図り，リスクの高い低血糖を回避する指導方法まで掘り下げる（図9.2.1）。

専門的なところは専門とする職種しか判断できないと思いがちであるが，他職種からいろいろな意見が出され気づかされることもあるので，多職種で議論する意義がある。糖尿病療養指導に関する専門的な内容は，本書の4.3「糖尿病療養指導チームの実際」を，またKJ法の進め方は，3.2.3「KJ法による問題分析の手法」を参照されたい。

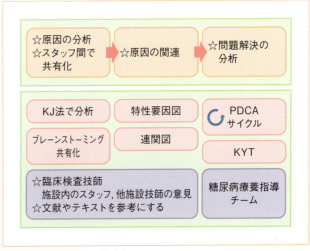

図9.2.1 問題分析の進め方

9.2.2 血糖自己測定での問題解決におけるPDCAサイクルの事例

● 1. はじめに

本項では，血糖自己測定での問題解決の事例を示す．図9.2.2は，Planは横軸に内容を，Do・Check・ActはPlanにもとづく行動や結果を縦軸に表す．項目の後の「○」は臨床検査科が関与する内容を示す．電極による血糖自己測定では，空気中の水分で偽高値になり低血糖を見逃すリスクがあるため，乾燥剤入りの専用ボトル容器で管理する．

課題		電極管理					
		P1	P2	P3	P4	P5	P6
回数		1回目のPDCAサイクル					
P		小分け	そのまま保存	開封後3カ月以上	有効期限切れ		
D	D1-1	スタッフで確認					
	D1-2	ポスター掲示					
	D1-3	「ボトル容器の管理」病棟看護師に情報提供○					
C	C1-1	対象患者のリストを作成して説明漏れを防げたか					
	C1-2	看護師が正しい電極管理ができたか					
A	A1-1	外来スタッフ不足					
	A1-2	看護師への情報提供不徹底の場合説明会を開催					
回数						2回目のPDCAサイクル	
P						P1～P4	臨床検査科でも対応
D	D2-1					継続	
	D2-2						電極払出し時に確認○
C	C2-1					対象患者のすべてに実施できたか	
	C2-2					すべての看護師が理解しているか	
A	A2-1					新規対象患者への説明	
	A2-2					看護師の教育マニュアルに電極管理を加える	

図9.2.2　血糖自己測定での問題解決のためのPDCAサイクル

● 2. 1回目のPDCAサイクル

(1) Plan：「計画を立てる」

正しくない電極管理を防止するための実行計画を立てる．以下に，よく遭遇する発生事例を4つ（P1～P4）示す．

P1：小さな容器に小分けして保存している．
P2：測定器ケースに，ボトル容器から取り出しそのまま保存している．
P3：ボトル開封から3カ月以上経過した有効期限切れ電極を使用している．
P4：有効期限切れ電極を使用している（自宅にある古いボトル容器を使用したため）．

(2) Do：「実行する」

D1-1：P1～P4の防止のため，外来受診時に測定器一式を持参してもらい，外来スタッフが確認する．
D1-2：D1-1を進めるため，正しい電極管理の必要性と測定器持参の案内ポスターを掲示する．
D1-3：外来スタッフのみならず病棟看護師にも正しい電極管理について案内形式で情報提供し，正しい測定ができるように案内する．

(3) Check：「評価する」

C1-1：対象患者リストを作成して確認実施状況を評価する．
C1-2：病棟看護師が正しい電極管理ができるかを情報提供後の聞き取りで評価する．

(4) Act：「改善する」
A1-1：外来スタッフ不足で確認できていないケースでは，「2回目のPDCAサイクル」で取り組む。
A1-2：全病棟看護師への情報提供が徹底されていないケースでは，説明会を開催する。

● 3. 2回目のPDCAサイクル

(1) Plan：「計画を立てる」
P5：P1～P4の防止を継続する。ただし，測定器一式を持参しない患者がいるケースでは，確認を延長する。
P6：外来スタッフ不足をふまえて，臨床検査科でも対応することとする。

(2) Do：「実行する」
D2-1：P5として，外来スタッフでの確認を継続する。
D2-2：P6として，電極の払出しを臨床検査科が担当しているので，その時に確認する。

(3) Check：「評価する」
C2-1：対応期間を延長した場合を含め，期間内ですべての対象患者が実施できたかどうかを評価する。
C2-2：説明会を実施した場合を含め，病棟看護師への聞き取りで理解度を評価する。

(4) Act：「改善する」
A2-1：新規対象患者への説明を徹底する。
A2-2：新規病棟看護師の教育マニュアルに，電極管理の徹底を加える。
※ A2-1・A2-2は，C2-1・C2-2の確認の結果，計画達成が確認された場合のAct。計画未達成の場合はその要因を分析・考察して，「3回目のPDCAサイクル」で取り組む必要がある。

● 4. PDCAサイクルを経た新たな気づき

この事例について実際に取り組んだ施設では，次のような点に気づいた。

(1) 伝達方法
文章による案内形式だけでは十分に伝わらないので，大事な内容は説明会を開催して徹底する必要がある。

(2) Checkの難しさ
Plan・Doは担当スタッフ間で比較的容易に決められるが，「Check：評価する」は時間と労力が必要で容易でない。評価方法と継続方法はあらかじめ具体的に想定しておくことが有益である。えてしてPlan-Do-Plan-Doのくりかえしになりがちで，Checkはないがしろにされがちである。Checkにおいて「なぜそうなったか」を数回掘り下げて考えることで，表面的な問題現象から，「要因」さらには「真因」の発見に至る。真因に対するActやPlanこそが真の問題解決につながる。

● 5. PDCAサイクルでの検討内容の利用

問題解決した内容は整理し，患者指導に活かし，次の問題解決の参考にする。また，症例をまとめて学会や研修会の資料とする。

(1) 糖尿病検討会（カンファレンス）で症例を提示
院内の糖尿病検討会（カンファレンス）で事例報告する。改良点，問題点を提示・検討して，患者指導に活かす。日本糖尿病療養指導士の受験・更新で提出する症例の参考にすることにもなる。

(2) 学会，研修会での事例紹介
各種学会や研修会で検討や事例紹介として発表・公表する。院内だけでなく，他施設や地域での情報交換も行う。staged diabetes management (SDM) 研究会などの専門性の高い場で，当院のチーム医療を紹介している。臨床検査科が担当するときに，採用している測定器の選定理由と操作方法を紹介する。同時にPDCAサイクルの事例を報告し，チームでの取組みを紹介する。

MEMO

SDMとは
SDMは，糖尿病を専門としない実地医家，糖尿病療養指導士を対象に作成した，糖尿病の臨床病期に応じた実践的な管理マニュアルである。

● 6. おわりに

PDCAサイクルは他職種も利用している共通の問題解決方法なので，あらゆる場面で取り組む機会が増えてきている。
解決手法を有効に活かすためには，担当している業務の知識や技術の研鑽，新しい知識の取得が必要であり，問題解決の手法が活かせる。これから経験を重ね，活躍する臨床検査技師の参考になれば幸いである。

［右田忍］

9.3 臨地実習にどのように取り入れるか

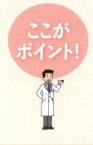

ここがポイント！
- 多能職（ジェネラリスト）としての「臨床検査技師」への期待について理解してもらう。
- 医師をはじめとする他職種スタッフとの連携・補完について理解してもらう。
- 患者を中心とした「チーム医療」で活躍できる臨床検査技師を目指してもらう。

9.3.1 臨地実習の意義

● 1. 臨地実習の目的

「臨床検査技師」を目指す学生にとって，臨地実習は実践業務の入り口である。この第一歩は将来にわたって，医療スタッフの一員として働くうえで非常に意義深いものである。教育課程により検査全般にわたって知識，技術を習得し，国家資格取得に向けて準備を進めている臨地実習生に対し，従来の中央検査室を中心とした業務から，臨床検査技師の医療現場における役割が大きく変わろうとしている現実がある。専門特化したスペシャリストが求められる反面，多能職（ジェネラリスト）としての「臨床検査技師」に大きな期待が寄せられている。「検査データ」の集約と解析，病態把握をするうえでの治療方針，服薬情報，栄養管理，処置情報などに対する広い知識が必要とされている。

臨地実習は，中央検査室における分野別の検査データの精度保証と，患者を中心とした医療スタッフの一員としての役割について，実際の業務内容をとおして体感する場として重要である。臨地実習を受け入れる医療機関において，臨床現場における「検査データ」の重要性を学び，医療スタッフの一員として，医師をはじめとする他職種のスタッフと臨床検査技師がいかに連携，協働，補完して患者に対して何をすべきか？ 何が求められているのか？ 何が必要なのか？ 臨地実習をとおしてチーム医療の一翼を担う「臨床検査技師」を体感してもらう絶好の機会である。

● 2. 医療スタッフの一員になるために

社会人としての良識を身につけるとともに，医療人として患者に対する接遇はもとより，医療倫理を習得し実践することが重要である。ジュネーブ宣言などに代表される「医の倫理に関する規定」，リスボン宣言などに代表される「患者の権利に関する規定」，「医療における倫理原則（4原則）」などを指導するとともに，われわれ臨床検査技師の根幹である「検査データの精度保証」の重要性について指導する。

日本臨床衛生検査技師会（日臨技）が策定した「臨地実習ガイドライン2013」に記載されている「臨地実習の一般目標」は，以下の4項目である[1]。

①社会人としての良識を身につけるとともに，医療人としての倫理感を身につける。
②臨床検査の現場に身を置き，臨床検査技師として不可欠な臨床検査の基本的な実践技術を習得する（技能）。
③提供する臨床検査情報の意義，精度管理の必要性，そして検査研究の重要さを認識するために，疾患へ興味を持ち，検査情報より病態解析へのアプローチを身につける（認知）。
④医学・医療の専門職そして医療チームの一員として積極的に取り組むために，医療の中における臨床検査および臨床検査技師の役割と責任を知り，医療人としての自覚を持つ（情意）。

臨地実習の目標である②，③については，臨床検査技師としての根幹であり，卒前・卒後教育をとおして生涯学習と位置づけ自己研鑽に努めるとともに，人材育成にも積極的に取り組むことが重要である。また，平成19年12月28日付の厚生労働省医政局長通知「医師及び医療関係職と事務職員等との間等での役割分担の推進について」（医政発

第1228001号）の通知文の中で，「良質な医療を継続的に提供するという基本的な考え方の下，医師，看護師等の医療関係職種の医療の専門職種が専門性を必要とする業務に専念することにより，効率的な業務運営がなされるよう，適切な人員配置の在り方や，医師，看護師等の医療関係職，事務職員等の間での適切な役割分担がなされるべきである。」さらに，「採血，検査説明については，保健師助産師看護師法及び臨床検査技師等に関する法律（昭和33年法律第76号）に基づき，医師等の指示の下に看護師及び臨床検査技師が行うことができることとされているが，医師や看護職員のみで行っている実態があると指摘されている」と記されている。

目標の①，④については，医療環境が大きく変化する中で，各医療スタッフの専門性に積極的に委ねるとともに，医療スタッフ間の連携・補完をいっそう進めることが重要である。医療現場において，医療スタッフの一員として活躍できる臨床検査技師を育成するためにも，実習施設で取り組んでいる「チーム医療」をとおして指導する必要がある。

9.3.2　検査説明・相談窓口

● 1. チーム医療の現場体験をとおして

医療現場では，患者に対する臨床検査に関する情報提供は，採血や生理機能検査の検査前説明，血糖自己測定（self monitoring of blood glucose；SMBG）の指導，人間ドックや糖尿病教室での検査説明，入院患者への時系列検査データの説明など多くの場面で日常的に実施されている。臨地実習では学内実習とは異なり，患者を尊重し，医療スタッフの一員として，責任をもって実際の検査や診療が円滑に進むように努めることが重要である。医療スタッフや患者に対する接遇は，①あいさつ，②笑顔，③態度，④言葉づかい，⑤身だしなみの5原則（日臨技臨地実習ガイドライン2013）について指導する。

臨地実習施設で実施されている「検査説明」の現場を体験させ，接遇，患者心理などの基本的な事項について指導する。たとえば，多くの病院で実施されている「糖尿病教室（図9.3.1）」などの集団指導（図9.3.2）と「SMBG」などの個人指導の違いについて指導する。

SMBGなどの個人指導については，機器の取扱い説明にとどまることなく，①患者の病態に合わせた「糖尿病」について，②なぜ毎日何回も測定しなければならないのか，③体内における血糖値の変動について，④低血糖の怖さと対処法，⑤測定時の感染防止，⑥治療の目標（コントロール値）についてなど，医師の具体的な指示のもと適切な情報を患者に提供し，療養に主眼をおいて医療の一翼を担うことの大切さを確認する。

とくに患者に接するうえで大切なことは，患者ごとに理解度が異なることを意識し，できれば「くりかえしの説明」が必要であり，説明したことに対する患者の理解度について確認し，患者に合った指導をすることの大切さと，患者の目線で「正面から患者と向き合う」ことの大切さを指導する。

患者相談窓口など，患者の疑問に対応する場合は，まず患者の不安を和らげることに主眼をおき，傾聴の大切さを

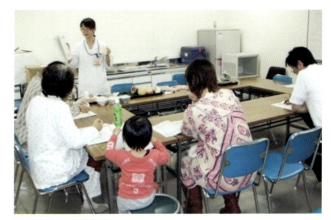

図9.3.1　糖尿病教室

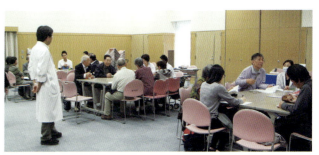

図9.3.2　集団指導

指導する。とくに，検査データについての解説を求められた場合は，主治医の指示のもとで対応することが大切である。患者心理としては，検査データの経時的変化に敏感であり，質問内容も多岐にわたるが，項目ごとに表示される結果付加コメントのL，Hの解釈，共用基準範囲と個人の基準範囲の解釈，治療ガイドラインの病態管理値の解釈，検査項目の測定感度と特異度など基本的な概念を習得し，reversed-clinicopathological conference（R-CPC）や症例検討会，各種カンファレンスに参加し，病態把握の大切さを指導する。

9.3.3 検査情報室

1. 検査データの活用について

検査システムに構築された情報は，まさに"宝の山"である。現代医療において「検査データ」は，予防，診断，治療，予後予測に必要不可欠であり，治療方針を決定するうえで非常に重要なデータとなっている。ゆえに検査データの「精度保証」を担保することが，臨床検査技師としての根幹である。検査情報室を運営するうえでは，大きく以下の3つのポイントがある。

①検査室から発信される検査データの精度保証を管理する。
②各分野から解析された個々の検査データを患者単位で集約し，病態から推測されるデータとして管理し，臨床現場に付加価値をつけて情報提供する。
③検査データベースに蓄積された膨大な情報を活用し，臨床研究の一翼を担う。臨地実習において，検査情報室の業務内容を体験させ，データマネジメントの必要性について指導する。

①の精度保証は，各分析装置で測定された項目ごとのデータの精度管理の手法について，データ過誤が生じる要因を説明する。検査前処理で，分析項目ごとの特性を理解し，検体採取方法の適正化，検体の保存方法，測定までの経過時間などの留意点について指導する。測定の段階では，項目ごとの測定試薬の特性，試薬の測定実行感度，交差反応性，頑健性など分析装置の特性，測定原理，機器メンテナンスの重要性など機器管理の重要性についても指導する。ルーチンワークにおける項目管理については，内部精度管理，外部精度管理などを中心に指導する。また，機器間差を含む施設間差について解説する際に，検査データの標準化に向けた事業展開の重要性について指導する。

②病態としてのデータ管理は，項目ごとの精度管理をしたうえで患者ごとのデータを集約し，時系列（前回値）データチェック，患者情報（看護記録，処置情報，輸血歴など）から検査データを患者の病態として把握し，データ管理することの大切さを指導する。チーム医療に参画するには，医師をはじめとする医療スタッフに，臨床検査データに関するエキスパートとして認めてもらうための自己研鑽が必要である。日々の膨大な検査データの中で，疑問を抱き，考える力を身につけるためには，ルーチンワークにおいてスタッフ同士がR-CPCをくりかえすことが大切であり，医師をはじめとするほかの医療スタッフや先輩技師とのコミュニケーションを取ることの大切さを指導する。

③検査データベース活用による臨床研究への参画については，日々のルーチンワークの中で疑問をもつこと，探求心を養うことの大切さを指導する。臨床研究は，診療科の医師，あるいはほかの医療スタッフとの共同研究として実施する場合が多く，患者データ，患者検体を用いるため，患者の同意をはじめとする医療倫理との関わりについても指導する。たとえば，臨地実習期間最終の1週間程度を自主研究期間とし，実習期間中に指導を受けた内容，日頃疑問に感じていることなど自分で「研究テーマ」を設定し，研究プログラム（実験プロトコール）を作成し，データ取り，データ解析（医療統計を必ず使用），データの集約，プレゼンテーション資料を作成し，臨地実習最終日に実習施設のスタッフの前で発表する機会を設定している施設もある。

9.3.4 症例検討会・カンファレンス

1. 医療スタッフとしての資質を養うために

医療現場における「検査データ」は，初期診断，治療方針，経過観察など患者の病態把握にとって必要不可欠である。データ解析する際には，単に異常データの変化だけでなく関連したデータ全般について解析し，病態把握がなされている。検体検査データをベースとして，感染症データ，病理学的データ，さらに画像データ，服薬データなどから総合的に解析され，治療記録，看護記録の情報から治療が進められている。今後さらに臨床検査技師がチーム医療の一員として医療現場で活躍するためには，検査の専門家としての自己研鑽はもとより，薬剤情報，画像データ，栄養

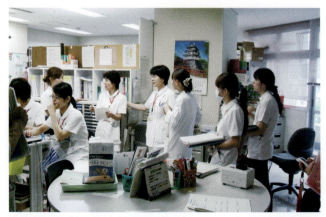

図9.3.3　NSTカンファレンス

情報など患者の病態把握をするうえで，関連したデータ全般についての知識が必要になることを指導する．

チーム医療の一環として，多くの病院で実施されている栄養サポートチーム（nutrition support team；NST），感染制御チーム（infection control team；ICT）などのラウンドに積極的に参加させ，医師をはじめとする医療スタッフの一員として，臨床検査技師がどのような役割分担を担っているかを体験させる．

診療科が主催するカンファレンス，症例検討会（図9.3.3，9.3.4）に参加させ，検査データがどのように活用されているか，患者の病態管理のうえで医療スタッフがどのように連携し，専門性を活かした業務の補完がされているかを経験させる（図9.3.5）．

臨床検査技師が関わる「検査データ」に対しての，検体前処理から結果報告までの一連の精度保証に関しては，従来から分析系の項目を中心に精度管理が進められてきた．最近では，生理検査，微生物検査，病理検査，血液（形態）検査，輸血検査などで，手技の標準化を含めたデータの標準化に向けた積極的な取組みが展開されている．「検査データ」の専門家としての自己研鑽はもとより，臨床現場で検査データがどのように活用されているかを指導するとともに，いかに検査データの精度保証が大切であるかを理解させる．しかし，臨床の現場では臨床検査技師の関わる「検査データ」のみで治療が進められているわけではなく，薬剤情報，画像データ，看護記録など多くの情報から病態把握がされている．チーム医療（医療スタッフ）の一員として積極的に参画するには，患者の病態を正確に判断するために，検査以外の情報についても理解できる資質を養う努力が必要であることを指導する．

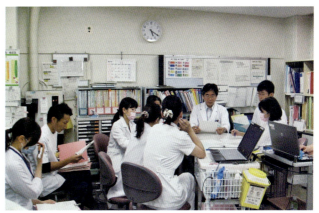

図9.3.4　症例検討会

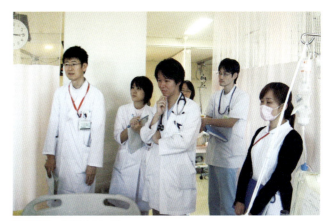

図9.3.5　病棟ラウンド

［横地常広］

参考文献

1) 日本臨床衛生検査技師会：臨地実習ガイドライン2013　http://www.jamt.or.jp/data/

9.4 医師臨床研修における臨床検査科の役割

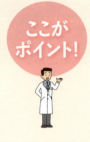

ここがポイント！
- 臨床研修の基本理念および臨床研修の到達目標と，臨床検査科としての評価を理解する。
- 「検体検査」，「微生物検査」，「生体検査」部門における臨床研修実施内容を学ぶ。
- 臨床検査科に足を運びやすいように信頼関係を構築する。
- 研修医に期待すること，そして臨床検査技師の心構えを学ぶ。

9.4.1 医師臨床研修の概要

1. はじめに

医師臨床研修制度は平成16年度から導入され，診療に従事しようとする医師は，2年以上の臨床研修を受けなければならないと医師法（第16条2）に定められている。「医師臨床研修制度は，平成12年の医師法の一部改正により平成16年度から導入され，『医師が，医師としての人格をかん養し，将来専門とする分野にかかわらず，医学及び医療の果たすべき社会的役割を認識しつつ，一般的な診療において頻繁に関わる負傷又は疾病に適切に対応できるよう，基本的な診療能力を身に付けることのできるものでなければならない（厚生労働省令）』との基本理念の下，従来の努力義務から必修化する形で研修が開始された」（医道審議会医師分科会医師臨床研修部会報告書；平成25年12月19日）。

医師臨床研修指定病院の認定を受けている病院は，指針に則り2年以上の臨床研修について「到達目標」と「評価方法」を設定し，第三者を交えた定期的な研修委員会を通じて研修医の育成に取り組んでいる。

医師臨床研修全般における臨床検査科のローテート期間は4週間で，臨床検査科内各部門では半日から1日程度となる。その短い期間で，いかにして研修医に臨床検査のポイントを効果的に指導し，習得していただくかはわれわれ臨床検査技師に託された重要な課題であり，責務である。

半面，この機会を通じて研修医にわかりやすく臨床検査手法や将来に向けての必要なスキルを習得していただく機会となれば，研修を終えた後も引き続き臨床検査科に気軽に足を運ぶことのできる関係の構築も期待できる。

本節では，臨床検査科として医師臨床研修に関わっている，筆者の所属する豊田厚生病院での実際の取組みと，評価方法および主たる研修目標を紹介する。なお，病理診断科については病理医からの直接的な標本供覧や剖検介助，レポート作成などの指導を受けるため割愛する。

2. 臨床研修領域

厚生労働省の設定した「臨床研修の到達目標」は，「Ⅰ 行動目標」と，「Ⅱ 経験目標」で構成される。臨床検査は，「Ⅱ 経験目標―A 経験すべき診察法・検査・手技―(3) 基

図9.4.1 基本的な臨床検査 （厚生労働省「臨床研修の到達目標」より）

表9.4.1　臨床検査科研修内容

部門	期間	時間	研修内容
病理	8日	終日	病理組織診断
輸血	半日	PM（14時以降）	血液型検査 不規則抗体 交差適合試験
血液・一般	半日	PM（14時以降）	尿・体腔液のデータの見方 血液像・マルク像の見方 マルク実施見学　血液内科
病理検査	半日	AM	病理組織検査 細胞診検査
細菌	半日	AM or PM	グラム染色（塗抹から染色・鏡検まで） 抗酸菌染色（塗抹から染色・鏡検まで）
生化・血清	半日	PM（14時以降）	検体検査　受付周知事項 検体の流れ 各分析装置の説明と見学 血液ガス分析 データ判読上の注意点 中央採血室の見学 病棟検査技師の役割
採血	半日	AM（10時～）	採血実習（1～2回）
ECG	半日	PM	心電図・ホルター心電図・トレッドミル 肺機能検査
脳波	半日	PM	脳波・誘発検査 糖尿病神経機能検査
UCG	3日	AM or PM	心臓超音波検査
AUS	5日	AM	腹部・表在・血管超音波検査

本的な臨床検査」の領域に含まれ，1)から20)の検査分野が設定されている。各検査分野の履修度は，「A」（自ら施し，結果を解釈できる）または「その他」（検査の適応が判断でき，結果の解釈ができる）で表される（図9.4.1）。当院の臨床研修プログラムでは，臨床検査科を研修1年目で4週間必須としている。

3. 臨床検査科研修内容

臨床研修を効率的に実施するためのツールとして，臨床検査全般を網羅的にまとめた研修テキストを臨床検査科で作成した。検体部門では，検査依頼時の注意点から検査の流れ，所要時間を中心に説明し，血液型判定・交差適合試験，血液ガス分析を実施する。また，標準採血法の説明と実際の採血も実施することで安全な採血手順を理解し，適切な患者対応を習得する。微生物部門ではグラム染色・抗酸菌染色や薬剤感受性試験を中心に研修を行い，抗菌薬の適正使用や院内感染制御への関わりを理解する。

生体検査部門では心電図検査，腹部・心臓超音波検査の実践を中心に研修を行い，救急医療における実践的なテクニックを習得してもらうため7日間を割り当てている（表9.4.1）。

4週間の臨床検査科研修において，上記研修を完結させ

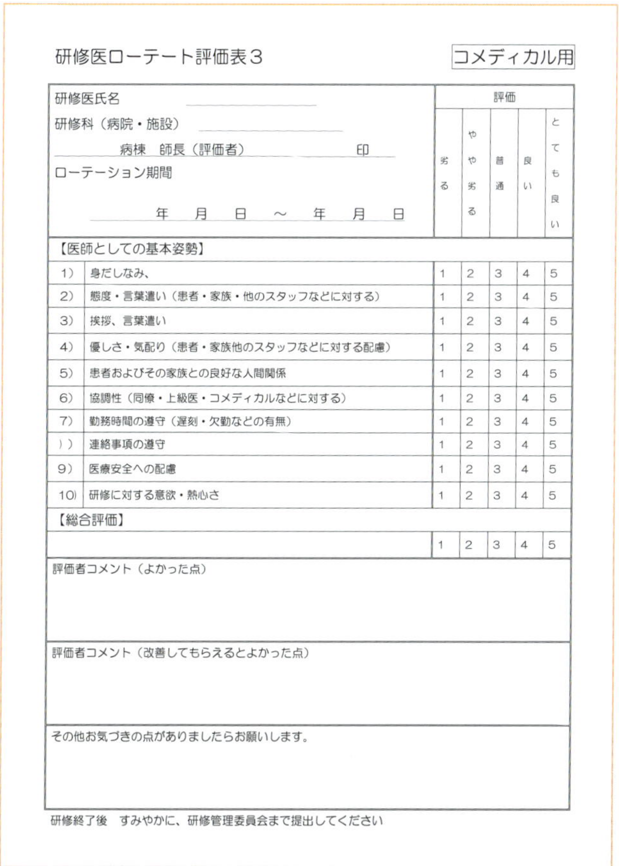
研修医ローテート評価表３　コメディカル用

研修医氏名

研修科（病院・施設）

病棟　師長（評価者）　印

ローテーション期間

年　月　日　～　年　月　日

【医師としての基本姿勢】		劣る	やや劣る	普通	良い	とても良い
1）	身だしなみ、	1	2	3	4	5
2）	態度・言葉遣い（患者・家族・他のスタッフなどに対する）	1	2	3	4	5
3）	挨拶、言葉遣い	1	2	3	4	5
4）	優しさ・気配り（患者・家族他のスタッフなどに対する配慮）	1	2	3	4	5
5）	患者およびその家族との良好な人間関係	1	2	3	4	5
6）	協調性（同僚・上級医・コメディカルなどに対する）	1	2	3	4	5
7）	勤務時間の遵守（遅刻・欠勤などの有無）	1	2	3	4	5
））	連絡事項の遵守	1	2	3	4	5
9）	医療安全への配慮	1	2	3	4	5
10）	研修に対する意欲・熱心さ	1	2	3	4	5
【総合評価】		1	2	3	4	5

評価者コメント（よかった点）

評価者コメント（改善してもらえるとよかった点）

その他お気づきの点がありましたらお願いします。

研修終了後　すみやかに、研修管理委員会まで提出してください

図9.4.2　研修医ローテート評価表（コメディカル）提出用

ることは時間的制約から難しいこともあるが，各検査分野の履修度Aである下記4検査については，「自ら実施し結果を解釈できること」が要求されているため，重点事項と位置づけ研修を実施している．

- 血液型判定・交差適合試験
- 心電図（12誘導）検査，負荷心電図検査
- 動脈血ガス分析
- 超音波検査

4. 臨床研修の評価方法

「臨床研修の到達目標」の，「Ⅰ 行動目標—医療人として必要な基本姿勢・態度」で設定された内容をベースに評価を行う．最終的には研修評価基準に照らした研修評価を各部門責任者にて実施し，コメディカル（臨床検査科）として研修医個別評価と寸評を病院研修委員会に随時報告する（図9.4.2）．

また，NPO法人卒後臨床研修評価機構（JCEP）が実施している研修医評価においても，「評価項目・基準が明確で，全体的な項目の構成が適切である」とされており，「臨床検査技師から評価する体制」も求められている．当院では各部門での研修終了時に，係長が研修評価を実施し共通の評価表に検印と評価コメントを記載し，課長および技師長に報告後，研修委員会に提出する体制をとっている．

次項以降では，検体検査・微生物検査・生体検査部門において，研修目的，研修内容，評価方法，研修医に期待すること，研修医からのコメントについて示す．

9.4.2 検体検査部門

1. 研修目的

検体検査部門における臨床検査は，ルーチン検査および日当直検査の大部分を占め，迅速かつ正確なデータの報告が望まれる．検体検査は，患者の病態把握のためにスクリーニング検査として行われることが多く，単項目で診断に結びつくことはないが，次のステップへつなげる情報として正しく理解してもらう必要がある．検体検査部門の研修目的を表9.4.2に示す．

この研修目的は臨床検査技師の検査技術や，検査結果を見極める能力に大きく影響され，臨床検査技師の検査結果から発信される付加価値情報が研修医に適切に伝わっているかも重要なポイントとなる．研修医に検査の依頼・検体採取・検査手順・費用などを理解してもらうことは基本であり，臨床検査技師がそれを伝えるチャンスを与えられたと認識して，決められた時間内に効率的に伝えることが重要になる（図9.4.3）．

2. 研修内容

(1) システム連携について

電子カルテシステムと検査システムの連携について理解してもらうため，表9.4.3に示すことについて説明する．

基本ルールは認識しておく必要があるが，業務の性質上，実情に合わせ臨機応変に対応することも伝えている．入職時の新人研修会では，各部署での細かなルールまでの説明はなく，「そうだったのですね」と改めて納得する研修医も多い．実際にはすでに救急外来の診察を行っているため，診療経験があってこそ生まれる疑問の投げかけの機会にもなっている．

(2) 検体採取について

正しい検査結果を報告するには，適切な検体の採取が必要であることを理解してもらうために，表9.4.4に示すように検体採取に関する注意事項を説明する．

(3) 検体測定から結果報告までの時間を把握する

各分析装置での検体測定を見学しながら，検体到着から結果報告までの仕組みを理解してもらい，電子カルテ依頼から結果到着までの時間を把握する．24時間検査項目で

表9.4.2　検体検査部門の研修目的

①検体検査に関わる基本ルールを理解する
②検査結果を見るポイントを習得する
③輸血検査結果を解釈し，緊急時輸血の対応を学ぶ
④臨床検査科からの情報収集（臨床検査科からの情報発信）

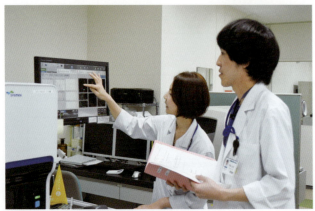

図9.4.3　検査手順の説明

表9.4.3 システム連携についての説明内容

①電子カルテ依頼入力に関する注意事項	・24時間緊急検査項目 ・保険請求上の注意点 ・予約が必要な検査 ・追加や保存依頼方法 ・オーダーロックのタイミング ・バーコードラベルの意味など
②輸血検査および血液製剤依頼について	・T&Sと交差適合試験 ・血液製剤の依頼
③システムダウン時および緊急時対応について	電子カルテまたは検査システムダウン時の検体検査運用および緊急時輸血運用

表9.4.4 検体採取に関する注意事項

①採取容器の種類・採取部位・採取量
②検体の温度管理・採取後の取扱い
③検体搬送のルール
④血液型確定のための2回採血の意味

表9.4.5 検査結果を見るポイントを学ぶための事例

①輸液混入により血糖異常高値を示した事例
②K高値とALP異常低値にて、EDTA混入が疑われた事例
③強黄疸または強乳ビ検体にて測定に時間を要した事例
④PLT低値にて血小板発注したが、実際はEDTA凝集による偽低値だった事例

も各項目によって結果報告までの時間が異なることや、さらに時間がかかる場合があることについて伝える。各分析装置の特徴や検査室の運用を理解してもらうことで、結果遅延に対する理解を促す。また、各分析機器の測定法についても触れ、その特徴や、測定法の違いから起こるデータの乖離についても伝える。

(4) 検査結果を見るポイント

実際の検査データから検査結果を見るポイントを学ぶ（表9.4.5）。異常データの起こる原因については、検体に起因する問題や抗凝固剤に起因する問題、さらには非特異反応や薬剤の影響などがあることについても伝える。また、臨床検査科と医師とで取り決めたパニック値や、その報告のルールについても説明する。また、検査結果の見方はおおよそ理解できているため、検査のピットホールについて理解を促すことが大切と考える。

患者を診る側だから気づけることと、検査する側だから気づけることの情報共有の重要性についても触れることで、十分な理解を求める。

表9.4.5に示したいずれの事例においても、臨床検査技師のみではなかなか真相につながることはなく、患者情報が必要となってくる実例として提示する。このようにインシデント・アクシデントにつながる事例の提示は、研修医にとってもたいへん興味深い情報となる。

(5) 検査・採血の実践

検体検査部門における研修では、「説明を受ける」という受動的な研修が主体になりやすい。しかし、実際に検体を分析する、顕微鏡を見るといった実践研修では、少なからず興味をもってもらえると考える。

①血液ガス分析

検査科機器とサテライト機器の一元管理の仕組みも含め、測定上の注意点を説明する。研修医は、救急外来で血液ガス測定を行う機会も多く、撹拌不足によるデータの乖離や、メンテナンス・精度管理の重要性を伝えたうえでの実践は有意義と考える。またキャピラリー検体では、分析上の「ちょっとしたコツ」の伝授も行い、小児科検体の測定に役立ててもらっている（図9.4.4）。

②輸血関連検査

血液型検査、交差適合試験、不規則抗体検査を実践する。それぞれの結果を解釈し、亜型や不規則抗体保有者への輸血対応について説明する。これらを実践してもらうことで、緊急度ごとの検査にかかる時間も把握でき、どのような状況のときにどういった対応をすればよいかを研修医自身で考えてもらう機会とする。さらには輸血に関する院内マニュアルを用い、通常時輸血、緊急時輸血、超緊急時輸血など、それぞれについて説明する。また、院内備蓄血液製剤管理の仕組みや血液製剤依頼の運用を理解してもらうことは、血液製剤の適正使用にもつながると考える（図9.4.5）。

③尿沈渣・血液標本・骨髄標本の鏡検

実際の尿沈渣標本を臨床検査技師と一緒に鏡検しながら、注意すべき成分を示す。たとえば血尿診断ガイドラインにもとづく糸球体型赤血球の出現の意義や、異型細胞出現時の細胞診依頼への対応なども説明する（図9.4.6）。

血液疾患症例を用いて、血液算定検査データから血液像での異常細胞の判読、さらに診断へと展開していく過程を経験してもらう。機会があれば、骨髄穿刺の見学、骨髄液

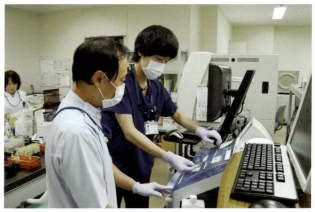

図9.4.4 血液ガス分析測定の説明

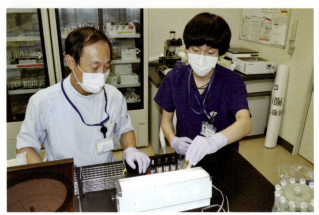

図9.4.5 血液型判定の説明

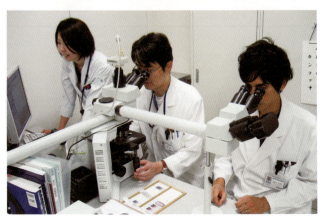

図9.4.6 血液内科専門医より直接指導を受ける

の処理，標本作成なども行う．骨髄穿刺に至った経緯も含めカンファレンスを行い，血液内科医師と臨床検査技師と研修医とで標本を鏡検することもある．「ふりかえれば，この血液算定検査のこのデータからだ」という意識をもってもらうよい機会となっている．

④外来中央採血

中央採血室では，標準採血指針にもとづいた採血手技のトレーニングを行っている．基本的な採血はもちろん，血液ガス検体，血液培養検体などの特別な採血が必要な患者や，採血困難な患者への採血など，採血室スタッフから学んでもらえる部分もある．短時間で多くの患者の採血を行う機会は少なく，採血スキルはもちろん，患者対応スキルの向上もおおいに期待できる．その表れとして，研修期間後も「採血をさせてください」と採血室を訪れる研修医も多い（図9.4.7）．

(6)「検査室に望むこと」についてのヒアリング

検体検査部門すべてを含めても2日間という限られた時間の中での研修だが，どのくらい得るものがあったか，今後の臨床研修についての思い，臨床検査科への要望事項などを質問する．現在24時間検査項目として行っているいくつかの項目は，研修医からの要望により24時間検査項目として採用したという経緯がある．研修医の要望すべてを受入れることは不可能だが，少なくとも必要と思われていること，望まれていることに対応していくことは，臨床検査科として必要なことではないかと考える．

● 3. 研修医からのコメント

研修医からは以下のようなコメントが寄せられた．

- まだ輸血が必要な患者経験はないが，2年次になると救急車担当となるため必ず必要となってくる．そのシミュレーションができたため来年に活かしたい．
- 採血についてここまで指導してもらえるとは思わなかった．今はあまり経験する機会もないが，基本が身につき，ほかの病院に勤務する際にはとても役に立つと思う．
- 偽陰性や偽陽性の説明，採取上の注意事項はとてもためになっており，検査結果を見る際に思い出す．
- 検体を目の前にして実際の分析状況を見ることで，検査結果に対してのイメージがふくらむ．

● 4. 評価方法

各部門の教育担当技師および係長が，評価表にもとづき個々に評価し，最終的には臨床検査科全体としてまとめる．個々の部門での評価は，具体的に説明を受けたことに対しての必要最小限の理解が得られたかどうかの判断になる．しかし，理解度の評価はなかなか難しく，研修中に実際のデータから結果の解釈を求めたり，例をあげて対応方法を示してもらったりして評価する．血液ガス分析，輸血関連検査においては，実践状況から意欲的に取り組めたかどうかの評価になるが，輸血検査に関しては，救急外来での場面を想定し危機感をもって実践できたかについても評価する．採血については，採血技術のみならずあいさつや言葉づかい，コミュニケーション能力など，社会人としてのモ

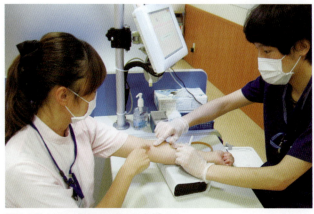

図9.4.7 採血手技と注意点を指導する

ラルも評価の対象になる。いずれにおいても現場での個々の臨床検査技師評価が，全体の評価に大きく影響する。

● 5. 研修医に期待すること

臨床検査科での臨床研修をとおしてお互いの顔を覚え，検査に関して不安に思うことや知りたいことなどがあった場合，気楽に足を運んでもらえる環境ができることを期待している。そのためにもわれわれ臨床検査技師は，通常報告・パニック値報告だけではなく，付加価値情報の提供ができる，信頼される臨床検査技師になることが重要である。指導医師，同僚医師に聞けないことも「臨床検査技師になら聞ける」，そんな姿が見られれば目標達成である。

また，当院では24時間検査として行っている項目が充実しており，他施設では行われていない項目も多い。各病院により検査運用も異なるため，当院の検査体制が標準と思ってはならない。最少限の検査データから最大限の情報を読み取る力を養ってもらいたい。そのためにも短期間ではあるが，臨床検査科での臨床研修が少しでも臨床現場で役に立ったと思ってもらえれば，幸いである。

9.4.3　微生物検査部門

● 1. 研修目的

わが国における感染症は，患者の高齢化による易感染者の増加や，多剤耐性菌の広がりにより複雑化している。院内・地域の感染対策，早期診断と治療は，患者の健康回復・quality of life（QOL）向上に必要であり，小さな取組み一つひとつの積み上げが感染症による社会的損失の歯止めとなる。

微生物検査には，「時間がかかる，結果が遅い，わかりにくい」といったイメージが定着しているかもしれない。検査工程はいまだ熟練を要し手作業も多いが，顕微鏡で観察される菌体の形状や配列，培地への発育状態で，菌種や薬剤耐性の種類の推定は早い段階からある程度可能である。電子カルテなど情報システムの活用で，知り得た情報をリアルタイムに臨床側に伝えることも容易になった。

近年，微生物学的検査（グラム染色，血液培養，薬剤感受性検査など）の検査実施料は増点の傾向にある。また，2014年の診療報酬改定では，血液培養の2回算定（2セット採取）も認められた（図9.4.8）。血液培養の迅速な対応（検

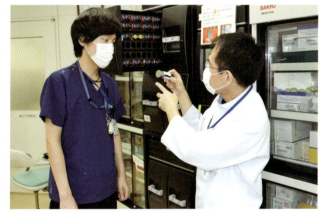

図9.4.9　血液培養についての説明

査の体制と結果にもとづく治療）は，患者の生命予後にも影響を与える。そのことから，夜間・休日の検査・連絡体制の検討・対応を開始する検査室も多い。

微生物検査の中間報告は，検査の性質上，推定段階の情報発信も多い。検査室側の説明不足や医師側の理解不足で意思の疎通が円滑に進まないケースも存在する。

当院の臨床研修では，「いつ，何が，どこまでわかるか？その情報をどう伝え，記録に残すのか？」など，検査情報の活用を促すよう実際の検査工程を示しながら説明する（図9.4.9）。微生物検査特有の負のイメージを払拭し，研修医と臨床検査技師が互いの意見を交わせる関係作りを目指す。

● 2. 研修内容

「細菌学的検査・薬剤感受性検査」では，検体の採取（痰，尿，血液など），簡単な細菌学的検査（グラム染色など）を学び，履修度は「その他」の位置づけである。

表9.4.6に示す研修内容の中で，研修医自らの実施（実習）は①，③，④，そのほかは検査室内の設備，実際の検査工程を見ながらの説明を行う。③では病原体の感染経路，

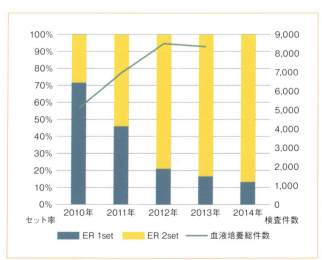

図9.4.8　救急外来の2セット採取率と検査件数の推移

安全キャビネットの目的と使用方法の説明も行う。④では研修医が自ら作成・染色したスライドと，教育用標本を臨床検査技師とともに観察する（図9.4.10）。当検査室では血液培養および無菌材料からの菌の検出を微生物検査のパニック値と位置づけ，医師への直接電話連絡とともにパニック値シートのFAX送信を行っており，その運用⑤を説明する。夜間の血液培養陽性は，検査当直者がサブカルチャーを行う。翌朝に集落形成まで菌の発育が進めば，その集落性状を見て菌種の推定が可能で，その後の検査と中間報告の迅速化，精度向上を図ることができる。

夜間の微生物検査担当者の呼出し対応，また休日は微生物検査の日当直体制により，365日切れ目のない検査と報告を行うため，臨床検査科の取組み，検査体制，情報の活用を説明する。

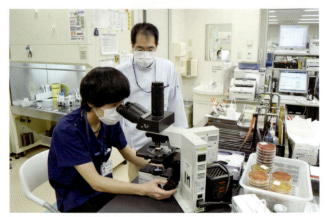

図9.4.10　グラム染色標本を用いた鏡検説明

を理解できたか，意欲をもって実習に臨めたか，またコミュニケーション能力などについて自由記載での評価を行う。

3. 評価ポイント

評価ポイントを表9.4.7に示す。微生物学的検査の研修では，短時間の実習で手技を習得することは困難であり，技術的な達成度の評価は行わない。検査の特性や体制など

表9.4.6　微生物検査部門の研修内容

①電子カルテ依頼の仕方，結果の参照
②微生物検査の検査工程
③喀痰の品質評価，塗抹標本作成とグラム染色および抗酸菌染色
④グラム染色，抗酸菌染色の鏡検
⑤微生物検査のパニック値，時間外の検査体制
⑥薬剤耐性菌，感染症法について
⑦検査所要時間
⑧検体採取，保存時の注意点
⑨菌種と抗菌薬セット，MIC（最少発育阻止濃度）の考え方，アンチバイオグラム
⑩血液培養など

表9.4.7　微生物検査部門の評価ポイント

①塗抹検査の有用性・意義をいえる
②グラム染色の手技を行える
③グラム陽性菌，陰性菌，球菌，桿菌を区別できる
④塗抹検査で重要と思われる菌の特徴を理解し，それらの菌名を推定できる
⑤抗酸菌染色の有用性，意義をいえる
⑥抗酸菌染色を行える
⑦抗酸菌染色で抗酸菌とそれ以外の菌を区別できる

4. 研修医に期待すること

当院の1年次研修では臨床検査科は必須科のため，研修医全員が半日の研修に訪れるが，卒後間もない研修開始の時期では感染症治療に苦慮した経験がなく，微生物学的検査の研修の必要性を感じず意欲的に臨めないかもしれない。

研修医の能動的な研修には，指導医のアドバイスが大きな影響を与える。そして指導医と臨床検査科の信頼関係は日々の仕事から生まれるものではないだろうか。すなわち，研修医が能動的に微生物学的検査に興味を抱くには，われわれ臨床検査技師の日々の仕事ぶりがたいへん重要である。

新たな情報が得られた時点で適切な中間報告を行い，その情報について医師と臨床検査技師が情報交換する。医師の必要とする検査には可能な限り対応し，医師の質問には誠意をもって答える。医師に見てもらいたい標本や菌があれば，検査室に足を運ぶよう提案する。検査室には，臨床検査技師の察知した報告前の推定情報があるかもしれない。日頃からこのサイクルを継続し，研修医および指導する立場の医師と互いの信頼関係を作る。

診断群分類（diagnosis procedure combination；DPC）制度の導入以来，臨床検査の入院診療費は「出来高」から「包括」となった。これからの院内臨床検査は，検査実施料の"稼ぎ"から，質の高い検査情報の提供による診療への"貢献度"で評価される。若い医師に対し，臨床検査科の取組みや考え，検査の奥深さを直接伝えることのできる臨床研修は，われわれ臨床検査技師にとってもたいへん貴重な機会である。

9.4.4　生体検査部門

● 1. 研修目的

1年次研修医は生理検査を知ること，心電図検査や超音波検査については，救命救急センターで実践できるようになることを目的としている。生理検査のみ，2年次研修医も超音波研修に1〜2週間訪れるが，各自が定めた目標を研修目的とする（表9.4.8）。

表9.4.8　生体検査部門の研修目的

①各種検査の見学と，目的・検査方法・結果解釈の理解
②心電図検査の実施と波形読影の理解
③心臓超音波検査の基本的な描出方法や計測方法の理解
④腹部超音波検査の腹腔内諸臓器の描出方法の理解
⑤患者が受ける苦痛などの理解
⑥生理検査の依頼発生から結果報告までの流れの理解

● 2. 研修内容

(1) 1年次生理検査全般

心電図，肺機能，脳波，神経伝導検査などの検査項目を見学してもらい，検査時の注意点やコツ，検査結果の評価について説明する。中でも心電図検査は救命救急センターで研修医が検査することも多く，実際に電極装着から記録まで実践する。同時に筋電図除去のポイントや上肢・下肢が切断されている患者の電極装着方法，また右胸心の患者の記録方法などを説明する。トレッドミル検査には循環器内科医師とともに検査に立ち会い，End pointをはじめ医師としての観察注意点を学ぶ（図9.4.11）。

電子カルテで発生した検査依頼の流れを知るため，部門システムについても説明し，依頼時の注意点を理解する。また，結果報告まで数日から1週間ほどかかる検査があることや，各科医師による読影のタイミングの説明も行い，最終結果報告までの期間を理解する。

(2) 検査体験

生理検査項目の中でも，患者に苦痛を与える神経伝導検査や負荷サーモグラフィ，また患者の努力を要する肺機能検査は，研修医自身に体験してもらう（図9.4.12）。検査による苦痛を体験することにより，将来的確な検査依頼ができる医師になってもらいたいと考えている。

(3) 1年次超音波検査

生理検査室では超音波検査の研修に多くの時間を費やしており，腹部超音波検査と心臓超音波検査を実際に行い，基本的な描出テクニックや計測方法をトレーニングしている。そして救急外来で研修医自らプローブを持ち腹痛の原因検索や心機能評価に役立てるよう指導している。

最初は臨床検査技師が検査を行っている様子を見学してもらい，プローブの持ち方，画像の見方から描出断面，評価ポイント，注意点などを説明する。次に臨床検査技師が立ち会って検査を行い，研修医が描出できない断面は一緒にプローブを握って描出していく。一応の描出ができるようになったところで，研修医だけで検査を行ってもらい，後で臨床検査技師がダブルチェックを行う。

心臓・腹部以外にも，頸動脈・下肢静脈・陰嚢・甲状腺・乳腺などさまざまな検査を見学してもらう。また，臨床検査技師が緊急性のある症例や典型的な症例を検査したときには，研修医に症例を見せながら説明を行う。しかし，超音波研修に充てられる時間のみでは経験不足であり，自主練習が必要である。夕方，研修医の時間が空いたときに数名で練習を行うこともある。この時間にも可能な限り臨床検査技師が立ち会い，技術指導を行う。

報告書作成も研修医に行ってもらいながら，臨床検査技師が報告書作成時に注意している点を説明する。臨床検査

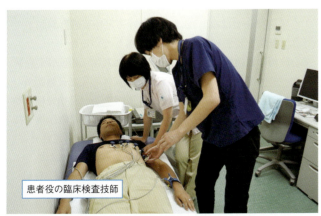

図9.4.11　心電図電極の装着説明

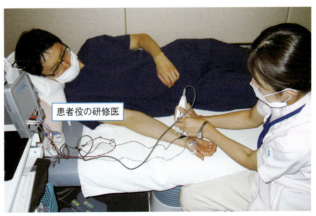

図9.4.12　神経伝導検査での刺激を体感する

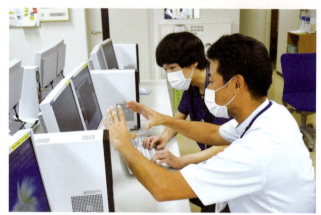

図9.4.13　超音波検査報告書入力の説明

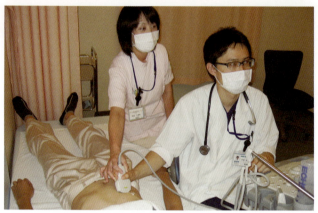

図9.4.14　超音波画像描出テクニックの指導

技師が医師の検査目的に沿った検査を行い報告書を作成するためには，医師の具体的な依頼コメントは重要であることを伝え，依頼時にはコメント入力を必ず行ってもらうよう説明している（図9.4.13）。

（4）2年次超音波検査

2年次は，1年間の研修を終え自身の将来像を見据えて超音波検査の研修に臨むので，研修医の目的に沿った研修を行う。過去の例では，循環器内科志望ならば心臓，消化器内科志望ならば腹部，整形外科志望ならば関節，神経内科志望ならば頸動脈，産婦人科志望で深部静脈血栓の検索のために下肢静脈など，さまざまな研修を行ってきた。

（5）3年次専攻医以降

自身の超音波検査技術を向上させたいと希望する医師には，担当患者の検査を自身で行えるようになるまで指導を続けている。ときには，転勤で他院に異動する前に改めて超音波検査のトレーニングに訪れる医師もいる。また，超音波検査にも自身で検査をしたいと希望する医師には，希望する検査項目を指導している（図9.4.14）。

● 3. 評価ポイント

技術的評価は心電図検査と超音波検査のみであるが，そのほかに検査時の患者対応にも注目し，検査前，検査終了時のあいさつや検査前の説明を含めた患者との会話，また移動介助を臨床検査技師とともにできるかなどを評価する（表9.4.9）。

● 4. 研修医からのコメント

1年次の研修医から，以下のコメントが寄せられた。

・研修医1年目の超音波検査実習のおかげで，救急外来での緊急時や病棟担当患者の超音波検査における精度が格段に上がりました。臨床検査技師さんが教えてくださる技術は，臓器および病変描出の点でとくに卓越しており，さらに系統立った指導であり，体系的に超音波検査技術を習得するのに，たいへん効果的と感じました。思い返せば，今の自分に欠かすことのできない実習でした。

● 5. 研修医に期待すること

検査による患者への負担を理解し，必要最小限の検査を依頼する医師になってもらいたい。「検査をやってみよう」といった「とりあえず」の検査にしては，患者が受ける苦痛が大きすぎる項目もある。臨床検査技師の立場からしても，的確な検査依頼をしてもらえば業務効率も向上する。

専攻医以降，各科で検査や治療の場面においてわれわれ臨床検査技師と協力する場面が増えてくる。そんなとき，

表9.4.9　生体検査部門の評価ポイント

①心電図検査では標準12誘導における電極装着と判読ができ，緊急を要する心電図波形を理解しているか
②心臓超音波検査では心臓の傍胸骨長軸断面・傍胸骨短軸断面・心尖部四腔断面・心尖部二腔断面・心尖部長軸断面の描出の可否，ならびにEF（左室駆出率）・e'（僧帽弁輪移動速度）・下大静脈径と呼吸性変動率の計測値が臨床検査技師の計測値と一致するか，また，asynergy（壁運動異常）の有無や弁狭窄および弁逆流の有無をとらえられるか
③腹部超音波検査では，腹腔内臓器（胆嚢・胆管・肝臓・膵臓・脾臓・腎臓・膀胱・前立腺・子宮・大動脈）の描出の可否と所見の描出ができているか

検査の所見についてディスカッションし，CT，MRI，内視鏡，カテーテルなど臨床検査技師が関わることの少ない検査所見について，若手技師にレクチャーしてもらえればありがたい。

また，超音波検査については，機会があれば積極的にプローブを握ってもらいたい。いつの日か当院を離れてからも，超音波検査の研修が活かされれば幸いである。

● 6.おわりに

医師臨床研修では4週間にわたり各部門を回りながら，検査全般の知識のみならず，臨床検査技師との良好な関係を構築し，社会人としての心得など学ぶことも多い。また臨床検査技師側も，臨床研修病院の職員として，研修医教育に貢献しているとの実感も得られている。互いにwin-winの関係を保持することで，当院の4週間にわたる検査科ローテート研修はたいへん有意義なものと感じている。

Q 医師臨床研修制度にもとづく研修指定病院を評価する機関はありますか？

A NPO法人卒後臨床研修評価機構。

NPO法人卒後臨床研修評価機構（japan council for evaluation of postgraduate clinical training；JCEP）は，国民に対する医療の質の改善と向上を目指すため，臨床研修病院における研修プログラムの評価や人材育成などを行い，公益の増進に寄与することを目的としており，①臨床研修病院の研修プログラムに関する基準の策定・公表および評価事業，②臨床研修病院の研修プログラムに関する人材育成事業，③臨床研修病院の研修プログラムに関する研究開発事業，④卒後臨床研修に関する情報収集および情報提供事業を行っている。

▶参考情報

詳細はNPO法人卒後臨床研修評価機構のホームページ（http://www.jce-pct.jp/）を参照されたい。

［中根生弥］

● 参考文献

1）厚生労働省：医師臨床研修制度ホームページ http://www.mhlw.go.jp/stf/seisakunitsuite/bunya/kenkou_iryou/iryou/rinsyo/

査読者一覧

上道　文昭	東京医科大学病院　中央検査部	
荻野　和大	三菱京都病院　人間ドックセンター	
小澤　優	日本臨床衛生検査技師会	
小宮山　恭弘	JR大阪鉄道病院　画像診断センター　生理機能検査部門	
菅原　清美	札幌医科大学附属病院　検査部	
竹浦　久司	多根総合病院　医療技術部	
田中　久晴	大阪医療技術学園専門学校　臨床検査技師科	
森嶋　祥之	近畿大学医学部附属病院　中央臨床検査部	
山口　逸弘	近畿大学医学部附属病院　中央臨床検査部	

［五十音順，所属は2015年4月現在］

索 引

●英数字

alzheimer's disease (AD) ……169

analytical……6

Bedside Testing……29

Carbapenem-resistant enterobacteriaceae (CRE) ……61
case report form (CRF) ……35, 167
certified diabeteseducator of japan (CDEJ) ……13
clinical research coordinator (CRC) ……34, 166
C-peptide index (CPI) ……149
Cペプチド……149

deep vein thrombosis (DVT) ……139
diagnosis procedure combination (DPC) ……194
disaster medical assistance team (DMAT) ……17, 108

estimated glomerular filtration rate (eGFR) ……118, 126
eGFRcys……118, 126
electronic data capture (EDC) ……167
endoscopic submucosal dissection (ESD) ……85

focused assessment with sonography for trauma (FAST) ……110

good clinical practice (GCP) ……32, 168
granulocyte-colony stimulating factor (G-CSF) ……153

Harris Benedictの式……75
HbA1c……83, 147

infection control committee (ICC) ……35, 60
infection control microbiological technologist (ICMT) ……11
infection control team (ICT) ……11, 35, 60

ICTラウンド……64
inter professional education (IPE) ……44
institutional review board (IRB) ……32
ISO 15189……6

japan nosocomial infections surveilance (JANIS) ……66
joint commission international (JCI) ……6

KJ法……53
KYT……174

laboratory information (LI) ……18

methicillin-resistant coagulase negative staphylococci (MRCNS) ……135
methicillin-resistant *Staphylococcus aureus* (MRSA) ……61, 135
methicillin-sensitive coagulase negative staphylococci (MSCNS) ……135
methicillin-sensitive *Staphylococcus aureus* (MSSA) ……135
misleading……172
MobitzⅡ型房室ブロック……23
Multiple-drug-resistant *Mycobacterium tuberculosis* (MDR-TB) ……62
Multiple-drug-resistant *Acinetobacter* species (MDRA) ……61
Multiple-drug-resistant *Pseudomonas aeruginosa* (MDRP) ……61

Near Patient Test……29
neonatal intensive care unit (NICU) ……98
NPO法人卒後臨床研修評価機構……190, 197
nutrition support team (NST) ……12, 68
NST専門療法士……73

On Site Test……29

patent foramen ovale (PFO) ……139
PDCAサイクル……56, 182

point of care testing (POCT) ……15, 29, 162
POCT委員会……16
POCTガイドライン……29
POCコーディネータ……15, 162
POC推進委員会……29
preanalytical……6
pulmonary thromboembolism (PTE) ……139
pulse wave velocity (PWV) ……147

Rapid Response Test……29
reversed-clinicopathological conference (R-CPC) ……6

self monitoring of blood glucose (SMBG) ……13, 150
source document verification (SDV) ……35, 170
staged diabetes management (SDM) ……183
standard operating procedures (SOP) ……137

turn around time (TAT) ……29, 102
total care system (TCS) ……10
therapeutic drug monitoring (TDM) ……24
transesophageal echocardiography (TEE) ……139
therapeutic turn around time (TTAT) ……102

vancomycin-resistant enterococci (VRE) ……61
vancomycin-resistant *Staphylococcus aureus* (VRSA) ……61
venous aneurysm (VA) ……139

●あ

アイメッセージ……46
アクシデント……137
アサーティブ……180
アシドーシス……125
アドヒアランス……168
アメーバ赤痢……119

索引

アルツハイマー型認知症……169

医師及び医療関係職と事務職員等との間等での役割分担の推進について……7, 26
医師臨床研修制度……188
依存……45
一次救命処置……106
遺伝子検査……63
医の倫理に関する規定……184
異文化コミュニケーション……42, 175
医薬品の臨床試験の実施の基準に関する省令……32
医療安全対策委員会……36
医療機器治験……166
医療経済論……174
医療における倫理原則……184
医療搬送……109
インシデント……137
インシデント・アクシデント報告書……138
院内感染……11, 35, 60

栄養管理……69
栄養サポートチーム……12, 68
栄養サポートチーム専門療法士……12
栄養療法計画……74
エンパワーメント法……78

オープン・クエスチョン……46, 51
オカレンス報告……49

● か

外傷時迅速超音波検査……110
カテーテル関連血流感染症……73
顆粒球コロニー刺激因子……153
カルバペネム耐性腸内細菌科細菌……61
看護師の役割と能力……173
患者心理……45, 155, 178
患者相談窓口……185
患者の心理的特徴……45, 47
患者の権利に関する規定……184
感染管理対策委員会……35, 60
感染症法……62
感染制御専門認定臨床微生物検査技師……11
感染制御チーム……11, 35, 60
緩和ケアチーム……14

奇異性塞栓症……139
危険予知トレーニング……174
希釈……104
偽性高カリウム血症……117
偽性高CRE血症……127
救急医療……16, 101
救急検査技師……16, 101

救急検査認定技師……104, 107, 144
救急初療室……102
救護所診療……109
休日・夜間検査……141
救命救急センター……101
教育入院……79
協働……42, 48, 174
業務調整員……17, 108
極端値……130
緊急検査……101, 144
緊急臨床検査士……144

苦情対応……20
グラム陰性菌……134
グラム陽性菌……134
クローズド・クエスチョン……51
クワシオルコル……76

経食道心エコー……139
傾聴……50, 155, 178
経腸栄養法……71
頸動脈エコー……147
血液ガス分析……17, 105
血液ガス分析装置……164
血糖コントロール目標……83, 149
血糖自己測定……55, 81, 150, 182
嫌気性菌……134
言語的コミュニケーション……45
検査依頼代行入力……96
検査過誤……137
検査カフェ……158
検査情報発信……119
検査説明……26, 95, 124, 146
検査説明・相談ができる臨床検査技師育成講習会……27, 155
検査説明の範囲と制限……27
検査センター……124
検査相談室……18, 114, 155
検査"知"外来……158
検査データを保証する……21
検査手引書……18
検査力……124
検体凝固……103
検体採取……96, 103
検体量の過不足……104

広域医療搬送……109
抗菌薬……134
厚生労働省院内感染対策サーベイランス事業……66
構造分析……43
酵素結合性免疫グロブリン血症……118
高度救命救急センター……101
交流パターン分析……43
交流分析……43

コーチング・カウンセリング技法……46
個人指導……79, 185
コミュニケーション論……174

● さ

災害派遣医療チーム……17, 108
細菌感染……71, 117
細菌検査結果の報告……134
採血管最低量……120
サンコクストの呪縛……87
三次救急医療機関……101

ジェネラリスト……184
自己管理ノート……82
自己理解……43
自信過剰バイアス……87
システムダウン対策……143
施設整備管理論……174
施設認証制度……6
失感情状態……45
集団指導……79, 185
術前化学療法……152
ジュネーブ宣言……184
小腸カプセル内視鏡……88
小腸カプセル内視鏡読影支援技師……89
少量検体検知機能……56
症例検討会……186
症例報告書……35, 167
初期救急医療機関……101
職場環境論……174
新生児集中治療管理室……98
新生児センター運営会議……99
迅速報告……99, 102
診断群分類……194
心肺蘇生法……106
深部静脈血栓症……139

スイスチーズモデル……38
ステロイドホルモン……127
ストローク……177

静的栄養指標……68
精度保証……143, 186
生理的変動……133
セーフティーマネージャー……138
セルフケア行動……77
ゼロポジション……46

双方向のコミュニケーション……46, 176
測定技術変動……133
速報値……22

● た

退行……45
第3度房室ブロック……23

索引

大腸カプセル内視鏡……88
大腸カプセル内視鏡読影支援技師……89
タイムアウト……57
多剤耐性結核菌……61
他職種理解……43
多職種連携教育……44
蛋白質代謝……68

地域包括ケアシステム……39
地域連携……39
蓄尿方法……119
治験……32, 166
治験実施計画書……168
治験審査委員会……32
窒素バランス……68
直接閲覧……35, 170
直近バイアス……87

電極管理……182

同意取得……168
同意説明文書……168
同定検査……134
動的栄養指標……68
糖尿病教室……79, 185
糖尿病検討会……183
糖尿病療養指導チーム……13, 77
トータルケアシステム……10
ドクターヘリコプター……106
動脈硬化……147
塗抹検査……134
トラフ値……24
トランスサイレチン……75
トリアージ……109
トルエン蓄尿……119

な

内視鏡チーム……85
内視鏡的粘膜下層剥離術……85

二次救急医療機関……101
二次救命処置……106
日本DMAT隊員養成研修……108
日本糖尿病療養指導士……13, 183
入院時初期評価……74
尿アルブミン値……146
尿試験紙……162
認知のゆがみ……45
認定技師制度……7
認定資格……107

ノンテクニカルスキル……86

は

肺高血圧症……139

培養検査……134
ハインリッヒの法則……37
パテンシーカプセル……88
パニック値……6, 22, 121, 130
パニック値報告書……131
バンコマイシン耐性黄色ブドウ球菌……61
バンコマイシン耐性腸球菌……61

非言語的コミュニケーション……45
ヒューマンエラー……137
標準作業手順書……137
病診連携……38
病棟支援委員会……96
病棟臨床検査技師……15, 94

フォロワーシップ……50
副腎皮質ホルモン製剤……154
服薬コンプライアンス……173
フックスローゼンタール計算盤……121
プラセボ……34
ブルーサークル……84

平均血糖値……83

報連相……48
保険適用外検査……123

ま

マイヤーズ-ブリッグス・タイプ・インディケーター……43
マラスムス……76

脈波伝播速度……147

メチシリン感受性黄色ブドウ球菌……135
メチシリン耐性黄色ブドウ球菌……61, 135
メチシリン耐性コアグラーゼ陰性ブドウ球菌……135
メンバーシップ……50

もしも・クエスチョン……51

や

薬剤感受性検査……134
薬剤感受性率表……62
薬剤耐性アシネトバクター……61
薬剤耐性菌……60
薬剤耐性緑膿菌……61

有害事象報告……167
郵送検診……30

溶血……104

ら

卵円孔開存……139

リーダーシップ……50
リスボン宣言……184
リポ蛋白電気泳動……128
両下肢静脈瘤……139
臨床研究……32
臨床研究コーディネーター……34, 166
臨床現場即時検査……29
臨床試験……32
臨地実習……184
臨地実習ガイドライン2013……184

類似文化コミュニケーション……42, 175

JAMT技術教本シリーズ
臨床検査技師のためのチーム医療教本

定価　本体4,000円（税別）

2015年5月15日　発　行
2022年7月15日　第2刷発行

監　修　　一般社団法人　日本臨床衛生検査技師会

発行人　　武田　信

発行所　　株式会社　じほう
　　　　　101-8421　東京都千代田区神田猿楽町1-5-15（猿楽町SSビル）
　　　　　振替　00190-0-900481
　　　　　＜大阪支局＞
　　　　　541-0044　大阪市中央区伏見町2-1-1（三井住友銀行高麗橋ビル）
　　　　　お問い合わせ　https://www.jiho.co.jp/contact/

© 一般社団法人　日本臨床衛生検査技師会, 2015

Printed in Japan　　　　　組版　(有)アロンデザイン　　印刷　シナノ印刷(株)

本書の複写にかかる複製，上映，譲渡，公衆送信（送信可能化を含む）の各権利は
株式会社じほうが管理の委託を受けています。

JCOPY ＜出版者著作権管理機構　委託出版物＞
本書の無断複製は著作権法上での例外を除き禁じられています。
複製される場合は，そのつど事前に，出版者著作権管理機構（電話 03-5244-5088，
FAX 03-5244-5089, e-mail：info@jcopy.or.jp）の許諾を得てください。

万一落丁，乱丁の場合は，お取替えいたします。
ISBN 978-4-8407-4712-7